KB131397

핏블리의

다이어트 영양학

핏블리(문석기)·박지윤 지음

유튜브 댓글로 보는 영양학 이론의 힘

뿌쵸하*

닭가슴살 고구마 먹고 72~65kg 됐다가 74kg까지 쪘는데 다이어트 하는 동안 난 평생 이렇게 살 수 없다가 머릿 속에서 떠나질 않았고, 한 번 터진 입을 주체할 수 없더라구요. 지금은 정신 차리고 일반식 3분의 1로 줄이고 회사 점심 시간에 같이 나가서 먹기도 하는데 먹을 거 없으면 김밥 반 줄 혹은 사이드 메뉴(만두, 계란, 샐러드 등) 또는 호밀 샌드위치 사 먹고 처음으로 63kg 찍었어요!! 물론 운동도 했고 술쟁이라 주 2회 술도 먹었어요. 하지만 이건 평생 할 수 있을 것 같아요. 핏블리를 보며 내 강박을 조금씩 깰 수 있었던 게 더 도움 됐던 것 같아요.

채병*

이번 영상 정말 좋다고 생각이 되는 게 칼로리의 함정에 빠지면 안됩니다. 가장 위험한 것은 당입니다. 당은 정말 멀리해야 합니다. 특히 액상 과당이요! 98kg에서 63kg까지 감량했는데 70kg 구간에서 2년 정도 몸무게가 정체 되었는데 이유가 액상 과당이었습니다! 감량 뽕에 맛들린 나머지 우쭐대다가 라떼를 하루에 3~4잔씩 마셔대니 당연히 정체가 될 수 밖에요. 여태까지 당뇨 안걸린 것에 감사하고 있습니다. 액상 과당 끊으니 63kg까지 술술술 마법과도 같이 감량됨.

더나은* 매번 탄수화물 적게 먹고 요요만 겪다가 핏블리님 영양학 영상 보면서 이제 복합탄수화물로 건강하게 잘 챙겨먹으면서 운동하니까 허기짐도 없고 식단 스트레스없이 어느새 30키로 감량되어있더라고요. 감사해요:)!

깡* 탄수화물을 거의 안먹다시피 하는 식단을 유지하다가 이걸 보고 현미밥이나 고구마 같은 탄수화물을 조금씩 섭취했는데 살도 훨씬 더 빨리 빠지고 정체기에서 탈출했어요!! 이때까지 탄수화물을 아예 안먹으면 빠질 줄 알고 극단적으로 제한했는데 처음엔 잘 빠지다가 결국 정체기가 오고 몸도 너무 지치더라고요..ㅠㅠ 근데 이렇게 건강한 복합탄수화물을 섭취해주니 더 이상 지치지도 않고 살도 더욱 잘 빠지네요 감사해요ㅠㅠ

잔멍스런 종다리박은* 핏블리님은 제 다이어트의 구세주같은 분이세요 ㅋㅋ 저는 의지는 강하고 실행력도 좋은데 여러가지로 제몸을 가지고 실험해보았거든요. 저탄수 고단백 여러번해봤는데 몸이 춥고 힘이없어서 부상위험도 높아지는거 같고 진짜 살과 근육이 같이 증발해요 ㅠㅠ 핏블리님 덕분에 지금은 근육 유지하면서 서서히 지방만 빼고있어요 ㅎㅎ

er q* 이게 맞는 거 같아요. 부끄럽지만, 처음에 다이어트 시작했을 때 아무것도 모르고 탄수화물 엄청 줄였는데(아침: 그릭요거트에 사과//점심: 밑반찬에 쌀밥100g//5시 쯤에 방토먹고 저녁 안먹기//운동: 빠르게 걷기와 여러 근육운동을 격일로) 처음엔 빠졌어요 근데 그렇게 며칠 지나니까 몸무게도 안 줄고 눈바디로는 점점 복부가 나오는 느낌을 받았어요. 그러다가 탄수화물을 무조건 줄이면 안된다는 영상을 보고 아침에 일반식에 현미밥 100~110g, 점심도 일반식에 같은 양의 밥, 저녁엔 단백질 많은 음식 요리해먹기, 중간에 한번 과일 (자두 하나나 사과 한두 조각, 방토 등등) 이렇게 먹고 운동도 전과 똑같이 했더니 살이 전 보다 훨씬 잘 빠지고 눈바디로도 살이 변하는 게 보여서 탄수화물을 너무 적게 먹으면 안되는구나 깨달았어요. (원래 먹던 끼니를 바꾸는 것도 사람 성격 버리는 짓이라는 걸 깨달았...)

달* 계란 하나도 완숙,반숙에 따라서 소화시간이 달라진다거나 그릭요거트가 위산과 만나면 응고된다는 디테일한 정보는 다른곳에서 접해보지 못했는데 ㅠㅠ진짜 너무너무 유용한 정보들이네요!! 보기좋게 정리해주시는것도 넘 좋아여 감사합니다.

리디*

영양학, 생리학 영상도 너무 좋아요~ 전 필기하면서
열공모드로 반복 시청해요:)
기초운동지식, 여성운동, 헬스다이어트 전략집 3권
구매했어요~ 책 오면 아주 그냥 파버릴거에요ㅋㅋ

김상*

와 2년간 구독하고 올라온 영상을 꾸준히 봐서 머릿속에
흩어져있던 내용들을 깔끔하게 정리해주셨네요!!
감사합니다!!ㅎㅎ
핏블리님의 다이어트 전략집 + 유투브로 167cm 74kg ->
61kg 으로 13kg 1년간 식단 + 운동으로 다이어트 성공하고
유지했어요!!
그래서 2023년에는 다시 근육량 증가를 목표로 계획하고
있습니다ㅎㅎ 그래서 어제 다이어트 식단 전략집
구매했어요!!
(아직 얼마나 근육 증가를 목표로 잡아야할지 설정은
못했네요ㅠ 약간(?)의 도움을 주시면 감사하겠습니다ㅎㅎ)
책 열심히 읽고 유투브를 보면서 자극도 받고 할테니
지금처럼 좋은 영상 많이많이 올려주세요!! 예압 베이비~~
핏블리 화이팅!!

와사비케이* 무조건 안돼라던지 먹는다면 조금만 먹어라는 두루뭉술이
아니라 우리 마음을 잘 헤아려 대체식품이랑 양도
어느정도인지 알려주시고 너무져아
치즈볼 아니였음 어쩔뻔했어♡

최정* 핏블리님 덕분에 식습관 생활습관 진짜 많이 개선됐어요!
우울증 심해서 살 잘 안 빠졌었는데 요새 바이오리듬이 다시
돌아왔어요!!!
힘이 돼 주셔서 감사합니다

김예* 진짜 이분은 다른 헬스유튜버 분들에 비해 생리학적으로
설명해주시니까 신뢰는 물론, 내 몸의 원인 등을 이해하기
쉽게 알려주셔서 너무 좋음
그리고 생리적으로 설명 듣고 이해하니까 더욱 식습관,
운동에 뭐가 좋고 나쁜지를 다시 한번 더 생각하게
만들어주심.

gocslbr* 이 분은 서론이 길지 않고 부연설명이 쓸 데없이 많지 않고
따로 요약 정리 필요없을 정도로 핵심만 딱딱 말해줘서 너무
좋습니다

dk*

현직 간호삽니다. 저조차도 등한시하고 있던 내용인데 너무 알아듣기 쉽게 쏙쏙박히게 얘기해주시네요. 감사합니다.
저도 핏블리님처럼 건강한 삶을 살 수 있는 사람으로 성장해가겠습니다. 항상 응원하고 또 좋은 영상 감사합니다!

J*

'식욕조절이 안되는건 여러분의 잘못이 아니라 몸안의 균형이 깨져서 그런것이다' 라고 하셨는데 극단적인 다이어트 하다가 요요가 오고 눈앞에 보이면 먹을게 보이면 참아지지 않는게 너무 스트레스에요,, 그러다 보니까 자기혐오감도 불쑥불쑥 찾아왔는데 이해하고 보니 정말 자연스러운 현상이었던거네요ㅜㅠ 다시 건강한 식습관 잡아가도록 노력해보아야겠어요 쉽게 이해되는 좋은영상 감사합니다!

핑크뮬*

먹고 싶은 음식 너무 제한하지 말고 섭취하면서 기록해 두고 먹은 칼로리 만큼은 운동으로 꾸준히 소비 하도록 생활습관 가지기~~ ^^
오늘 영상 보니까 운동 해야겠네요 ~ 핏블리 근력 유산소 전신 운동 하러 갑니당 ^.^

#힙서울 수강생의 코칭 후기

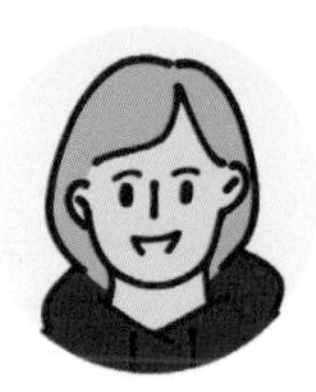

체중 13.6kg 감량

뭔가 목표를 정해놓는데 거기에 못미 치면 살짝 불안해졌는데 많이 다독여주셔서 마인드가 많이 바뀌고 있어요. 다시 한번 선생님 감사해요! 사랑합니다 신랑이 교육 가서 혼자 맨날 심심했는데 선생님이 계셔서 진짜 허전하지 않고 일주를 보냈어요!>_<

< BEFORE >		< AFTER >	
체중 (kg)	86.9	체중 (kg)	73.3
골격근량 (kg)	43.8	골격근량 (kg)	39.3
체지방량 (kg)	39.1	체지방량 (kg)	30.7

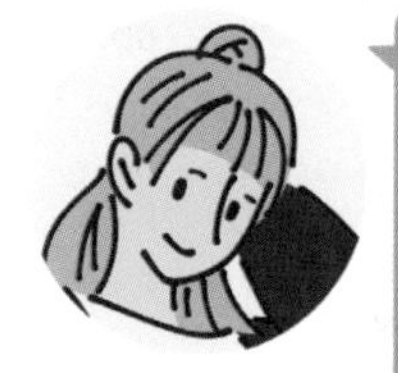

체지방량만 4.3kg 감량 / 골격근량 0.2kg 증가

이제 뭔가 혼자서 식단 해야 한다는 생각에 좀 허전할 거 같습니다. 항상 친절하게 답변해 주셔서 너무 감사했고, 덕분에 너무 값진 것들을 많이 알아갑니다. 처음에는 반신반의하는 마음으로 신청했던 프로그램이었지만 식단으로만 이렇게 감량을 한 경험이 처음이라 아직도 놀랍습니다. 샐러드, 닭가슴살만 먹어야 감량이 되는 줄 알았던 다이어트였는데 이렇게 다양한 식단으로 구성되어도 충분히 감량이 되는 걸 보고 자신감을 얻었고 앞으로도 쭉 이런 식단을 이어나갈 예정이고 규칙적인 운동도 시작해 볼 생각입니다. 일과 중에 바빠서 더욱더 많은 대화를 나누지는 못했지만 옆에서 응원해 주셔서 너무 고마웠습니다. 일과 중이라 인사가 늦을 거 같아 마지막 인사를 미리 드립니다. 다음에도 궁금한 것들이 생기게 되면 식단 프로그램 다시 참여하겠습니다. 그동안 고생 많으셨어요!

< BEFORE >		< AFTER >	
체중 (kg)	101.5	체중 (kg)	97.0
골격근량 (kg)	34.7	골격근량 (kg)	34.9
체지방량 (kg)	36.6	체지방량 (kg)	32.3

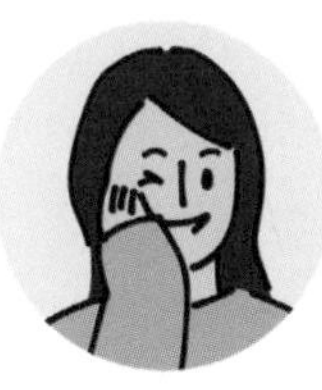

체중 6.5kg 감량 / 체지방량 5.7kg 감량

너무 고마워요 선생님ㅠㅠ 솔직히 매일 하루에도 다이어트 왜 할까.. 지금도 사는데 지장없는데 그만하고 싶다는 생각을 99번은 하다가 100번은 다시 일어서서 열심히 하고 있어요 ㅠㅠ 정말 이번이 마지막이다 생각하고 천천히 가더라도 절대 포기하지 않고 끝까지 가보려고요. 힘든 일상에 선생님이 너무 많은 위로와 도움이 되고 있어요..ㅠ

< BEFORE >		< AFTER >	
체중 (kg)	137.0	체중 (kg)	130.5
골격근량 (kg)	44.5	골격근량 (kg)	44.2
체지방량 (kg)	58.8	체지방량 (kg)	53.1

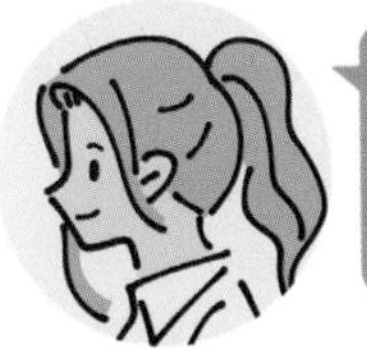

골격근량 1.7kg 증가 / 체지방량 3.1kg 감량

일단 이건 7월 30일 대비 인바디에요! 상승 다이어트했습니다 생리 1주 전인 거 감안해도 수치가 아주 만족스러워요. 정말.. 이렇게 제 자신이랑 과정과 할 수 있다는 안정감이 있는 건 처음이에요 코치님. 감격스럽습니다

< BEFORE >		< AFTER >	
체중 (kg)	80.1	체중 (kg)	80.1
골격근량 (kg)	25.9	골격근량 (kg)	27.6
체지방량 (kg)	33.1	체지방량 (kg)	30.0

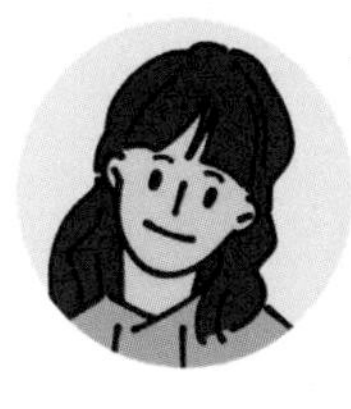

인바디 I형 → 강인형 D형으로

그전엔 별생각 없이 지내다가 이번 생에 처음으로 다이어트를 시작하게 되었는데, 운동도 식단도 처음엔 너무 어려웠어요ㅠㅠㅠ 그리고 다이어트엔 운동과 식단 중 식단이 너무너무 중요한 것 같은데 궁금한 점은 많고, 어디 물어볼 곳은 없고 답답하던 찰나에 핏블리 힙서울 모집 글을 보고 고민하다 신청하게 되었습니다.

지난 한 달 저는 너무 행복했어요! 그동안 궁금했던 점 왕창 물어보면 코치님이 다 알려주시고, 운동 영양이나 포만감 등 제가 놓칠 수 있는 부분들 상세하게 체크해 주시고 케어해주셔서 너무 좋았습니다. 코치님께 배운 것 잊지 않고 건강한 습관들인 것들 놓지 않고 끝까지 잘 달려보겠습니다~! 후한 칭찬과 격려로 저를 잘 끌어주셔서 감사합니다. 정말 좋은 시간들이었어요

코로나가 다시 기승인데 언제나 건강 조심하시고요. 감사했습니다 코치님!

< BEFORE >		< AFTER >	
체중 (kg)	47.5	체중 (kg)	45.8
골격근량 (kg)	19.0	골격근량 (kg)	20.8
체지방량 (kg)	10.8	체지방량 (kg)	8.4

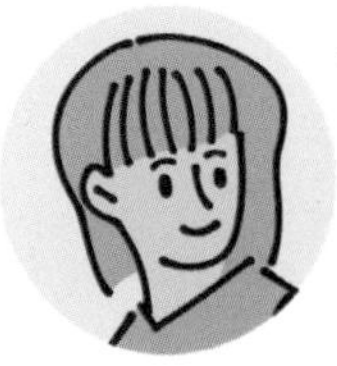

골격근량 보존 / 체지방량 2.7kg 감량

술도 마셨음에도 불구하고 무사히 감량에 성공했네요ㅠㅠ 골격근량은 계속 그대로 킵하는데 체지방은 쭉쭉 빠지니 진짜 마법 같은 일들이 벌어지는 느낌이에요!!! 복근 선도 더욱 뚜렷하게 보이기 시작한 거 같아요..! 주말에 맥주 마셔도 포기하지 않고 바로 걷고 다음 날 하체에 유산소도 해주고 외식 한번 외에는 모든 식단 클린하게 했던 게 다 의미가 있었던 것 같아요..!! 정말 늘 감사합니다ㅠ

처음 시작할 때는 뱃살이 있었는데 쑥쑥 빠지더니 오늘은 배에 힘을 안줘도 뱃살이 거의 없는 거 같아요ㅠ 진짜 최고의 영양코치십니다 ㅠ
한 달이 너무 순식간에 지나가는 거 같아요..!!

아마 끝날 즈음이 다양한 분들께 많은 연락 받아 바쁘실 거 같으니 미리 감사 인사 드릴게요! 한 달간 정말 많이 배웠고 몸도 많이 변화한 거 같아요 감사합니다!!
코치님한테 배우면서 체중도 3kg 빠졌고 체지방률도 3% 정도 빠졌고 혼자서 다이어트 식단 및 관리하는 방법까지 배우게 되어서 정말 뜻깊었습니다!!

	< BEFORE >	< AFTER >
체중 (kg)	73.6	71.5
골격근량 (kg)	34.7	34.7
체지방량 (kg)	17.2	14.5

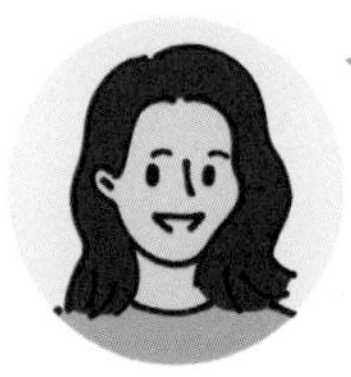

체지방 3.7kg 감량 / 골격근량 0.5kg 증가

운동도 열심히 했고 기운도 있어서 건강히 뺀 것 같아 기분이 좋아요~!
감사드립니다.

하투 이틀 만에 빠진 게 아니고 야금야금 빠졌는데 정확하지는 않겠지만 맞는 방향으로 나아가고 있는 것 같아서 기분이 좋아요
진짜 식단, 영양 부분은 알면 알수록 어렵더라고요. 많이 배워가고 있습니다 ㅎㅎ

	< BEFORE >	< AFTER >
체중 (kg)	56.7	53.7
골격근량 (kg)	21.5	22.0
체지방량 (kg)	16.6	12.8

여는 말

저는 흔한 영양사였어요. 현장에서 영양사는 균형 있는 영양 식단을 제공하는 사람이 아니라, 그저 주어진 예산 안에서 급식 대상자가 선호하는 메뉴를 제공하는 게 일 잘하는 영양사에요. 단체 급식의 특성상 절대다수의 만족이 곧 나의 실적이 되니까요. 생각보다 사람들은 영양에 관심이 없어요. 건강한 식단으로 꾸려내면 '먹을 게 없다.'고 말하거든요. 그래서 사람들을 낚을만한 무언가를 하나씩 넣어둬야 해요. 이를테면, '치즈볼' 같은?

급식실에서 치킨이라도 튀기는 날에는 저 멀리서부터 상기된 얼굴로 뛰어와요. 누구랄 것도 없이 많이 달라고 아우성이에요. 과거에 치킨을 먹고 쾌락을 느낀 경험을 토대로 해당 기억과 연관되어 벌써부터 도파민이 샘솟는 기이한 광경이에요. 오늘날은 1차원적인 쾌락적 식사와 삶의 연결이 아주 가까운 시대에요. 누워서 앱 하나만 켜도 문 앞으로 쾌락이 배달되는 시대. 바야흐로 영양 과잉의 시대입니다.

사람들은 아주 역설적이게도 맛있는 음식 앞에서 도파민 콘서트의 관객이 되면서 체중 감량을 간절히 원해요. 이 모순적인 양가감정을 하나로 합치기는 힘든가 봐요. 수요가 많은 만큼 영양 코치로 대상자와 만났던 케이스도 누적이 되어 2,000명 정도의 데이터가 쌓였어요. 이 중에 폭식증을 경험하신 분과 마음에 공감하며 울고 웃었어요. 이전의 잘못된 다이어트 방법으로 대사량이 망가진 분께 포기하지 말자고 다독였어요. 완벽해야 한다는 강박에 몇 번이고 허물고 무너지는 것을 다시 일으켰어요. 대다수의 여성분들은 날씬한 몸을 원하고 남성분들은 강해지길 원해요. 식단 관리만으로 어느 정도의 목적 달성이 가능하겠지만 금방 멈출 거예요. 이때 운동으로 그 임계점을 뚫고 가야 해요. 그래서 운동과 영양을 함께 공부하게 됐어요. 반짝이는 이벤트성 다이어트는 칼로리를 낮추면 쉽게 이룰 수 있어요. 하지만 평생 건강하고 탄력적인 몸을 만들기 위해서라면 반드시 어떤 운동이라도 병행하세요. 운동은 그 어떤 상품보다 든든한 보장성 있는 보험이에요.

한 가지 더, 공동체망으로 연결된 한국식 정서는 좀 깨뜨릴 필요가 있어요. 식단 관리를 하는 사람에게 대놓고 말은 안 하지만 눈빛으로 '너 참 유난하다.' 라고 말해주는 것만 같아요. 타인의 시선에 동요하고 눈치 볼 거 없고 맞출 필요도 없어요. 그거 다 본인이 못하는 일이고 부러워서 그래요. 그게 아니더라도 그렇다고 쳐요. 식단 관리를 하겠다고 회사에 도시락을 매번 싸가시는 분들, 급식실에 닭 가슴살을 데워오시는 분들 응원합니다. 이제 우리가 문화를 만들어요. 식단 관리를 안 하는 게 더 이상한 세상!

이제 슬슬 다이어트 해야 되는 2023년 6월,

영양사 박지윤

CONTENTS

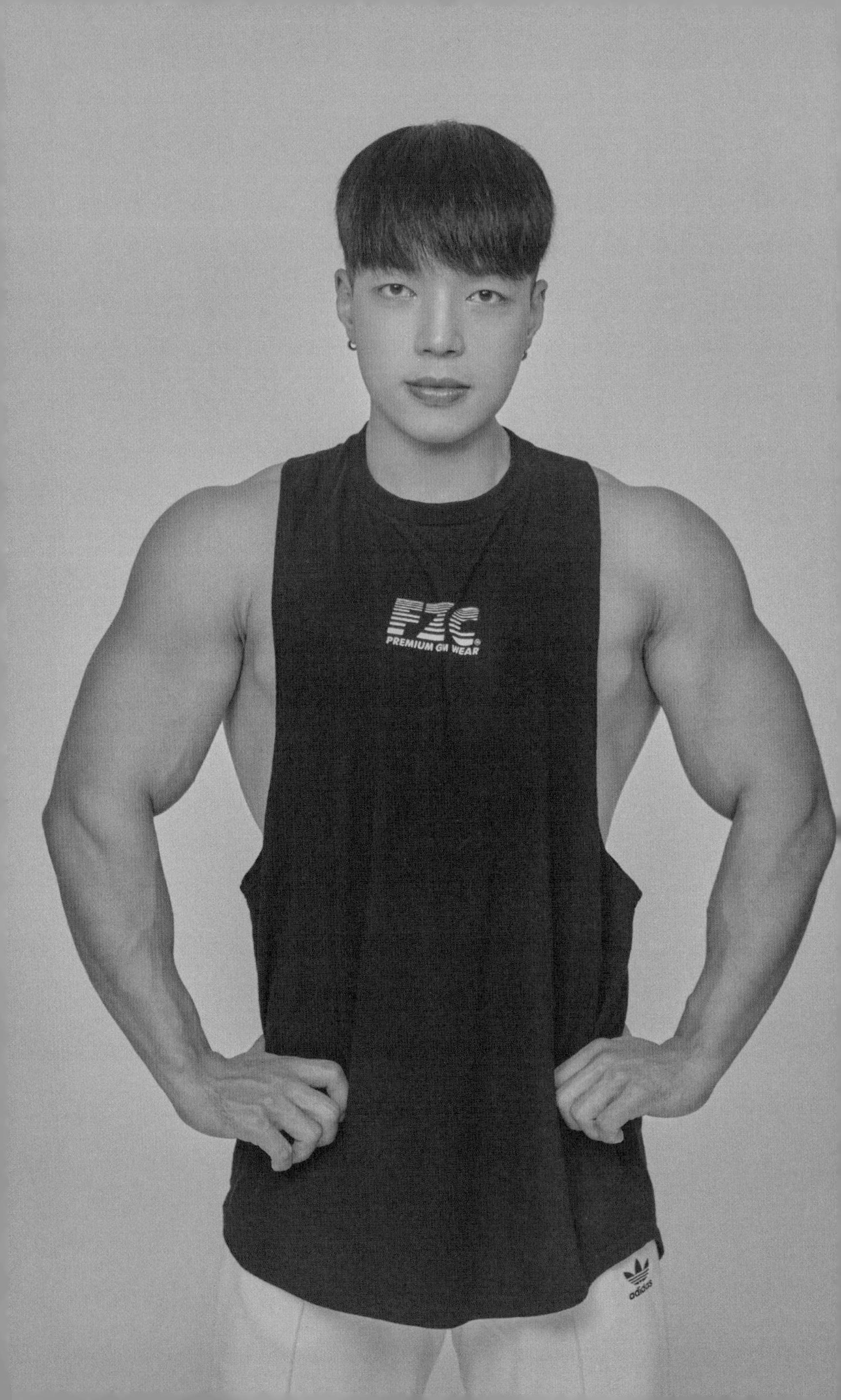
FZC
adidas

PROLOG
영양과잉시대
: 수트를 입은 석기시대인

코로나만큼 무서운 전염병 : 비만

당신이 다이어트에 실패하는 이유

영양밀도

영양과잉시대 : 수트를 입은 석기시대인

문명은 엄청난 속도로 발달했지만 우리의 유전자 정보는 구 시대와 크게 달라진 바가 없어요. 인간은 특별히 뛰어난 신체 능력도 없거니와 힘도 약했어요. 덕분에 항상 먹을 것이 부족했고 매번 식량이 풍부한 곳으로 이동하고 또 이동하면서 살아 남아야 했어요. 여자들은 식물의 잎, 꽃, 줄기 등을 채집하며 배고픔을 버텼어요. 그렇게 걷고 걷다가 마주한 과일 나무를 보면 큰 횡재가 아닐 수 없었어요. 몇 날 며칠이고 굶는 상황에서 남자들은 목숨을 담보로 해서 사냥을 나갔어요. 극적으로 사냥에 성공하면 어쩌다 한 번 배에 기름칠을 하는 포식하는 날이 되었어요. 알고 보면 근육질의 건강한 몸을 탐닉하는 것은 아주 본능적인 현상이 틀림 없지요.

왜 우리는 고칼로리 식품을 탐닉할까?

동물의 진화는 아주 오랜 시간에 걸쳐 일어나며 오직 개체수를 늘리기 위해서 생물의 유전적 형질이 변경되는데요. 인류는 항상 먹을 것이 부족한 환경에서 살아 남고자 초력을 다해야 했어요. 그러한 환경 속에서 우리 뇌는 음식을 보면 탐닉하도록 디자인 됩니다. 실제로 고칼로리 음식을 보면 신경 세포의 변화가 뇌의 넓은 영역에 걸쳐 일어나요. 그 중에서도 특히 보상중추가 자극됩니다. 그래야 끊임 없이 음식을 구하러 나가게 되고 굶어 죽지 않게 될 테니까요. 항상 음식을 갈구하는 설계도면 위에서 적게 먹고도 오래 살아남는 쪽으로 진화를 택한 셈이에요.

그런데 음식을 아주 쉽게 구할 수 있게 되었어요. 농업 혁명이 일면서 식량의 생산성이 미친 듯이 뛰었기 때문이에요. 하지만 불행히도 이러한 엄청난 식량 생산성의 변화를 진화의 속도가 따라잡진 못했어요. 저장모드로 설계된 인류에게 칼로리 과잉은 재앙과도 다를 바가 없어요. 결국 섭취하는 칼로리가 폭증하고 각종 비만과 대사 증후군, 당뇨 환자가 급증한 것에 기여하게 된 발판이 되었어요.

여자1호
왠지 식량 창고에 질 좋은 고기들이 쌓여있을 것 같아요.. 넘 멋져..
여자2호
근육이 빵빵한 것을 보니 사냥 능력이 엄청나신 것 같아 끌렸어요

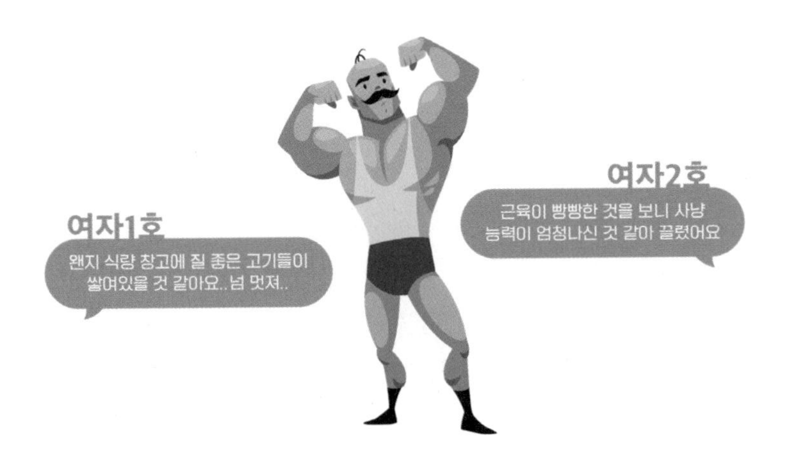

그저 우리는 같은 본능을 가지고 다른 시대를 살아가고 있을 뿐이에요. 하지만 시대적 환경이 달라졌어요. 침대에 누워서 앱만 켜도 칼로리가 흘러넘치는 식품이 문 앞으로 배달되는 시대에요. 여기에 이제 하루 평균 8.3시간의 좌식 생활을 곁들인…. 그리고 지난 100년 동안 전 세계 인구는 4배 이상 증가했어요. 지구상의 공간과 식량은 한정적인데 인구는 계속적으로 늘고 있어요. 게다가 많이 먹어서 생기는 질병의 발병률도 가파르게 증가 되고 있어요. 한정된 식량을 소중히 하는 것은 모든 인류의 과제가 되었어요. 그러니 우리 시대에서는 적당히 먹는 연습을 해야 해요. 운동인이나 다이어터뿐만 아니라 온 지구인들과 함께요!

코로나만큼 무서운 전염병 : 비만

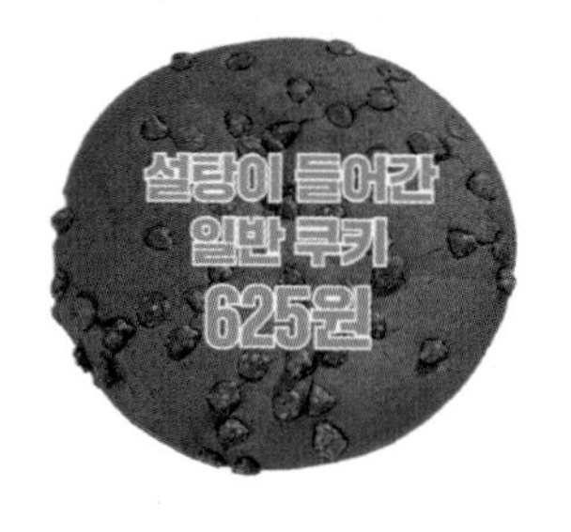

설탕이 들어간
일반 쿠키
625원

VS

식단 관리용
쿠키
2,167원

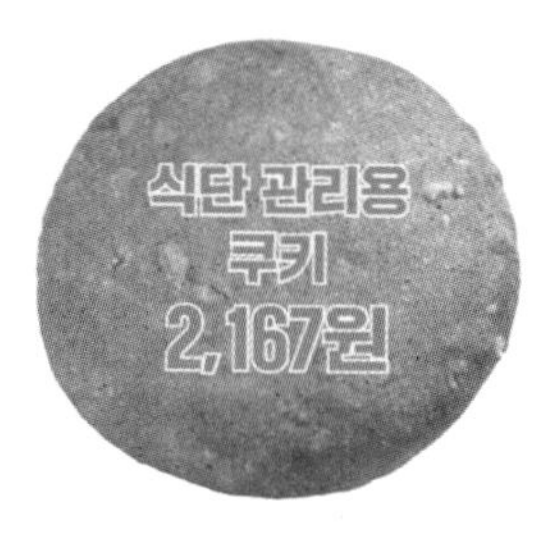

비만 인구가 팽창할 수 밖에 없었던 환경적 요인은 무엇일까요? 당과 지방처럼 에너지 밀도가 높은 식품을 구매하는 것이 더 쉬운 세상이기 때문일까요? 마트에만 가도 화려하게 이목을 끄는 이벤트 코너에는 각종 과자와 액상과당 음료들이 잔뜩 진열되어 있어요. 이들의 거의 대부분은 고도로 정제된 고에너지 식품이에요. 이러한 식품은 대부분 화학첨가물로 이뤄져 있어 값이 저렴해요. 덕분에 큰 고민 없이 구매까지 이어질 수 있어요. 게다가

맛까지 황홀하니 홀린 듯 장바구니에 집어 넣을 수 밖에 없을 거예요.

밀집된 식당가 거리만 걸어봐도 소비 심리를 자극하는 간판들과 배너가 즐비해요. 여차저차 참았다고 해도 저 멀리서 마아가린을 잔뜩 넣고 튀긴 꿀 호떡 냄새가 솔솔 느껴져요. 괜시리 주머니를 뒤적 거리면서 굴러다니는 천 원짜리 낱장 지폐가 없는지 본능적으로 확인하게 돼요. 영양보다는 고유의 맛에 홀리도록 유혹하는 거대한 '맛의 윤락가'라 불러도 과언이 아니에요. 그런데 지금의 시대는 더 지나치게 편리해졌어요. 푹신한 침대에 누워서 앱 하나만 켜도 맛의 윤락가를 속속들이 거닐 수 있으니까요. 일에 치이고 사람에 치인 상태에서 배달 음식이 주는 위로를 뿌리치는 것이 쉽지 않은 일이에요. 그러나 칼로리가 응집된 식품이 우리 몸에 들어왔을 때 어떤 메커니즘으로 작용되는지, 어떤 질병을 초래 하는지에 대해 조금만 관심을 가져도 절제하게 될 거예요. 득보다 실이 압도적으로 많다고 말하고 싶어요. 배달료까지 얹으면 치킨이 3만원인 시대입니다. 그러나 비만과 관련 대사 질환을 앓는 사람의 총 건강 관리 비용은 정상 체중인에 비해 25~30%를 더 지불해야 해요. 살을 찌우는 데에 식비도 많이 드는데, 향후 건강 관리를 위해 몸을 보수해야 하는 비용까지 내가 다 감당해야 한다는 거예요.

그리고 2022년 5월 3일, WHO 세계보건기구에서 공식적으로 발표한 내용입니다.

- 유럽 지역 성인 59%, 어린이 3명 중 1명이 과체중이거나 비만이다.
- 만성적 과체중과 비만은 사망 및 질병의 주요 원인 중 하나이다. 매년 120만명이 넘는 사망자가 발생하며, 전체 사망률의 13%에 해당 된다.
- 심혈관질환 및 제 2형 당뇨병을 비롯하여 비전염성 질환의 위험을 증가시키고, 매년 최소 200,000건의 신규 암 발생의 직접적인 원인이 된다.

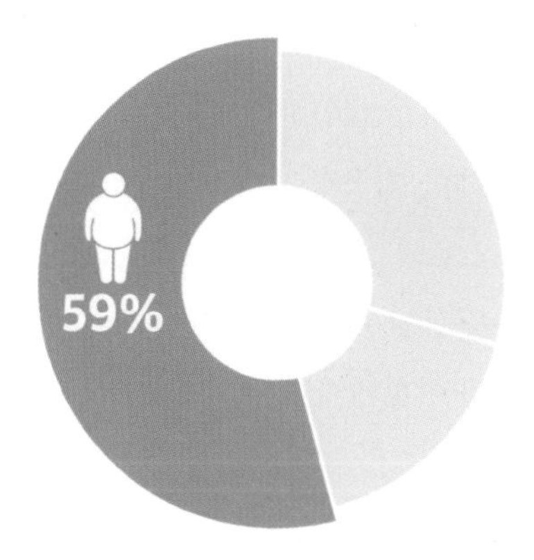

WHO 세계보건기구는 비만 환자의 증가세가 전염병과 같은 위협이라고 언급합니다. 또 이러한 추세라면 2030년에 전 세계 성인의 절반 이상이 과체중이나 비만이 될 것이라고 예측 합니다. 저 또한 비만도 전염병 수준에 도달했다는 표현에 공감합니다. 실제로 전체 사망률 중 비만 관련 질환이 단연코 압도적인 비율을 차지해요. 비만은 체중 증가만이 아니라 복합적인 요인이 반영된 질병으로 인식해야 해요.

고혈압의 75%, 암의 33%, 당뇨병의 44%, 허혈성심장질환의 23%. 이 밖에도, 폐기능 장애, 폐쇄성 수면 무호흡증, 호흡기 질환, 비알코올성 지방간, 역류성 식도염, 열공탈장, 다낭성난소증후군, 발기부전, 테스토스테론 감소, 골관절염, 통풍, 유방암, 자궁내막암, 대장암, 전립선암, 신장암, 간암, 담도암, 위암, 췌장암… 등 너무 많은 질병을 야기하는 근본이 되기도 하니까요.

이에 WHO는 비만과 과체중 감소를 위한 몇 가지 정책을 제안했어요. 첫 번째는 당이 함유된 음료에 대한 비만세를 부과한다는 건데요. 설탕이 곧 담배와 같은 입장이 되어 버린 셈이에요. 두 번째는 건강상 해로운 식품은 어린이를 대상으로 마케팅을 할 수 없게 됐어요. 어린이들은 인지 능력과 판단력이 성인보다 더 유연하고 말랑말랑해요. 특히 소금, 당분, 지방 함량이 높은 가공 식품 광고에 민감해요. 결국 아이들이 원하는 음식과 건강한 식단은 일치할 수 없으니, 정부에서 개입하여 제지하게 됩니다. 마지막으로 건강한 음식과 신체 활동에 대한 접근성이 향상된 환경을 스스로 만드는 것, 더 나아가 평생 관리 초점으로의 노력을 권고하고 있어요. 운동을 생활화하며 지속 가능한 식사 습관을 들일 수 있게끔 보건 국제 기구에서 힘을 실어 말하고 있는 거예요. 그만큼 인류에게 비만은 가볍게 치부할 수 없는 전염병과 같은 질병으로 도래했어요.

그러면 내가 당장이라도 지켜내면 좋은 것들입니다.

① 가장 먼저 당이 함유된 음료는 끊거나 설탕이 들어가지 않은 음료로 바꿔보세요.
② 그리고 건강상 해로운 식품은 인지 능력으로 미리 알고 절제해주세요.
③ 스스로 유일하게 통제 가능한 소화 기관은 '입' 하나 뿐이에요. 훗날의 건강 수명을 위해서 예방 의학적인 태도를 지녀주세요.
④ 마지막으로 건강한 음식, 신체 활동에 대한 접근성 향상 환경을 스스로 만들어 보세요. 예를 들면 운동권 등록하기, 주말마다 등산하기, 활동량 늘리기, 건강 간식으로 바꾸기, 과식하지 않기, 술 줄이기, 지속 가능한 식습관으로 수정하기, 조급한 마음 내려 놓기, 타협과 합리화 그만하기요!

당신이 다이어트에 실패하는 이유

코칭 인원이 늘어나면 늘어날 수록 사람들이 많이 하는 실수에 대한 교집합이 만들어져요. 그리고 목표 달성에 큰 흔들림 없이 도달할 것 같은 대상자와 그렇지 않은 대상자가 보이기 시작해요. 식단 관리도 결국 공부하는 학생과 같더라고요. 시험 직전에 조급하게 공부하는 벼락치기형 학생보다 매일, 꾸준히, 조금씩 노력한 학생의 성적이 더 좋을 수 밖에 없으니까요.

1. 꾸준함 상실

운동을 원래 즐기지 않는 사람이 갑자기 주 6회 고강도 운동을 계획하면 어떨까요? 이룰 수 없는 높은 목표를 세우는 것이 나를 금방 지치게 만들 거예요. 또 자극적인 배달 음식만 먹다가 갑자기 닭가슴살에 샐러드를 먹으려고 해요. 이게 과연 잘 될까요? 급하게 갈 수 있지만 금방 돌아올 수 있는 일차원적 방법이기도 해요.

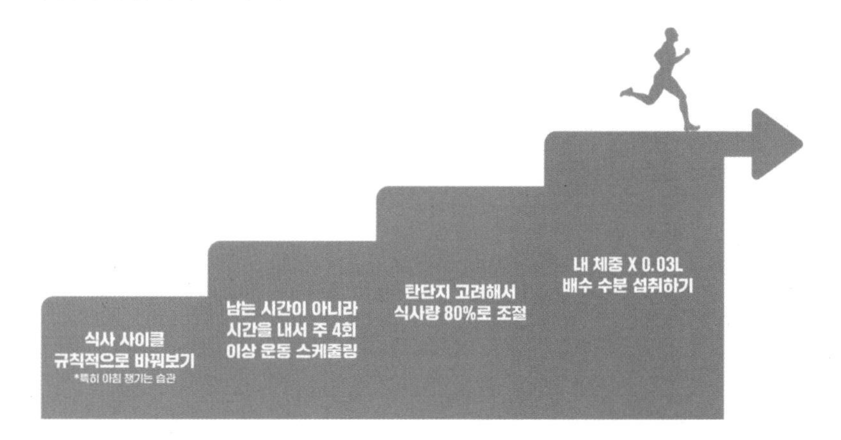

원대한 목표도 좋지만 목표에 도달할 수 있는 세분화된 소목표가 어쩌면 더 중요할 수 있어요. 내가 이룰 수 있는 작은 목표부터 계단식으로 성취하

면서 유지하세요. 그리고 습관으로 다지는 시간까지 고려해서 더 멀리 갈 수 있는 쪽으로 계획을 수정해보세요. 내가 할 수 있는 것부터 하나씩 하나씩 차근차근 해야 해요.

2. 부정적 사이클 유지

이전의 다이어트 경험에서 나의 취약점이 분명히 있을텐데요. 그 때의 실패 이유를 분석하지 않고 이전 사이클을 그대로 유지한다면 좌절의 경험만 한 번 더 쌓일 뿐이에요. 특히 평일에 제대로 한답시고 탄수화물은 손절했다가 주말에 터져 버리는 패턴이 다반사에요. 예를 들어 평일 내내 초 저열량식인 800kcal로 닭가슴살, 샐러드, 고구마만 먹어요. 그렇게 식단을 하면 일주일만에 몸이 슬림해진 것만 같은 기분이에요. 하지만 기쁨은 찰나에요. 멀지 않은 주말에 지나치게 과식 해버리는 흐름을 밟게 될테니까요. 그렇게 주말에 먹은 음식이 바로 살이 될까 두려운 마음에 또 다시 잠식 당해요. 다음 날 아침은 거르는 절식, 또 폭식 사이클을 밟게 되겠죠. 그런데도 또 같은 실수를 되풀이 하려고요? 그저 같은 결과만 남을 뿐이에요. 필연적으로 무너지는 요요의 길이며 괴로움과 내장 지방만 남기게 돼요.

월요일	화요일	수요일	목요일	금요일	토요일	일요일
800kcal	800kcal	800kcal	800kcal	800kcal	2,800kcal	500kcal

3. 나만의 원칙을 세우지 않는다

사상누각(沙上樓閣)이라는 사자성어를 아시나요? 모래 위에 세운 누각이라는 뜻인데요. 기초가 튼튼하지 못해서 오래 견디지 못한다는 의미를 내포하고 있어요. 원칙이 없으면 우왕좌왕 계속 갈등이 생길 수 밖에 없어요. 원칙의 사전적 의미는 일관되게 지켜야 하는 기본적인 규칙이나 법칙입니다. 내가 꼭 지켜낼 수 있는 정도의 난이도로 결정하세요. 그리고 내가 정한 원칙 안에서는 고민할 필요도 없이 '그냥' 해내면 되는 단순함이 필요해요.

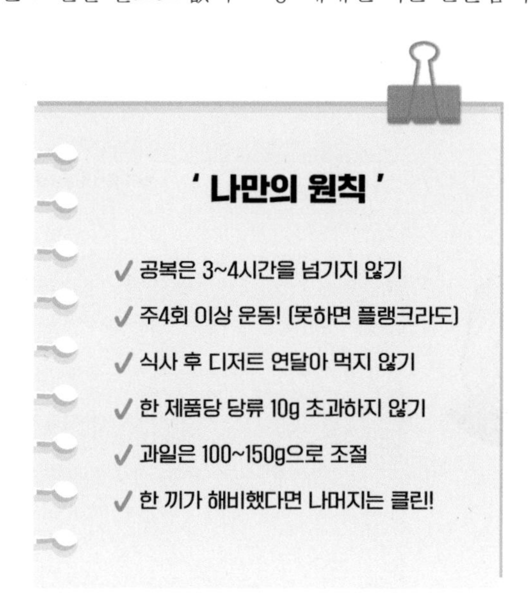

4. 다이어트에도 오답노트가 필요해요.

다이어트를 하면서도 잘한 점은 스스로 마땅히 칭찬하고 부족했던 점은 다시 차근차근 뜯어볼 필요성이 있어요. 다이어트에도 오답노트를 작성해야 같은 실수를 되풀이하지 않는답니다.

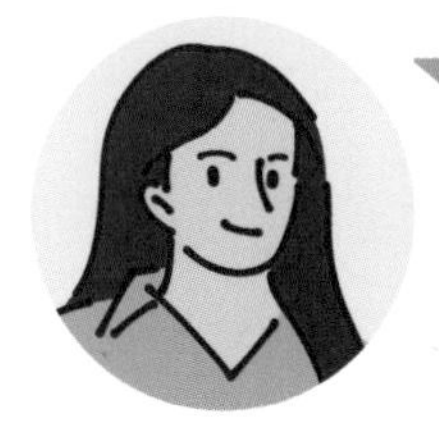

네 이번 한 달의 마지막이지만 저한텐 또 다른 시작으로 다가오네요! 작지만 확실한 변화와 건강한 식습관을 배우며 알차게 지난 한 달을 보낸 것 같아 행복합니다 :)

[얻은 것]
- 추상적이었던 식습관을 파악하고 **실제 먹는 양과 영양소의 개념으로 배운 것**
- 건강한 음식을 영양소의 개념에서 생각해 보게 된 것
- **바른 음식을 섭취했을 때 나의 몸의 반응**을 알게 된 것
- 그 와중에 술도 1회 마시고 피자도 반쪽 먹어본 것
- 사회생활과 함께 운동, 식단을 챙길 수 있는 팁을 배운 것
- 아침을 먹게 된 것

[다음 달에 노력하고 싶은 것]
- 단백질을 파우더 외 일반 식사에서 더 많이 섭취하기
- 영양을 잘 채워 운동능력을 향상시키기
- 바른 음식의 선택으로 배고프지 않은 상태 유지하기
- 미량 영양소 챙기기

*실제 힙서울 수강생과의 대화 내용입니다.

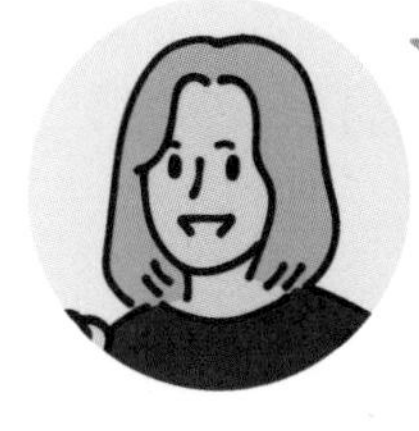

안녕하세요!
먼저 긍정적으로 변화된 점은 제 몸 현 상태를 이해하고, 무작정 단식, 절식이 아니라 하루하루 영양소를 맞춰 계산하면서 한 번 더 생각하고 먹게 됐다는 점이 첫째로 들 수 있을 것 같고요 :)
두 번째로는 왜 탄수화물을 섭취해 줘야 하는지, 우리 몸에서 어떻게 쓰이는지 단백질만 먹어서 될 일이 아니라는 것도 체계적으로 조금이나마 영양학적인 지식도 습득하게 된 것 같아요!
그래서 무엇을 먹든 '다음 식사는 어떻게 해야겠다'라는 생각의 틀이 잡혀 나가는 것 같아요.
일상생활에 무리를 주지 않고 식사의 영양소 밸런스를 맞추는 연습을 계속하게 돼서 무엇보다 앞으로도 계속 상기시켜가면서 할 수 있을 것 같아요!
보완해야 할 점은 계속 클린 식단하면 좋을 것 같지만 중간중간 그러질 못해서(월요일 등으로 인해) 감량이 더디다는 것인데요 조금 더 진지하게 식단 몰입해서 -3키로까지 진입을 해보고 싶어요. 그래서 이번 달 코칭 마무리될 즈음에 인바디 재서 비교도 해보고 싶어요!
지속적으로 엄청난 피드백 해주셔서 진짜 감사드립니다

오늘은 팔(상완이두근/삼두근) 운동 30분 정도 하고 마이마운틴 경사 25도로 엄청 천천히 20분 정도 하고 단백질 음료+바나나 먹고 출근했습니다!

*실제 힙서울 수강생과의 대화 내용입니다.

그러니까 1달이 됐든 일주일이 됐든 점검 주기를 정해보세요. 그리고 구체적으로 지난 다이어트 기간에서 긍정적으로 변화된 점에 대해 상기해봐요. 더불어 미래에 더 노력하고 싶은 보완점을 찾아봐요. 긍정적인 것은 습관으로 굳히며 지속적으로 강화해요. 반대로 보완해야할 점은 할 수 있는 것부터 차근차근 해내면 돼요. 거창하지 않아도 괜찮아요. 일상적으로 먹고 있던 음식의 칼로리가 생각보다 많았거나 나의 하루 섭취량 중 단백질량이 너무 적었다는 것을 알아 채는 것만으로 엄청난 힌트가 될 수 있어요. 어렴풋이 알긴 알았지만 추상적으로 흐트러져 있던 생각들이 또렷해지기 시작할 거예요. 앎으로부터 나오는 안정적인 힘이에요. 운동을 시작하기 전에 운동 방법을 숙지해두는 것처럼 식단을 시작하기 전에도 기본적인 영양 공부를 해봐요.

5. 지향점이 내가될 수 없는 타인이다

나에게 긍정적인 자극이 되는 사람을 통해 동기부여를 얻는 것까지는 아주 좋아요. 그러나 사람마다 타고난 골격 프레임과 지방 분포도가 분명히 달라요. 그러니까 내가 곧 그 사람이 될 수는 없음을 받아들여야 해요. 이를테면 모델이나 연예인과 같이 직업적으로 체중을 매우 낮은 상태로 유지해야 하는 사람들, 하루하루가 화려한 것만 같은 SNS 속 사람들이에요. 100장 중 가장 예쁜 1장의 하이라이트와 나의 평범한 일상을 같은 비교선상에 두지 마요.

그리고 노력으로 도달할 수 없는 정도의 이상을 가지면 상대적 박탈감에 빠지게 돼요. 하루를 100% 빠짐없이 완벽하게 살아내면 계획한 이상적인 영역에 도달할 수 있을까요? 그저 주어진 상황에서 '오늘 꽤 열심히 살았다.' 싶을 정도로 이끌어져도 충분해요. 기준점은 오직 '나'로부터 시작되며 삶은 결코 완벽할 필요가 없어요.

6. 휘둘리지 말아요

내 상황을 고려하지 않은 타인의 말 그리고 사회의 시선이 나를 함부로 재단하게 두지 마세요. 나 자신에 대한 전문가는 나 자신이어야만 합니다. 너무 많은 정보의 홍수 속에서 이 사람의 말도 저 사람의 말도 일리 있는 것 같은데요. 휘둘리지 마세요. 일원적인 방법론을 주장하면서 다이어트에 묘책이 있는 것처럼 말하는 사람을 특히 조심하세요. 매체에서 던지는 낚시대에 끌려가지 마세요. 엄한 걸 곧이 곧대로 믿지 말고 영양학적 지식을 쌓으며 다시 나의 식단을 돌아보세요. 아마 탄수화물을 지나치게 제한했거나 섭취 칼로리를 줄여낸 상태에서 운동량을 갑작스럽게 늘렸을 가능성이 높아요. 거듭된 실수를 막기 위해서는 조급한 마음을 버리고 탄탄한 지식을 쌓는 게 훨씬 나아요. 영양 전문가가 되라는 것이 아니에요. 그저 내 상황에 접목시킬 수 있는 요인들을 캐치할 줄 알아야 한다는 거예요. 다이어트 이론을 죄다 섭렵했다고 해도 완벽하게 실행할 수 없어요. 하지만 지도를 보고 목적지를 찾아가는 것과 그렇지 않은 것은 분명한 차이가 있잖아요. 나에 대해 세심히 살피며 나에게 맞는 정보를 골라서 입어 주세요. 그리고 꾸준하고 묵묵하게 나아가세요. 중요한 건 꺾여도 그냥 하는 마음입니다.

~에 밥을 시켜서 2/3공기 정도라도 드셨으면 해요!
그렇게 하고 공복 시간은 갖추면 좋겠어요.

어떤 부분에서 트리거가 되었을지 고민해 보시면 좋을 것 같아요. 완벽주의적인 경향이 있는 분들께 더러 있는 일이에요!
'오늘 이것 때문에 망했어'라는 생각이 결국 전체를 무너뜨리지 않나 싶어요

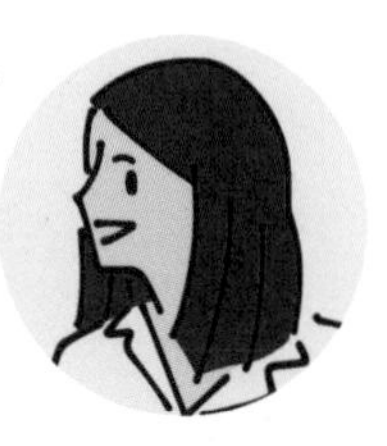

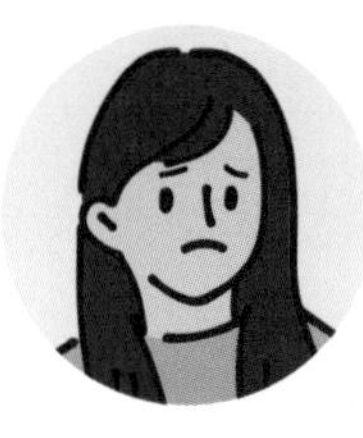

운동을 가야 하는데 일을 해야 해서 못 간다는 게 스트레스로 작용했던 것 같아요..ㅠㅠ 말씀하신 것처럼 하루를 잘 보내다가도 제 계획에 없던 상황이 벌어지면 그거에 대한 스트레스를 받고 무너져내리는 것 같네요..ㅠㅠ

완벽하려고 노력하면 정말 완벽해질 수 있을까요?
우리는 완벽함이라는 불가능한 기준을 세워놓고, 그 기준에 부응하지 못한다고 자신을 몰아세워요
결코 OO님이 부족한 게 아니라 기준이 높았을 뿐인 걸요

그런 마인드가 OO님을 되려 옥죄고 괴롭힌다면, 조금 덜 완벽해도 될 것 같아요! 80%만 완벽하면 어때요!!

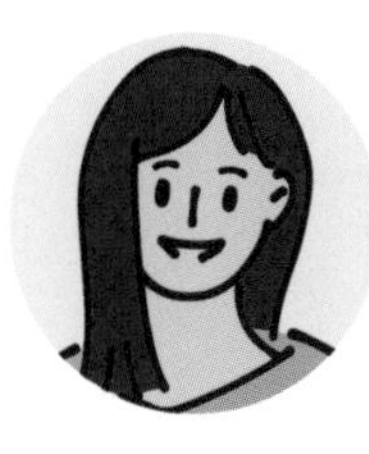

감사합니다 선생님ㅠㅠ 갑자기 진짜 눈물이 날 것 같네요
너무 욕심부리지 않고 선생님이 오늘 말씀하신 것처럼 12월 초의 나보다 조금 더 나은 제가 되는 것을 목표로 노력해 볼게요!

영양밀도

우리는 다이어트를 계획하면 가장 먼저 칼로리라는 뼈대를 줄이게 될텐데요. 식단 관리를 수월하게 하는 묘수는 (-)축소된 칼로리 뼈대 안에서 (+) 영양을 오히려 채워 넣는 것이에요. 그래야 고통스럽거나 흔들리지 않고 식사를 지속할 수 있으니까요. 충분한 영양 섭취와 운동이 함께 간다면 퍼포먼스를 떨어뜨리지 않을 수 있는 방도가 되어 주기도 해요. 그래서 다이어터의 장바구니에는 빈 칼로리인 설탕이나 알코올은 비우고요. 대신 영양밀도가 높은 음식들로 채워야 해요. 다이어트를 계획하는 초반에는 이러한 빈 칼로리 식품만 덜어내도 금방 군살이 빠지는 것을 체감할 수 있을 거예요.

같은 칼로리, 다른 영양소

[영양 밀도] 식품의 열량(kcal) 대비 영양소 함량의 비율

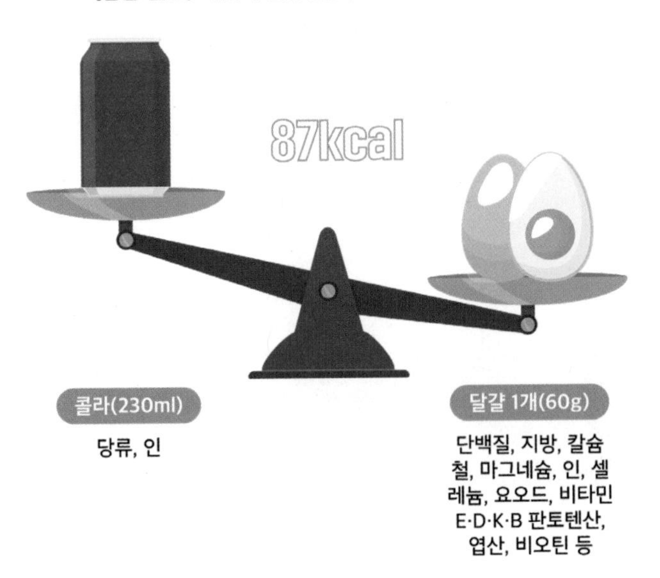

여기서 **영양 밀도란 식품의 열량(kcal) 대비 영양소 함량의 비율**을 뜻하는데요. 이는 비타민과 무기질을 포함하는 개념이에요. 같은 칼로리라고 하더라도 콜라 같은 달콤한 음료에는 영양이라곤 딱히 없는 설탕으로만 구성되어 있어요. 반면 달걀 한 개에는 단백질에 지방 뿐만 아니라 칼슘, 철, 마그네슘, 각종 비타민과 항산화 물질까지. 몸에 좋은 미량 영양소를 다양하게 함유하고 있답니다. 놓치기 쉬운 미량 영양소까지 잘 섭취되어야 우리의 뇌가 영양이 부족하다고 떼쓰게 만드는 일이 없을 거예요. 그럼 칼로리가 화폐 단위라고 가정 해볼게요.

한 끼 식사로 600kcal정도를 지불할 수 있다면요?

A.
B.
A는 645kcal를 지불하고
아이스박스케이크로
한 끼를 때웁니다
B는 645kcal를 지불하고
닭가슴살 1팩, 현미밥 1공기
방울토마토 30개, 삶은 계란 1개
아몬드 10개로 채웁니다

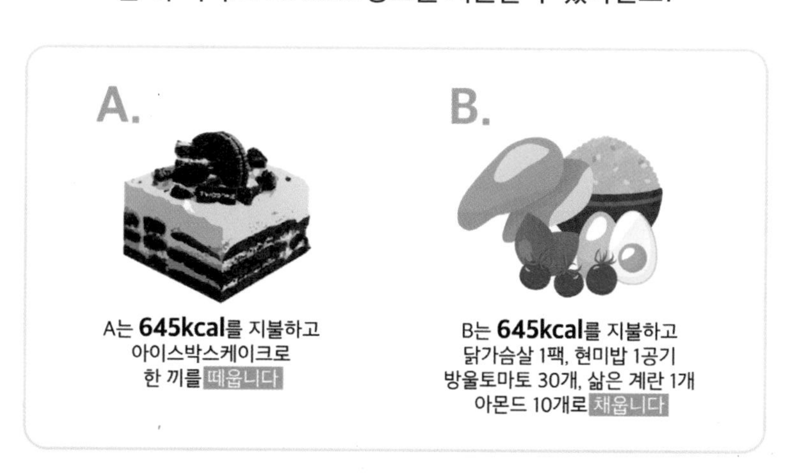

두 사람이 같은 강도로 운동을 했다면, 어떤 사람이 이자까지 쳐서 튼튼하고 건강한 몸으로 돌려받을 수 있을까요? 또 어떤 사람이 충분한 포만감을 느끼며 건강한 식사 관리를 지속할 수 있을까요?

우리가 고칼로리 식품을 먹는데 간식이 끌리고 오히려 더 과식하게 되는

이유는 역설적으로, **영양의 결핍** 때문이에요. 고도로 정제되어 열량만 높은 가공 식품은 영양이 부족하기 때문에 다른 식사에서 더 채우려고 하는 메커니즘이 발동 되거든요. 그렇기에 일명 탄·단·지를 매 끼니 골고루 섭취하는 것을 강조 할게요. 우리의 뇌 시스템과 위장관의 합작으로 식사가 충분하다고 느낄테니까요.

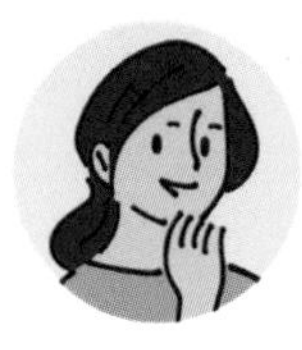

네 선생님, 신기한 게 제가 폭식을 안 해요! 그리고 양이 적다고 생각하는데도 먹고 배가 불러요 신기...

진짜 신기하죠! 영양 밀도의 힘이에요 :)!

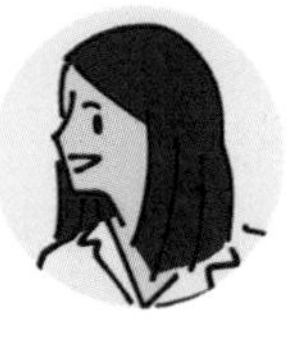

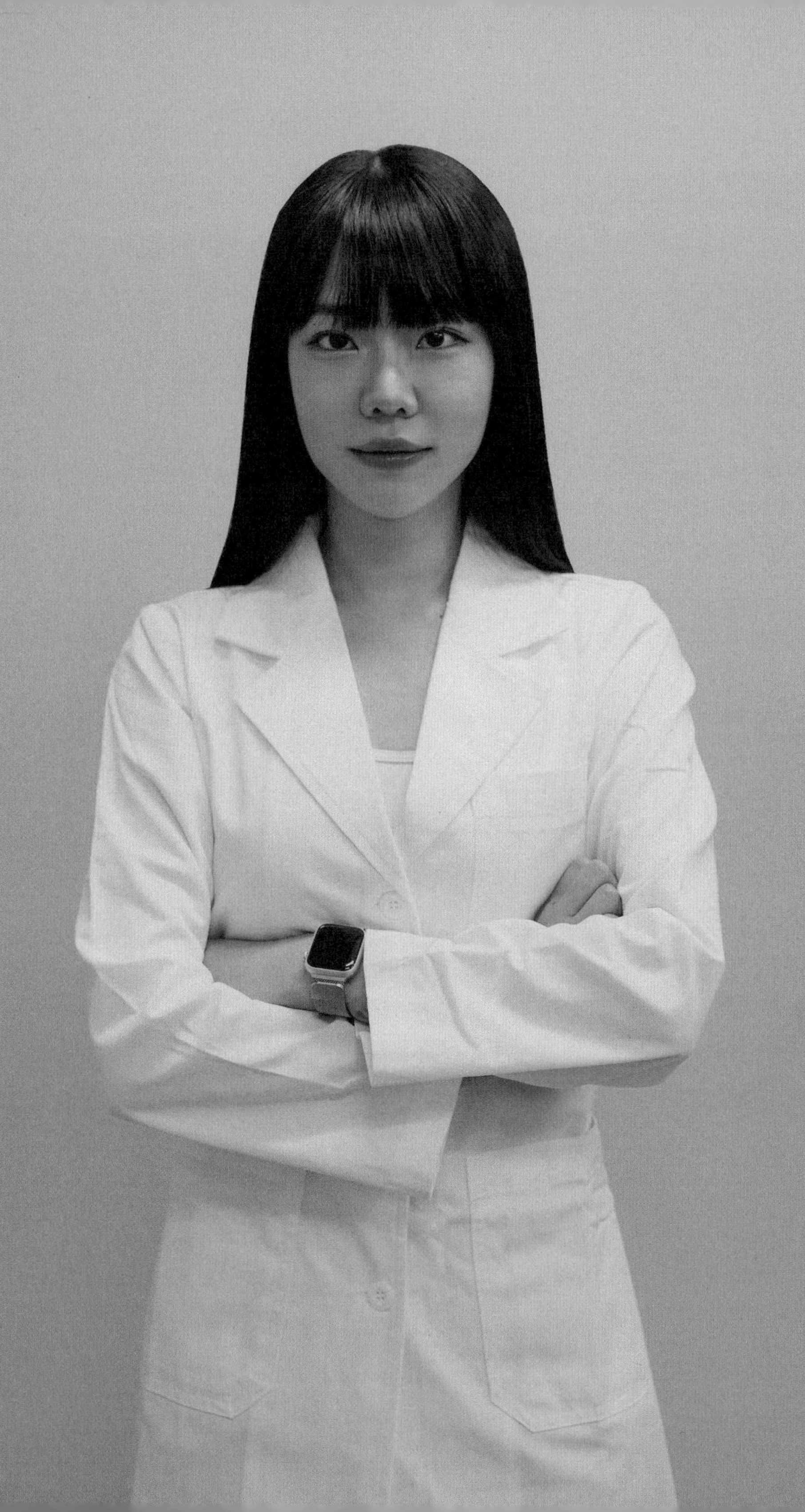

1장
책 한 권으로 영양 전문가 되기

누구나 알고 싶었던 영양 기초 지식

스포츠영양

다이어트 치트키

다이어트 빌런

01

누구나 알고 싶었던 영양 기초 지식

1. 나의 다이어트 칼로리 설계 방법은?

내 안에서 매일 3300억 개의 세포가 태어나고 죽어요

식단 관리에 앞서 설문 자료를 토대로 영양 설계량을 결정하게 되는데요. 가장 먼저 키와 체중, 뿐만 아니라 골격근량, 체지방률, 운동의 진행 형태, 평소 활동량 등 최대한 세심하게 살펴요. 하루 총 섭취 칼로리를 도출해내기 위함이에요. 다만 숫자로 표현되는 칼로리는 개인의 대사 능력에 따라 좌지우지 돼요. 실제로 체중 조절에는 아주 복잡하고 이해하기 어려운 신경계, 호르몬, 순환계 등의 생리적 기전으로 얽혀 있어요. 수면과 스트레스까지도 나의 대사가 흐르는 길목에 서있어요. 그러니까 설계된 칼로리가 내 몸에 꼭 맞게 부합되는 것도 아니고 절대적인 기준이 될 수 없어요. 그래서 아주 많은 소통이 필요해요. 숫자는 가이드라인 정도로 잡고 몸의 변화에 따라서 계속적으로 수정해야만 한다는 거예요. 인체는 깊은 곳까지 샅샅이 다 알 수 없는 유기체이니까요. 영양을 통해 인풋을 넣더라도 운동과 휴식, 대사, 호르몬의 반응에 따라 아웃풋이 어떻게 나올지 미지수예요. 하물며 제품 뒷면에 표기된 영양 성분표의 칼로리도 오차가 있는걸요.

특히 이전의 다이어트에서 극단적으로 칼로리를 제한했던 경우에는 호르몬 축이 무너져 있어요. 이로 인해 다이어트 성과도 나오지 않고 식욕 조절도 어려워져요. 그렇기에 나의 대사 흐름에 훼방을 놓는 요인은 제거하며, 세심히 관찰하고 추적하는 과정이 필요해요. 진단이 내려지면 스스로 영양을 중재하는 능력도 길러야 해요. 조금 피곤하지만 알아두면 요긴한 몇 가지 공식들을 소개해 볼게요.

BMI는 한계가 뚜렷해요

가장 먼저, 보편적으로 사용되는 BMI가 있어요. BMI는 자신의 몸무게(kg)를 키의 제곱(㎡)으로 나눈 값이에요. 키와 체중만 알 수 있으면 내가 저체중인지 비만인지 판단돼요. 그럼 BMI가 같은 체중의 사람들은 모두 비슷한 대사율을 보일까요?

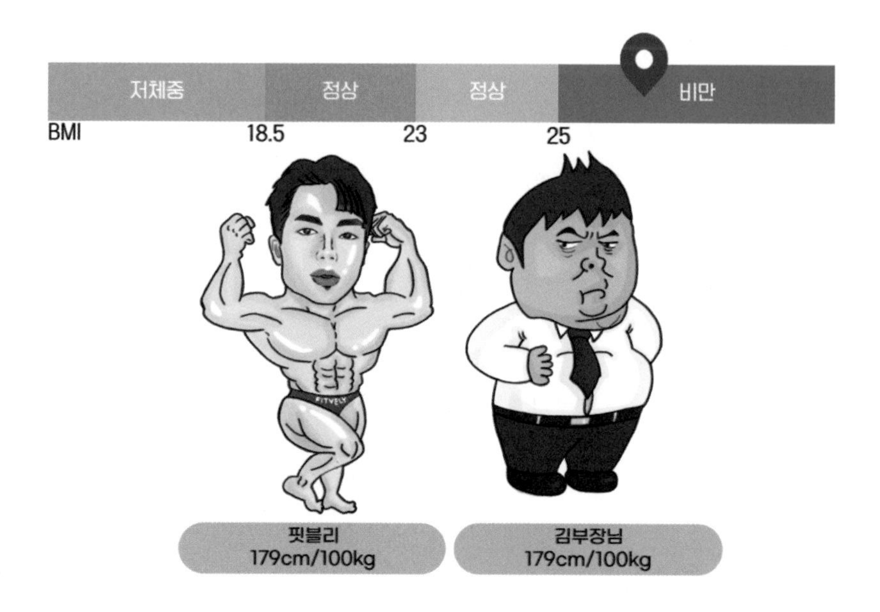

단적인 예로 키 179cm에 100kg인 핏블리와, 같은 키와 체중이지만 술을 좋아하는 비만인 김부장님이 있어요. 김부장님과 핏블리는 둘 다 BMI상 비만에 속하는데요. 핏블리는 복근이 뚜렷하게(?) 드러나는 탄탄한 몸의 소유자예요. 반면 김부장님은 실제로 비만으로 판정되었고 대사 증후군을 앓고 있어요. BMI만 보고 이 남성이 비만이라고 단정 지을 순 없겠죠. 실제로 핏블리의 기초대사량은 2,120kcal인데요. 김부장님의 기초대사량은

1,774kcal에요. 숨만 쉬어도 태워지는 기초대사량의 차이가 골격근량에 따라 큰 격차를 만들며 벌어졌어요. 그만큼 골격근량이 중요하게 작용해요.

바꿔 말하자면, 키와 체중만 적용되는 BMI 지표로 기초 대사량을 파악하기에는 아쉬워요. 반드시 골격근량이 적용돼야 해요. 한 마디로 이제부터는 조금 피곤하게 접근할 거라고 말해주는 거예요. 단, 이론을 바탕으로 하지만 저의 경험적인 데이터를 토대로 섭취 칼로리를 결정하는 방법임을 참고해 주세요.

자신의 체지방률(%)을 알면 제지방량을 구할 수 있어요

체지방률은 인바디와 같은 체성분 측정기를 통해 알 수도 있고, 인터넷 검색을 통해 체지방률과 그에 따른 사진 가이드를 토대로 추측해 볼 수 있어요. 나의 체지방률(%)을 알았으면 아래 공식에 두 단계에 걸쳐 대입할 거예요. 첫 번째는 나의 제지방량(Lean Body Mass; LBM)을 알아야 하는데요. 제지방량은 체중에서 체지방을 뺀 값을 말해요.

1. 제지방량(LBM) = [총 중량(kg) × (100-체지방 백분율)] / 100
2. katch-McArdle 공식 기초대사량(BMR) = 370 + (21.6 × LBM)

그럼 예를 들어볼게요. 체중이 65kg이며 체지방률이 30%인 여성 다이어터 무지성씨가 있어요.

1. 지성씨의 제지방량(LBM) = [65(kg) × (100-30)] / 100 = 45.5kg
2. katch-McArdle 공식 기초대사량(BMR) = 370 + (21.6 × 45.5) = 1,353kcal

지성씨의 제지방량은 45.5kg이며, 인바디로 표현되는 골격근량은 26kg 정도 되어요. 두 번째 공식인 katch-McArdle 공식에 대입해 보면 지성씨의 기초대사량은 1,353kcal에요. 그다음은 자신의 활동 대사량(AMR)을 알아야 하는데요. 활동대사량은 출·퇴근 시 걷는 것, 청소나 빨래와 같은 집안일, 쇼핑하기 등등 모든 움직임을 포괄하고 있어요. 운동선수가 아닌 일반인의 경우에는 운동으로 태워낼 수 있는 칼로리보다 이런 일상적인 칼로리 소모량이 더 높은 경우가 많아요. 그렇기 때문에 자신의 작은 움직임까지 파악해 두는 게 중요해요.

활동량(기준)	하루 대사량
1. 거의 없음(거의 좌식 생활/운동 안 함)	기초대사량 X 1.2
2. 조금 있음(활동량이 조금 있음/주 1~3회 운동)	기초대사량 X 1.375
3. 보통(활동량이 보통/주 3~5회 운동)	기초대사량 X 1.55
4. 평균 이상(몸을 쓰는 일을 많이 함/주 6~7회 운동)	기초대사량 X 1.725
5. 아주 많음(운동 선수/매일 하루 2번 운동)	기초대사량 X 1.9

활동대사량(AMR) 가이드

활동이 거의 없는 사람부터 운동 선수까지 활동 대사량을 적용해서 기초대사량을 구할 수 있는데요. 하지만 위의 표는 운동 강도가 아니라 **운동 빈도**에 초점이 맞춰져 있다는 **한계점**이 분명해요. 매번 전담 트레이너 선생님과 운동을 하거나 파워리프팅을 즐기는 고강도 운동인이 아니라면, 한 단계 낮춰서 채택하는 것이 나아요. 어차피 주말에 약속도 있고 식단에 변수도 생겨서 일주일 단위의 총 섭취 열량은 높아지기 마련이니까요.

무지성씨는 하루 종일 사무 업무를 보며 앉아 있는 직장인이에요. 그리고 주 4회 정도 운동을 해요. 하지만 바쁜 업무에 치여 운동을 나가는 것에도 큰 의미가 있는 편이에요. 운동 강도를 올리거나 높은 무게를 다루는 건 아직 부담스럽기도 해요. 그러면 주 4회 운동을 간다고 하더라도 활동량 기준 ③보통으로 채택되면 칼로리가 너무 높아져요. 그러므로 ②조금 있음의 활동량으로 한 단계 낮춰서 채택합니다. 그리고 표에 나타난 공식에 맞게 무지성씨의 기초 대사량에 1.375를 곱해볼게요.

무지성씨의 유지 칼로리

기초대사량 × 1.375 = 1,353kcal × 1.375 = 1,860kcal

무지성씨가 본인의 체중을 유지하려면 하루에 1,860kcal를 섭취해야 한다는 예상 값이 도출됐어요. 다이어트의 결손 칼로리는 본인의 유지 칼로리에서 10~20%를 빼야 해요. 즉 유지 칼로리에서 80~90%의 칼로리를 섭취하면 되는 거예요(반대로 린매스업처럼 근육량을 증가하고자 한다면 유지 칼로리에서 10~20%를 더해줘야 해요).

다이어트 칼로리 = 유지 칼로리의 80% = 1,860kcal × 0.8 = 1,488kcal

무지성씨가 건강하게 체지방량을 줄이기 위한 하루 섭취 칼로리는 1,488kcal정도로 결정됐어요.

2. 최적의 탄단지 비율 정하기, 인생은 밸런스!

나만의 최적의 탄단지 비율 찾기

이제 무지성씨는 하루 1,488kcal라는 프레임 안에서 자신에 맞는 3대 영양소의 최적의 비율을 찾아야 해요. 사실 비율이 어떻든 칼로리가 적자 상태로 유지만 된다면 살은 빠져요. 결국 음식의 총 부하가 중요하니까요. 다만 운동을 병행하며 최적의 영양 섭취 비율을 적용하면 신체 조성의 긍정적인 변화를 기대해볼 수 있어요. 근육량을 보존하면서 체지방을 줄일 수 있단 거예요. 또 다이어트 식단을 지속하더라도 충분한 미량영양소와 적당한 포만감을 갖출 수 있어요.

1g당 에너지 단위
탄수화물 4kcal
단백질 4kcal
지방 9kcal

가장 우선적으로 계산해야 하는 양은 **단백질**이에요. 다이어트 시의 단백질량은 체중 1kg당 대략 **1.6g~2g** 배수 정도로 잡아가는 게 좋은데요. 대체로 다이어트 중에는 섭취되는 탄수화물 양을 줄여요. 따라서 탄수화물의 기능 중 하나인 단백질 절약 작용이 감소 돼요. 그러므로 체중당 2g 배수인 130g(=무지성씨의 체중 65kg*2g)으로 넉넉히 잡아볼게요. 단백질은 1g당 4kcal를 내기 때문에 520kcal(130g*4kcal)를 단백질로 채워야 해요. 그러면

나머지 968kcal에서 탄수화물과 지방으로 분배를 해야겠지요.

이분법적으로 나눌 수는 없지만, 상대적으로 골격근량이 남성보다 적은 여성은 탄:단:지 비율을 대략 4:3:3으로 잡아요. 저항 운동을 즐겨 하는 남성은 5:3:2 구성으로 채택하는 것이 보편적이에요. 그럼 무지성씨는 4:3:3 비율을 채택하여, 탄수화물을 대략 40%로 분배하고 나머지는 지방 30%의 근삿값으로 맞춰볼게요.

무지성님 개별 식단 가이드

하루 총 탄·단·지 탄 152g 단 130g 지 40g

총 1,488kcal

1끼니당 kcal 산출				
3끼 기준	섭취(g)		1회 서빙량 가이드 *전체를 조합하는 경우 양을 조금씩 줄여야 해요	
탄수화물	51g		햇반 210g*1공기 기준	149g*0.7공기
			찐 고구마	167g
			오트밀	75g
			찐 단호박	563g
			미니 밤호박	242g
			통밀 파스타	78g
			통밀빵(로만밀)	2.4장
			돌체센자 콘플레이크	63g
			통밀 크래커(미주라)	13.0장
			귀리 쉐이크(태광선식)	68g
			메밀 100%면	68g
			위트빅스(오리지널)	4.6개
			바나나(중형 150g*1개로 제한)	1.9개
단백질 *간식포함 4끼로 분배	33g	메인	닭가슴살 100g*1팩 기준	1.2팩
			생연어	150g
			마일드 참치(150g, 동원)	1.8캔
			돼지 앞다리살	200g
			소고기 우둔살	147g
			틸라피아(코스트코)	141g
			자숙 새우(커클랜드)	13마리
			삶은 오징어	182g
			훈제 오리(껍질 포함)	163g
			삼치 구이	135g
			고등어 구이	163g
			두부면(풀무원)	181g
			로슈얼(오그래):단백질 시리얼	181g
		사이드	달걀(大) *노른자는 하루 3~4알만	5.2알
			두부	382g
			순두부or연두부	541g
			매일두유 고단백(190ml)	2.7팩
			고단백 저지방 우유(서울우유)	542g
			그릭요거트(커클랜드)	325g
지방	13g	식물성	아몬드 1개 기준 *하루 총 25개 한정	22개
			아보카도 1개 기준	0.5개
			엑스트라 버진 올리브 오일	3작은 스푼
			들기름	3작은 스푼
			무가당 땅콩 버터	2작은 스푼
		동물성	달걀(大) *노른자는 하루 3~4알만	2.5알
			훈제오리(껍질 포함)	53g
			리코타 치즈	128g
			벨지오 생모짜렐라 치즈	2.7조각
			그릭데이:그릭요거트 시그니처	125g
한 끼당 섭취 열량			453kcal	

이렇게 가이드라인이 완성되었어요. 무지성씨가 한 끼에 섭취하면 좋은 탄수화물은 51g, 단백질은 33g, 지방은 13g이이에요. 즉석밥 작은공기로 130g, 닭 가슴살 1팩, 작은 사이즈 아보카도 반 개와 샐러드 채소를 가볍게 꾸리면 만들어지는 구성이에요. 그리고 중간에 오후 간식으로 단백질 33g 정도 더 채워야 해요. 그렇게 세팅하면 저녁까지 허기짐이 덜하며 아미노산 풀이 떨어지지 않게 유지할 수 있어요. 이렇게 비율을 잘 정해두면 영양 밀도가 좋아져서 오히려 이전보다 더 배부르게 식사하는 느낌을 받을 수 있는 건 덤이에요. 하지만 매번 닭, 밥, 아보카도로 똑같은 식단만 할 수는 없는 노릇이에요. 때문에라도 식품이 품고 있는 순탄수화물과 단백질량, 지방 정도는 추적을 해보는 연습이 필요해요. 어디서부터 감을 잡아가야 할지 막막하다면 fatsecret 같은 칼로리 계산기 앱에 기록해보는 것으로 시작해봐요.

하지만 내 몸에 적용했을 때는 또 다를 수 있어요

역시 저마다 대사의 속도도, 타고난 DNA도 다르기 때문인데요. 여기에 또 식이성 발열효과라는 변수도 작용해요. 식이성 발열효과는 음식을 섭취했을 때 음식을 소화 시키고 저장하고 배설하면서 발생되는 에너지 소비량인데요. 식이성 발열효과는 각 영양소마다 산화율이 다르기도 하고, 사람마다 5~15% 정도의 편차가 발생 돼요. 따라서 이후 섭취 칼로리를 계속 수정해 나아가야 해요.

또한 단백질량은 어느 정도의 기준을 잡아갈 수 있는데요. 반면 탄수화물이나 지방은 명확한 가이드라인을 찾을 수 없는 게 자연스러워요. 사람들은 저마다의 생활 양식과 에너지 활용을 다르게 하기 때문이에요. 역시 개인화가 필요한 부분이에요. 어느 정도 근삿값으로 접근해 보고 섭취 칼로리를

1~2주 정도 적용해 보세요. 이후에는 체중 감량 속도나 운동 퍼포먼스의 변화에 따라서 가감을 해야 해요.

다이어트는 밥만 반으로 조절해도 되는 거 아녔어요?

물론 원래 먹던 식사 습관에서 밥만 반으로 줄여도 섭취 열량이 하루에 500kcal 가까이 떨어져요. 그런데 사람마다 먹는 양이 다르고 곁들이는 반찬에 따라서 조절을 해야 하는 것은 분명해요. 단백질과 채소가 잘 갖춰진 한식 구성에서는 밥만 반으로 줄여도 괜찮아요. 그러나 다양한 식품을 차려 먹지 않는 이상 오히려 영양이 부족할 수 있는 점도 우려해야 합니다.

목에 힘을 주며 '칼로리를 따지는 다이어트는 옳지 않아!'라고 말하는 것이 조금 무책임하다고 생각해요. 여기서 중점적으로 말하는 다이어트에 의미 없는 칼로리라함은 고지방-고설탕 음식 또는 알코올이에요. 이러한 식품은 포만감을 제대로 느끼게 해주지 않으며 오히려 식욕을 자극 시켜요. 그렇기에 사람들이 칼로리가 다이어트에 소용이 없는 줄로만 오해할 것 같아요. 하지만 체중 변화를 만들어 내는데 칼로리를 말하지 않을 수가 없어요. 물론 다이어트를 하지 않는 것이 가장 좋겠지요. 다이어트는 하면 할수록 음식에 대한 갈증만 불러 일으키니까요. 같은 의미로 직관적 식사로 조절하는 것이 가장 이상적이에요. 하지만 직관적 식사가 가능하기까지 시행착오를 줄여야죠. 그렇기 위해서는 나의 영양 기준을 알아가는 연습은 반드시 선행되어야 합니다. 어차피 다이어트는 할테니까요. 하더라도 '잘'하게 만드는 지적 자산을 만드는 게 중요해요. 그래서 앞으로 칼로리보다는 **영양**에 대해 더 집중해서 이야기하고 싶어요.

밥만 반으로 줄이면 되나요?

❶ 잘 갖춰진 한식이라면 OK!

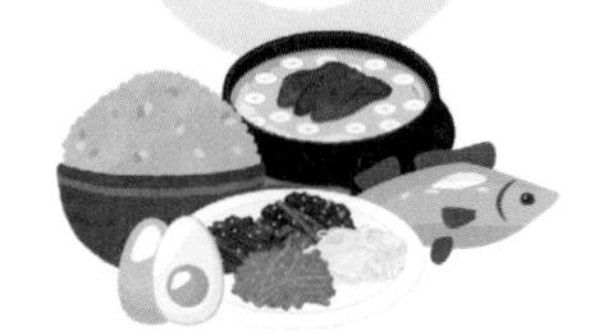

기존 영양소		밥 1/2로 줄인 경우
탄 96g / 단 35g / 지 18g 총 686kcal	→	탄 64g / 단 32g / 지 17g 총 537kcal
✓ 탄수화물 약간 초과, 단백질 부족 ✓ 탄 56% / 단 20% / 지 24%		✓ 탄 48% / 단 24% / 지 28%

밥만 반으로 줄이면 되나요?

❷ 부실한 식사라면 NO!

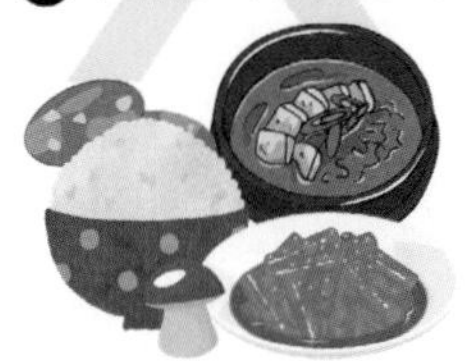

기존 영양소		밥 1/2로 줄인 경우
탄 104g / 단 18g / 지 10g 총 578kcal	→	탄 71g / 단 15g / 지 10g 총 434kcal
✓ 탄수화물 초과, 단백질 부족 ✓ 탄 72% / 단 12% / 지 16%		✓ 밥 줄여도 BAD! ✓ 탄 65% / 단 14% / 지 21%

기준이 없는 상태로 무언가를 시도한다면 점점 과정에 대한 확신이 없어져요. 그렇게 방향성을 잃고 흔들리기 십상이에요. 그러니 '내가 이 정도 먹으면 이만큼의 영양이 섭취되는구나.' 정도는 알아야 하는 일련의 과정이 필요하다고 봐요. 처음에 시도할 때에는 번거롭고 시간도 많이 들겠지만 익숙해지면 금방 감을 잡을 수 있을 거예요. 제대로 중심을 잡고 정진해 보세요.

3. 탄수화물 바로 알기

탄수화물은 무조건 적? 제대로 알아야 보여요.

우리 몸의 장기와 각 기관들이 오케스트라를 이뤘다면 뇌는 이 거대한 오케스트라의 지휘자예요. 뇌가 제대로 지휘하지 않으면 음악이 조화롭게 화합되지 않겠지요. 이러한 뇌의 유일한 에너지원은 포도당(탄수화물)인데요. 따라서 혈액 속에 5g 정도 되는 소량의 포도당 농도를 유지하기 위해 최선을 다하고 있어요. 한편 탄수화물이 제대로 공급되지 않아 저혈당 상태에 도달하면 뇌는 쇼크 상태에 빠져요. 그런 상태를 미연에 방지하기 위해서 탄수화물의 공급이 잘 되지 않으면 지방을 끌어다가 주 에너지로 사용하게 돼요. 이 상태는 케토시스라고 불립니다. 단순하게 지방을 주요한 에너지로 태우는 기전이 발동된다고 하면 다이어트가 너무 쉬워질 것만 같아요. 그렇지만 뇌가 그렇게 호락호락하게 케토시스 상태를 받아들이고 있지 않아요. 임시방편으로써 지방을 끌어다 쓸 뿐이에요. 실제로 케토시스 상태에 도달하기 위해서는 하루 섭취 탄수화물을 적게는 20g 정도로 맞춰야 해요. 밥으로 따지면 아빠 숟가락으로 세 숟갈 정도 되는 분량이 전부에요. 물론 양배추 350g 정도를 먹으면 채워지는 탄수화물 양인데요. 그러려면 샐러드 소스는 아예 뿌리지도 못할 거예요.

탄수화물을 먹지 않으면 살이 금방 빠지던데요?

다이어터라면 탄수화물부터 줄이는 방식부터 시도해 볼 텐데요. 탄수화물 섭취량을 줄이면 효과를 빠르게 체감하고 눈바디도 금세 좋아진 기분이 들 법 해요. 탄수화물은 글리코겐 형태로 수분과 함께 저장되는데요. 체내 탄수화물이 빠지면서 체수분도 함께 빠져버렸기 때문이에요. 덕분에 좀 더 날씬한 느낌을 금방 받게 되거든요. 이런 신속한 효과를 누리게 되면 매력적인 방법으로 느껴질 수 있다는 걸 알아요. 하지만 금방 또 입이 터져버릴 거예요. 뇌에서 쓰는 에너지 공급이 안되니 당을 공급하라고 엄령을 내리게 되니까요. 저로서는 이전의 극단적인 무탄수화물 다이어트로 체중 감량을 경험한 사람들이 가장 어렵기도 하고 안타깝게 다가와요. 심리적으로 '탄수화물은 살쪄.'라고 오인하고 있어서 그러한 오해를 푸는 것만으로도 많은 에너지가 들더라고요. 생리적으로는 대사가 망가져서 저장모드로 변경되어 버린 몸은 쉽게 체지방이 붙어요. 반면 근육량은 적어서 건강도 좋지 않은 케이스가 많았어요. 여성의 경우 무월경이 발생된 경우도 꽤 흔해요. 초저열량식으로 기아 상태에 진입하여 생존에 위협받은 동물은 생식과 번식을 포기하거든요. 굶어 죽겠는데 번식할 정신이 어디 있겠어요. 일단 살고 봐야지요.

탄수화물은 인간이 가장 사랑할 수밖에 없는 에너지원이에요.

그래서 탄수화물을 너무 오해만 하지 말라고 말하고 싶어요. 특히나 운동을 즐기는 분들께 탄수화물은 정말 중요한 에너지원이에요. 우리가 살이 찐 이유는 그저 설탕 같은 정제된 탄수화물이 과하게 공급되었을 뿐이에요.

미국 국립 의학 연구소에서 하루에 꼭 필요한 탄수화물 양은 100g으로 보고 있어요.

총내용량 200g / 300kcal			
나트륨 10mg **1%**	탄수화물 67g **21%**	당류 0g **0%**	지방 1.4g **3%**
트랜스지방 0g	포화지방 0g **0%**	콜레스테롤 0mg **0%**	단백질 5g **9%**

밥 한 공기에는 순탄수화물이 67g정도 들어있는데요. 하루 최소 탄수화물 권장량을 채우려면 1.5공기가 필요해요. 그런데 한국인 평균 하루 탄수화물 섭취량은 314.5g이에요. 밥으로 따지면 5공기가 조금 안되는 양인데요. 아마 하루에 밥만 5공기씩 먹는 사람은 드물 거예요. 하루를 되돌아보았을 때, 밥으로 탄수화물이 채워졌다기보다는 밥 먹고 나서 먹는 후식 음료나 디저트로 채워졌을 가능성이 높아요.

밥 1공기
탄수화물 67g
후식 버블티 1잔
당류 68g

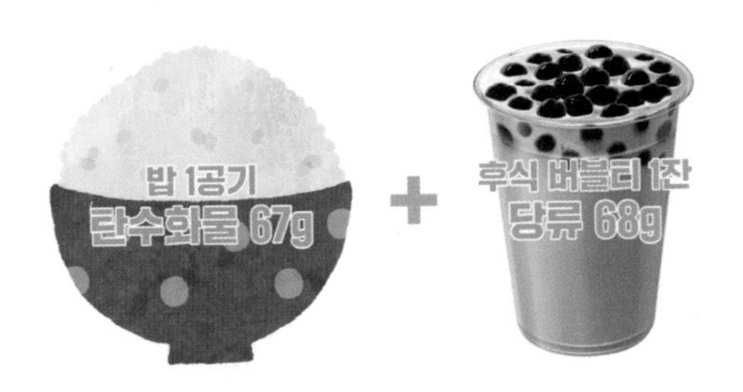

밥 먹고 먹는 버블티 한 잔에는 밥 한 공기만큼의 탄수화물 수준량(68g)이 들어있어요. 후식까지 먹게 되면 금방 밥 2공기 분량이 차게 되어요. 그러니까 내가 살이 찐 이유는 정제 탄수화물을 지나치게 먹었던 탓이에요. 그리고 이렇게 넘친 혈당이 지방으로 전환되는 상황에 많이 놓였을 뿐이에요.

별안간 비만의 원인으로 지목되어 억울한 탄수화물을 마녀 사냥하지 말아요. 그리고 곰곰이 잘 생각 해보세요. 내가 무엇을 탄수화 '물'처럼 먹었는지요.

얼마나 먹는 게 좋을까요?

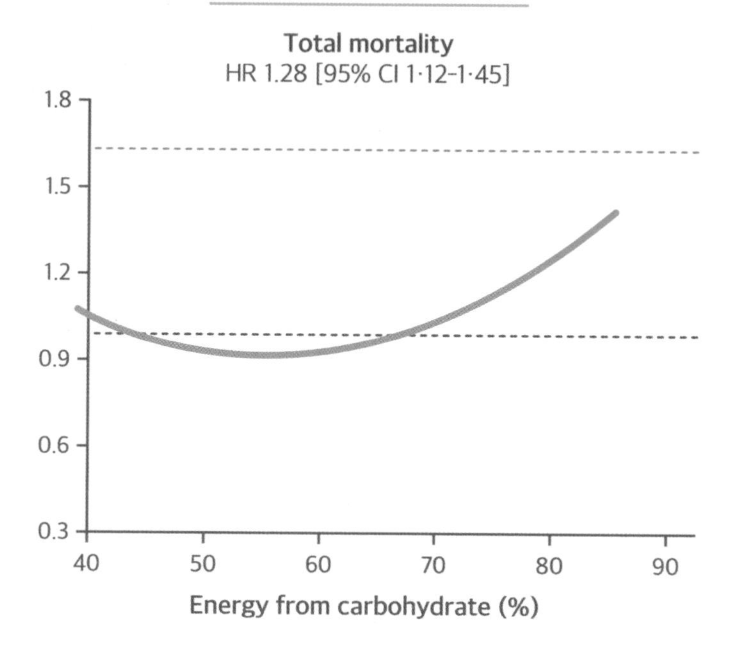

연구에 따르면 탄수화물 섭취 비율과 총 사망률과의 관련성은 U자의 형태의 그래프를 그렸는데요. 총 에너지 섭취 비율 중 탄수화물을 50~60% 정도로 섭취한 경우에 가장 낮은 사망률을 보였어요. 한편 탄수화물을 30% 이하로 섭취하면 식이섬유나 미량영양소 섭취가 제대로 이뤄지지 않아 식사의 질이 감소한다고 봐요. 반대로 탄수화물 섭취가 70% 이상이 되는 경우에는 대사 증후군이나 당뇨병 발생 위험이 증가 됐어요. 결국 적게 먹어도 문제 많이 먹어도 문제라는 거예요. 나에게 맞는 적당량을 찾아가는 게 중요해요.

이때 본인의 운동 강도를 확인하면서 최적의 탄수화물 섭취 비율을 찾아가야 해요. 운동 강도가 높아질 때마다 근 글리코겐과 혈장 포도당의 산화율이 증가해요. 근육량이 많거나 강도 높은 주로 하는 사람은 탄수화물 섭취량을 적극적으로 가져가도 괜찮아요. 뿐만 아니라 탄수화물은 축구, 럭비, 하키, 테니스와 같은 간헐적인 고강도 운동에서도 필수적인 에너지원이 돼요. 하물며 지구성 운동의 끝판왕인 마라토너 선수들도 체중 1kg당 7~10g의 고탄수화물 식이를 하기도 해요. 꼭 웨이트와 같은 저항성 운동이 아니더라도 필요할 수 있다는 말이에요. 반대로 하루 종일 큰 움직임이 없거나 운동을 하지 않는 사람은 오히려 탄수화물의 섭취 비율을 낮춰야 해요. 대신 건강한 지방 섭취를 늘리는 게 나을 수 있어요.

앞서 말했다시피 대체로 총 섭취 칼로리의 5:3:2 그리고 4:3:3의 비율을 권장 드리는데요. 단순하게 접근하자면 남성은 전자, 여성의 경우 후자를 채택해요. 근육량이 많거나 운동 강도를 올릴 수 있는 수준의 여성의 경우에는 전자를 채택해도 괜찮아요. 반대로 근육량이 적고 복부 지방이 많은 남성의 경우 4:3:3의 비율을 채택해도 돼요. 가장 중요한 건 내 몸에 적용시키고 몸의 반응을 살피며 칼로리나 비율을 조금씩 보정하는 일이에요.

4. 단백질 바로 알기

나는 단백질을 얼마나 먹어야 할까?

운동인의 단백질 섭취량에 대한 기준은 항상 모호했어요. 결과가 각기 다른 연구가 많았으니까요. 그런 바람에 단백질 섭취량은 항상 뜨거운 감자였어요. 그래도 Morton의 메타분석 연구에 의해, 골격근량을 성장시키기 위해 **체중 1kg당 *1.6g 배수가 적당하다**고 기준치를 잡아가는 분위기로 의견이 좁혀졌어요. 체중 1kg당*1.6g 배수의 이상의 단백질이 섭취되어도 추가적인 근성장이 없었다는 게 통계로 확인됐기 때문이에요.

한국영양학회에서는 입구 집단의 약 97~98%에 해당하는 사람들의 영양소 필요량을 충족시키는 단백질 권장 섭취량을 성인 기준 체중 1kg당 *0.9g으로 보고 있어요. 운동인이라면 '너무 적은 거 아니야?'라는 생각이 들 법 하죠. 왜 운동인들에게 단백질량이 더 필요한 걸까요? 이걸 알아보기 위해서는 **아미노산 풀**에 대해 이해가 선행돼야 해요.

아미노산 풀이 뭐예요?

아미노산 풀은 항상성(homeostasis)에 의해 체내 아미노산 농도를 건강한 상태로 유지하는 시스템이에요.

섭취된 식이 단백질이 충분하면 골격근과 호르몬, 효소, 항체 등이 합성돼요. 하지만 아미노산 풀이 너무 넘치면 당 신생을 통해 포도당(탄수화물)으로 전환되어 사용 되어요. 이것도 넘친다면 체지방으로 합성될 거예요.

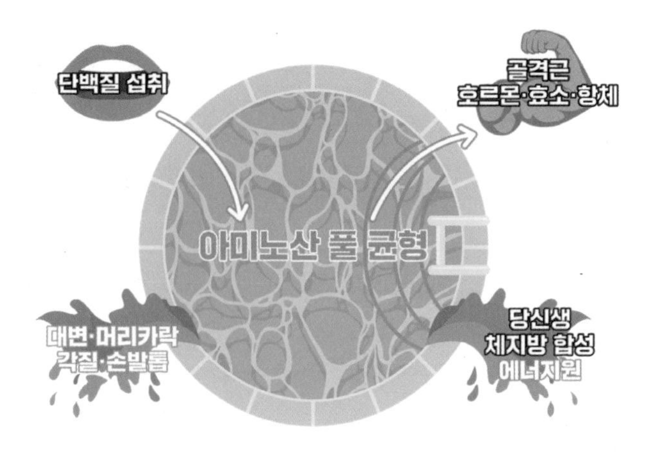

이렇게 전환되기 위해서는 아미노산은 질소(N)를 떼어내서 소변으로 배출해야 하는데요. 독성을 띠고 있기 때문에 요소나 요산과 같은 질소 화합물의 형태로 배출해요.

또 우리는 대변, 머리카락, 각질, 손·발톱 등으로 단백질이 조금씩 손실되고 있어요. 운동 할 때도 에너지원으로 일부 단백질이 동원되어 쓰여요. 결국 단백질은 너무 많아도 문제, 적어도 문제인 딜레마에 빠지게 되지요.

그래서 단백질 섭취량도 개별화가 필요한 부분이에요.

체중이 아주 많이 나가는 **고도비만자**는 체지방이 많이 쌓인 거지, 간이나 신장의 기능은 그대로이거나 오히려 기능이 떨어진 상태일 거예요. 이 때문에 고도비만자에게는 체중 1kg당 N 배수의 고단백질 섭취가 오히려 독이 될 수 있어요. 그리고 운동 시 단백질은 지극히 일부만 에너지원으로써 사용돼요. 하지만 **고강도 운동**을 2시간 이상 하는 사람들한테는 단백질을 에너지원으로 사용하는 의존도가 높아져요. 섭취 단백질량이 더 필요하겠지요. 보통 **다이어트**를 시작하면 (-) 칼로리 결손을 지속적으로 만들면서 탄수화물 섭취도 줄일텐데요. 단백질 절약 작용을 하는 탄수화물 섭취를 줄이면 단백질이 에너지원으로 동원되어 더 많이 쓰이게 돼요. 또 공복 시간이 오래 발생되면 단백질에서 포도당을 우선적으로 합성해요. 다이어트도 마찬가지로 식이 단백질을 충분히 채워줘야 해요.

식품으로부터 얻어진 식이 단백질이 사람마다, 상황마다 달라지는 이유에 대한 감이 오나요?

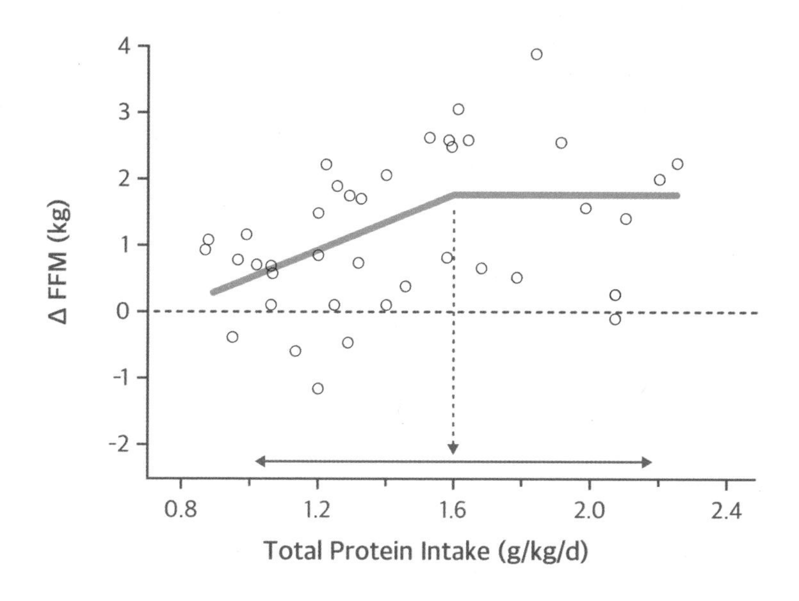

그래프는 산발적으로 분포되어 있는 점들로 구성돼요. 평균값을 기준으로 삼는 건 좋지만, 그 값이 절대적인 값이라고 생각하면 안 돼요. 나에게 맞는 최적의 점을 찾아가야 해요. 그럼 참고할 만한 가이드라인을 제안해 볼게요.

단백질 N배수 : 개별화 가이드라인

판단 위험군 체중당 1.6g 미만	기준 1.6g
고도비만자 간·신장 질환자 (가족력 포함) 고요산혈증	헬린이 중급자 고강도 운동시간 (1시간 수준)

고단백 1.8g~2.2g	초고단백 2.2g 이상
중상급자 마른 비만 인슐린 저항성 뇌디빌더(?) 고강도 운동시간 (2시간 이상) 골격근량 평균 이상	보디빌더 운동직군

5. 지방 바로 알기

다이어트 중, 지방은 무조건 해가 될까요? 아니오!

결론부터 말하자면 지방은 양과 질, 이 두 가지를 잘 다뤄야 해요. 지방은 1g당 9kcal로 단위당 칼로리가 높아요. 1g당 4kcal를 내는 탄수화물이나 단백질의 2배 이상의 칼로리를 품고 있어요. 조금만 먹어도 총 섭취 칼로리가 늘어나기 때문에 양을 조절해야 하는 것이 분명히 맞아요. 그리고 중요한 건 지방의 품질인데요. 라면이나 과자처럼 가공식품에 많이 쓰이는 질적으로 낮은 지방보다는 생선이나 아보카도와 같은 건강한 지방 섭취가 중요해요. 이런 가공 유지와 섭취 칼로리 때문에 지방은 오해를 굉장히 많이 받고 있는 영양소에요. 그러나 지방은 반드시 섭취해야 해요. 지방은 최고 효율을 자랑하는 에너지 창고인 체지방으로 저장되기 이전에, 우리의 세포막과 특히나 뇌를 구성하는데요. 뇌는 우리 몸에서 지방이 가장 많은 대표 기관이에요. 또한 지방은 생식 기능을 도우며 호르몬의 재료가 되기도 해요. 지방을 지나치게 줄일 경우 호르몬 촉진이 제한되어 오히려 체지방의 연소가 제대로 이뤄지지 않을 수 있어요. 체지방을 줄이기 위해서 저지방 식이를 하는 게 방해가 될 수도 있다는 얘기에요.

저지방 도그마, 지방의 오해를 풀어줘

1961년 1월, 미국의 생리학자 엔셀키스 박사가 이름하여 <지방 가설>로 타임지의 커버를 장식했어요. 지방 섭취와 심혈관계 질환 유병률과의 관계성을 입증했다는 주장이 실렸는데요. 실제로 미국 심장 협회는 엔셀키스의 주장을 받아들어요. 따라서 포화지방, 콜레스테롤의 섭취를 낮추는 저지방 식이를 채택하고 탄수화물 섭취를 독려했어요. 그 결과 1980년 이후 비만율 증가, 제2형 당뇨 발생률 15배 증가, 암 발생률 증가까지. 비만 관련 대사 증후군의 질환이 오히려 증가 되었어요.

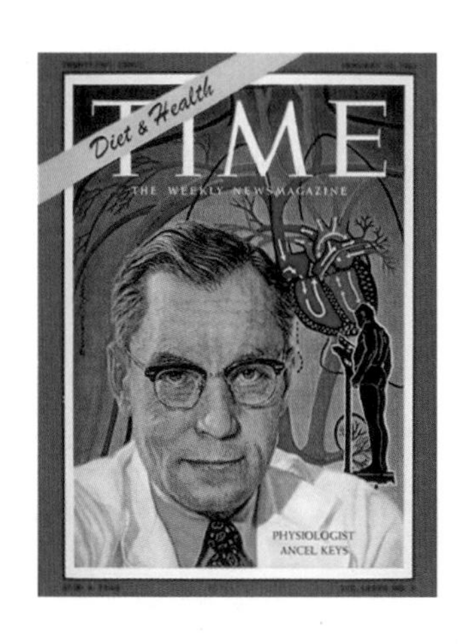

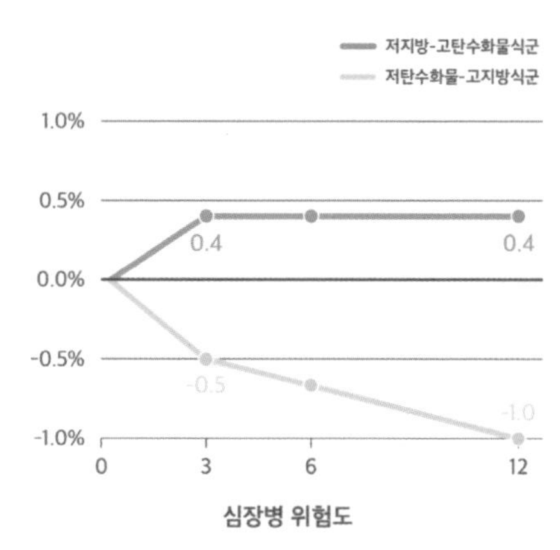

1990년, 저지방 식이에 대한 논란이 일기 시작했어요. 그후 엔셀키즈의 지방 가설 연구에 오류를 지적하며 인과관계를 입증하기 어렵다고 재평가 되기 시작합니다. 이후 2000년대에서는 지방보다 탄수화물 과잉 섭취가 비만의 주범이라고 지목되기 시작했어요. 신뢰도가 높은 연구에서도 저탄수화물-고지방 식군이 저지방-고탄수화물식군에 비해 건강상 유리하다는 결과가 도출되었어요.

그러니 다이어트를 시작했다고 지방을 너무 줄이지 마세요.

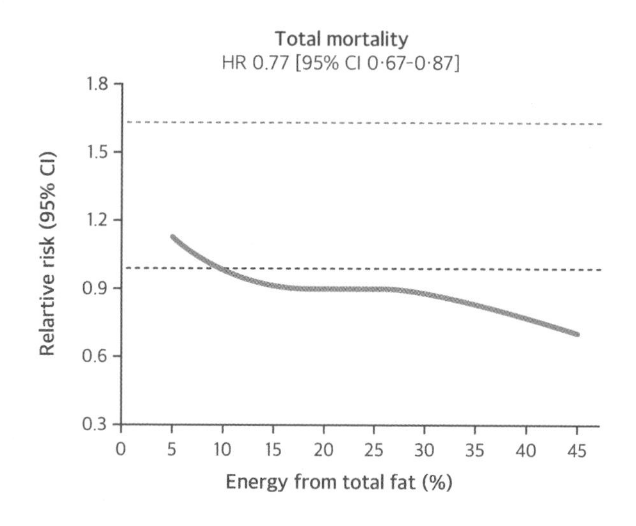

동양권에서의 지방 섭취 비율은 30% 수준으로 잡아가고 있어요. 일단 가장 먼저 단백질 섭취량을 정하세요. 그 다음 탄수화물 섭취량을 운동 종목과 강도에 따라 50%가 될지 40~50%가 될지 정해요. 그러고 나서 남은 칼로리는 모두 지방으로 채워도 좋아요. 물론 질 좋은 지방으로요. 본인이 대사증후군의 진단을 받았다면 지방 섭취 비율을 35% 수준으로 다소 높게 설정해도 괜찮아요. 대신 탄수화물도 같이 30~35% 수준으로 낮춰야 해요. **지방과 탄수화물은 서로 스와프 되는 관계**라고 보면 돼요.

어떤 지방으로 섭취하는 게 좋을까요?

지방은 화학 구조 위에서 이중 결합의 여부에 따라 불포화지방산과 포화지방산으로 구분 지어요. 쉽게 접근하자면 상온에서 액체인 경우 불포화지방산, 상온에서 굳어진 상태로 있는 경우 포화지방산으로 이해할 수 있어요. 보통 올리브유나 들기름 같은 식물성 유지에는 불포화지방산이 많아요. 반대로 버터나 고기의 기름처럼 상온에서 고체 상태인 지방에는 포화지방이 많아요. 그렇다고 해서 동물성 지방에 불포화지방산이 아예 없는 건 아니에요. 그저 포화지방의 구성 비율이 우세할 뿐이에요.

지방도 역시 적절히 섭취하는 게 중요할 텐데요. 까다롭게 하나하나 따져가며 먹기까지는 어려워요. 그러니 점심 한 끼 정도는 동물성 지방을 적절히 활용하고, 아침이나 저녁에는 식물성 지방으로 배치하는 것을 권장해요. 예를 들어 아침이나 저녁은 아보카도나 견과류, 또는 엑스트라 버진유에 살짝만 볶아낸 채소를 곁들여요. 그리고 점심은 붉은 육류, 달걀, 버터와 같이 동물성 지방이 어느 정도 섞인 식품으로 구도를 짜보는 거예요. 고등어나 연어 같은 생선으로 단백질과 몸에 좋은 지방을 동시에 채워주는 것도 훌륭해요. 생선에는 뇌 건강에 좋은 DHA가 풍부하니까요. 단, 참기름이나 식용유는 추천 하지 않아요. 알게 모르게 우리가 이미 많이 먹어 과하게 쌓이고 있는 오메가-6 지방산이 많기 때문이에요. 영양의 키워드는 균형이에요.

그럼 불포화 지방은 좋고, 포화지방산은 나쁜가요?

포화지방산은 안정적인 구조를 띠어요. 덕분에 포화지방은 불포화지방산보다 산패로부터 비교적 안전해요. 그런데 일명 속세 음식으로 알려진 사악한 음식들에 포화지방산이 많이 함유되어 있어요. 포화지방이 나쁘다는 건 그저 누명을 썼을 뿐이란 거예요. 햄버거(25g), 라면(9g), 삼겹살 1인분(28g), 조각 케이크(22g), 프라푸치노 음료(14g). 이 밖에도 당연히 수육, 치킨, 피자, 과자류, 뼈해장국까지! 하지만 더 중요한 것은 이와 같은 속세 음식들은 결단코 포화 지방만이 문제가 되지 않아요. 식품에 포함된 당류, 총 지방량, 나트륨까지 굉장히 많다는 것이 문제라면 문제겠지요. 과하게 쌓이면 우리 몸에 불필요한 잉여 지방이 혈관을 돌아다니고 혈관 질환을 유발 시킬테니까요.

그렇다고 해서 불포화지방산이 무조건 좋은 것도 아니에요. 불포화지방산의 이중 결합 구조는 산소가 엄청 좋아해요. 이중 결합이 많은 불포화지방산이 산소와 결합하게 되면 금방 산패가 일어나요. 쉽게 상할 우려가 있겠죠. 그래서 몇 가지의 주의할 점을 지켜야 해요. 우선 높은 온도로 오랜 시간 조리하지 마세요. 발연점이 낮아서 금방 유해 물질이 생성돼요. 대신 용량이 작은 제품을 구매해서 밀봉 상태로 서늘한 곳에 보관하고 최대한 빠르게 소비하세요.

6. 수분 섭취의 모든 것

신께서 인간에게
가장 많이 주신 게
무엇인가요?
폐업
시련? 폐업?
참
인생
그건 바로…

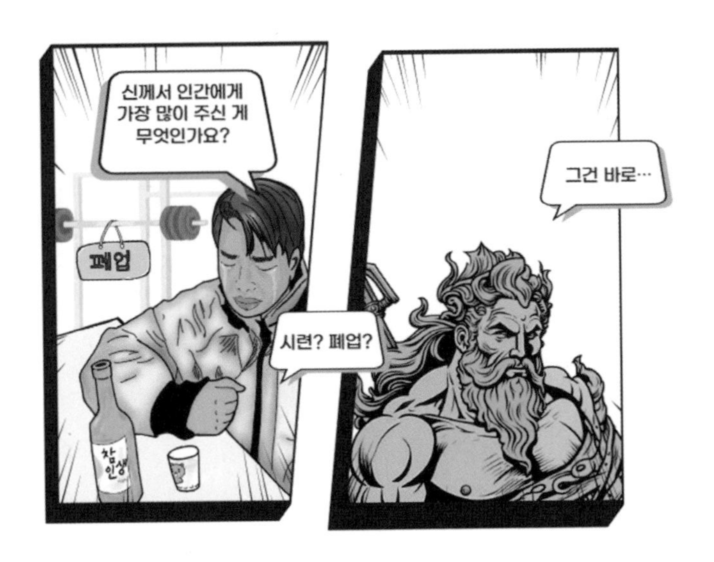

'물'이에요

인간의 약 60%가 물로 구성되어 있어요. 생각보다 나는 촉촉해야만 해요. 쉽게 생각하자면 혈액으로 이해해 보는 게 빨라요. 먼저 운동 측면에서 근력 운동 시 타깃 부위로 혈류 증가가 일어납니다. 펌핑 됐다고 거울 보는 게 다 혈액이 만들어준 뿌듯함이에요. 이 통로의 재료가 부족한 경우 혈류 흐름이 순탄하지 않을 테니 원활함 움직임이 나오기 힘들어요. 이는 가동 범위의 제한으로도 이어져요. 어깨가 자주 결린다거나 운동 시 부상이 잦다면 수분 섭취량을 점검해 보세요. 또한 혈액으로부터 영양과 무기질 공급을 받으면서 근육의 초과 회복으로 성장할 수 있는 길이 좁아져요. 다이어트 측면에서도 수분이 부족하면 대사 속도 자체가 느려질텐데요. 동시에 체지방 연소도 빠르게 이뤄지지 않아요. 아주 억울한 건, 뇌에서 갈증을 배고픔으로 착각하기도 한다는 거예요.

인간은 항상 같은 체온을 유지해야 하는 동물이에요.

몸속에서 만들어지는 열 생산량과 외부로 빠져나가는 열 손실량은 계속 균형 상태에 놓여야 해요. 그런데 운동을 하면 과도하게 근육이 쓰이고 많은 에너지를 소비하게 돼요. 이에 따라 열 생산이 활발해져요. 그만큼 열 손실량을 늘려야 체온이 유지된다는 거겠죠. 예를 들면 축구 선수가 전반전 45분을 뛸 경우 약 10℃의 열 생산이 이뤄져요. 만약 열 손실이 제대로 이뤄지지 않는다면 체온 42℃를 넘어서는 순간부터 단백질이 변성되어 생명을 유지하기 힘들 거예요. 마치 달걀을 고온에 구워버리면 다시 처음의 날 달걀 상태로 돌이킬 수 없는 것과 같아요. 그래서 인간은 살기 위해 땀을 통해서 체열을 적극적으로 발산시켜요. 강도 높은 운동 중에는 더 활발한 열 발산이 진행돼요. 또한 체수분의 약 2%가 땀으로 손실되면 인간의 생리적 기능에 과부하가 오면서 운동 수행 능력이 떨어진다고 알려져 있어요. 더더욱 운동 시의 수분 섭취는 필수적이겠죠. 그러나 손실되는 체수분은 꼭 운동할 때만이 아니더라도 미리미리 보충해 주면 운동 중 수행 능력의 감소를 늦춰줄 수 있어요.

운동 전-중-후의 수분 섭취

운동 전	운동 중	운동 전
염분이 포함된 수분 운동 20~30분 전 600ml 수분 섭취	600ml~1200ml의 차가운 물 틈틈이 섭취	손실된 수분의 120~150%로 초과 보충
운동 전-후 체중 차이 2% 내로 보정		

먼저 **운동 전**에는 약간의 염분이 포함된 수분의 보충이 필요해요. 따라서 맑은 국물이나 소금기가 있는 식사를 통해 염분 보충을 해두고, 운동 20~30분 전에 600ml 정도의 수분 섭취가 권장돼요. 그렇다고 너무 과도한 수분 섭취는 지양해요. 어차피 소변으로 빠져나갈 뿐더러 많은 양의 수분이 들어오게 되면 위가 팽만되어 호흡근에 부담을 줄 수 있어요. 적당한 양을 찾는 것이 중요해요.

운동 중에는 600~1200ml의 시원한 물 섭취가 권장되는데요. 개인이 자율적으로 수분을 섭취하는 경우에는 실제 손실된 수분의 반 정도 되는 양만 섭취하게 되었다는 연구가 있어요. 그렇기 때문에 갈증이 느껴지지 않더라도 10~15분 간격으로 틈틈이 물을 마셔주는 습관을 만드는 것이 필요해요. 가장 좋은 건 운동 전-후의 체중을 측정해서 체중의 변화를 2% 이내로 보정하는 것인데요. 운동 전-후의 체중 체크는 평소 운동 시에 땀으로 빠지는 수분량을 모니터링할 수 있는 좋은 방법이에요. 운동 능력은 체온에 따라 달려져요. 물 마시는 것까지 훈련 과정으로 두세요.

운동 후에는 수분 손실량의 초과된 25~50%의 수분이 소변으로 빠져나갈 것을 감안해서 120~150%의 수분을 빠르게 공급해 주는 게 좋아요. 예를 들어 운동 전 70kg 체중의 남성이 운동 후 체중이 1.4kg가량 손실 되었다면 최소 1.7L의 수분을 더 채워줘야 해요. 하지만 갑작스럽게 물을 벌컥벌컥 먹는 것은 체액 균형을 깨뜨리는 행위에요. 그렇기에 **운동 전-중-후에 틈틈이 꾸준하게 섭취**해 주는 게 포인트에요.

내게 맞는 수분 섭취량 찾는 방법.

운동량과 종목, 기저 질환, 계절, 땀 손실량에 따라 다르지만 내게 필요한 수분 섭취량은 **본인 체중(kg)에 30ml**를 곱하면 쉽게 알 수 있어요. 나의 체중이 70kg라면 30ml를 곱해서 하루에 2.1L의 수분이 섭취되면 좋겠지요. 그리고 운동 시 땀으로 손실되는 양이 저마다 다를 텐데요. 앞서 말했다시피 운동 전 체중과 운동 후 체중의 차이가 2% 이내가 될 수 있게끔 운동 중의 음수량을 조절해 주는 게 중요해요.

· 운동 시 가이드라인

운동 전 최소 600ml의 수분을 미리 마셔두세요. 운동 중 갈증을 느꼈다면 이미 늦은 거예요. 틈틈이 마시는 습관을 들여보세요. 운동 후 단백질을 채우는 것도 좋지만, 어쩌면 고갈된 수분과 글리코겐 탱크(탄수화물)를 회복 시켜주는 게 더 중요할지도 몰라요. 고강도 운동이 2시간 이상 지속되는 등 경우에 따라 스포츠 음료같은 포도당-전해질 용액을 채우는 것도 괜찮아요.

· 습관화 가이드라인

1L 짜리 텀블러를 구매해서 회사에서 1병, 집에서 1병 마시면 벌써 2L가 채워져요. 이것도 번거로우면 1L짜리 생수병을 주문해서 음수량을 추적해도 돼요. 참 편리한 세상이에요. 수분 섭취를 인지하는 부분이 힘들다는 것

은 변명일 뿐이에요. 특히 아침 공복에 물 한 잔은 자면서 끈끈해진 혈액에 수분이 공급되어 혈액 순환을 개선해줄 수 있어요. 혈류 개선이 즉시 되니 몸속 노폐물이 원활히 배출되게끔 돕기도 해요. 또 다이어트 중 불청객인 변비를 예방하기도 한답니다. 더군다나 아침의 물 섭취가 장의 연동 운동에도 도움이 된다고 해요. 이로운 점이 무수히 많지요. 그렇다고 물을 한꺼번에 마셔서 채우는 것은 지양해 주세요. 일시적으로 저 나트륨혈증 현상이 생길 수 있어요. 뭐든 과하면 독, 조금씩 자주 섭취하는 것으로 해요.

7. 비타민

비타민은 생명체가 살아가는 동안 최적의 기능을 수행하기 위한 필수 물질이에요. 직접적으로 에너지로 활용되지도 그렇다고 체조직을 구성하지도 않지만 반드시 필요해요. 대부분의 비타민은 일상에서 섭취하는 식품에서 얻을 수 있는데요. 그중 일부 비타민은 햇빛을 통하거나 장내 세균에 의해 활성화되기도 합니다. 실제로 비타민이 결핍된 상황이라면 육체적 수행능력이 떨어짐을 체감할 수 있어요. 반면 비타민 공급이 충분할 때의 신체기능은 최대로 발휘될 수 있답니다. 현재의 대부분의 연구에서 식사를 통한 충분한 영양 섭취가 이뤄지면, 비타민 보조제의 효과를 기대할 수 없다고 봐요.

하지만 풍요 속에는 빈곤도 발생합니다

생활 습관이 간편화되면서 발생되는 몇 가지 요인들의 영향을 받았기 때문인데요. 가공식품의 발달에 따라 조리 과정이나 열처리 공정, 식품을 절단하는 과정에서 연약한 비타민이 다수 파괴되어요. 또 비타민이 잘 보존되어 있는 천연 그대로의 원물 식품을 즐기는 사람은 적어졌는데요. 반면 시간에 치여 인스턴트식품으로 한 끼를 때우는 사람이 상대적으로 많아진 것도 한몫 해요. 칼로리가 부족하지는 않지만 영양 밀도가 떨어지는 설탕이나 고지방 식품과 같은 가공식품을 많이 먹는 사람들도 어떠한 영양소가 부족해질 수 있어요. **결국 편중된 식사 습관을 가진 사람에게 결핍**이 더러 일어날 수 있다는 의미에요.

의도적으로 1,200~1,600kcal 수준으로 체중 관리를 하는 경우에도 비타민 결핍이 발생될 여지가 있어요. 다이어트 상태에서는 비타민의 보조적인 섭취가 필요하겠죠. 이 밖에도 지방 섭취량을 극히 줄이는 사람, 격렬한 운동을 하는 사람, 햇빛을 자주 보지 못하는 현대인, 채식주의자, 알코올 섭취가 많은 사람 등. 꼭 영양이 아니더라도 스트레스와 수면 부족으로 피로도가 많이 올라간 현대인들에게는 비타민 섭취가 필요해요. 식품으로는 놓칠 수 있는 미량 영양소까지 다양하게 채워가면 좋겠어요.

비타민은 크고 작은 기능을 해요

비타민은 호르몬과 닮아있어요. 대표적으로 **비타민**D는 체내에서 호르몬처럼 작용되는데요. 특히 도시화된 현대인들의 삶은 실내 활동이 주가 되기 때문에 자외선에 노출될 기회가 적어요. 그래서 비타민D의 섭취와 햇빛을 쬐는 습관에 더욱 신경 써야 해요. 충분한 혈중 비타민 농도는 1,000~2,000IU를 권장하는데요. 비타민D는 생선 기름과 달걀노른자, 동물이 간에 풍부해요. 하지만 그 양이 충분하지 않아요. 결국 식이로 공급되는 비타민D는 부족할 우려가 있어요. 햇빛을 충분히 보지 못한다면 비타민D 보조제의 섭취를 고려 해봐도 좋아요.

효소는 음식물을 소화 시켜주고, 체내에 저장된 에너지를 방출 시키며, 근육의 수축을 돕고 성장까지 돕는데요. 효소는 원래 닫힌 상태로 존재해요. 이때 비타민이 조효소로 작용하며 효소를 열어주고 활성 시켜줘요. 또한 비타민은 **항산화제**의 역할을 하기도 하는데요. 대표적인 항산화 비타민으로 A·C·E를 기억하면 돼요. 아직 명확하게 드러난 결과는 없지만 연구에 따르면 항산화 보충제는 위약군과 비교했을 때 근조직 손상 지표들이 감소

됐다고 해요. 운동 후 회복할 때 도움이 될 수 있겠지요.

비타민은 지용성과 수용성 비타민으로 구분되어요

정상적인 기능을 하기 위해서는 13종의 비타민이 필요해요. **지용성 비타민**은 지방에 잘 녹는 성질을 띄는데요. 과도하게 지방을 배척하는 식사를 하면 지용성 비타민의 흡수율이 떨어질 수밖에 없어요. 건강한 지방을 잘 챙겨먹어야 하는 이유 중 하나에요. **수용성 비타민**은 물에 용해되어 체내로 운반되는데요. 저장성이 떨어져서 곧잘 소변으로 배출되어 식사든 영양제든 주기적인 공급이 필요해요. 이때 지용성 비타민인 A·D·E·K와 수용성 비타민인 B1·B2·B3·B5·B6·B9·B12 그리고 비타민C의 기능 정도는 간단히 알아두는 게 좋아요.

지용성 비타민	
A	시각 기능 : 운동 수행 능력과 밀접, 면역 기능 : T 림프구 생성
D	칼슘 균형, 결핍 시 운동 수행 능력 저하 : 골격근 약화·근력 저하
E	대표적인 산화 방지, 근육 손상 예방
K	혈액 응고, 뼈 건강 유지

수용성 비타민	
B1(티아민)	에너지 대사의 조효소, 뇌-심혈관계 기능 유지, 근육 글리코겐 에너지 대사 BCAA 대사, 과도한 알코올 섭취 시 티아민 파괴
B2(리보플라빈)	에너지 대사에 중역 체내에 거의 저장되지 않으며 대부분 소변으로 배출(노란색)
B3(니아신)	에너지 대사 조효소 지방 합성 대사에 관여

B5(판토텐산)	에너지 대사의 중역 체내 지방을 분해하여 ATP(에너지 물질) 생성 촉진
B6(피리독신)	아미노산 대사/세로토닌 생성(기분 조절, 스트레스 감소) 단백질을 아미노산으로 분해 : 고단백 식사에 섭취 권장
B9(엽산)	B12와 함께 헤모글로빈 생성에 관여 DNA 형성/세포 분열 및 성장에 관여
B12(코발라민)	근육으로 산소를 운반하는 적혈구 생성에 필요, DNA 합성의 필수 물질 동물성 식품에 존재 : 채식주의자는 보조제로 섭취 권장, 엽산과 함께 작용
C	감염 저항/상처 치유/항산화, 운동 시 에피네프린 형성이 필요 고강도 운동 시 매일 200~300mg 권장

피곤할테니까 요약하자면

❶ 강도 있는 운동을 하는 사람
비타민B군
항산화 비타민인 A·C·E
❷ 고단백 식이를 하는 여성
비타민B6
❸ 사무직이나 실내 활동 직군
비타민D
❹ 비타민C는 자주 섭취

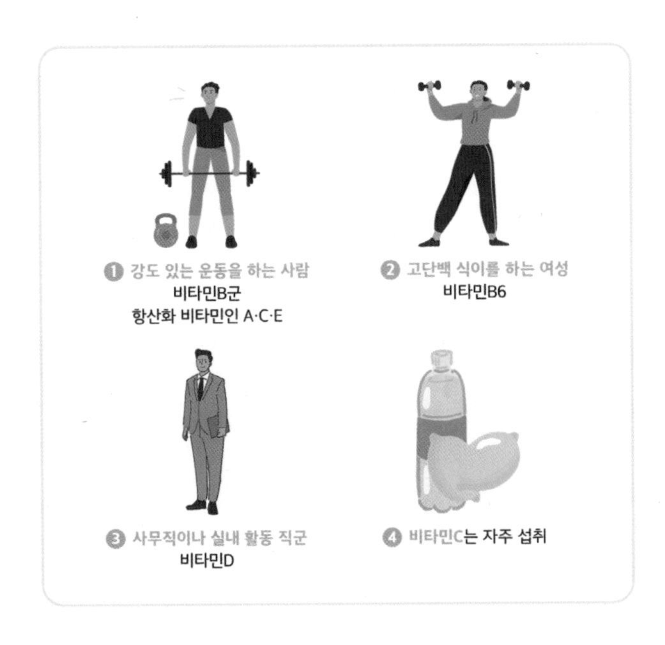

강도 있는 운동을 즐겨 하는 사람은 일반인보다 더 높은 활동 수준을 보여요. 그만큼 칼로리 소모도 많고 에너지 대사도 활발할 텐데요. 그렇기에 **비타민 B 군**의 섭취는 적극적으로 하는 것을 권장할게요. 단 번외적으로 니아신(B3)은 과도한 섭취가 간 독성을 유발한다는 밝혀졌어요.

근육에 지속적으로 상처를 입히는 웨이트와 같은 저항 운동을 하면 몸에 산화 스트레스가 많이 누적되어요. 따라서 **항산화 비타민인 A·C·E**를 섭취할 필요가 있어요. 다만 지용성 비타민 A·D·E·K는 몸에서 축적될 수 있기 때문에 상한 섭취량 미만으로 섭취하는 게 중요해요. **비타민C**는 수용성 비타민이지만 하루 1,000mg 이상으로 섭취하는 경우 흡수율이 50% 이하로 떨어져요. 그렇기에 굳이 고용량으로 섭취할 필요까지는 없어요. 조금씩 자주 먹는 게 더 효과적이에요. 매 끼니 다채로운 색감의 채소를 곁들이는 것이 최고에요.

또 고단백 식이를 하는 사람과 여성의 경우에는 **비타민B6**를 충분히 섭취하는 것이 좋으며, 일조량이 떨어지는 사무직이나 실내 활동 직군은 **비타민D**의 보조제 섭취를 고려해야 해요.

결론적으로 균형 잡힌 영양 식사를 하는 사람들은 비타민에 결핍될 가능성이 희박해요. 그렇다고 과도한 섭취가 운동 퍼포먼스를 끌어올려 주는 마법도 없어요. 하지만 편중된 식사나 오랜 다이어트 상태라면 특정 비타민의 결핍 가능성이 생길 수 있어요. 그렇기 때문에 종합 비타민 정도는 기본적으로 섭취하는 것 정도는 권장 해요.

천연 식품으로는 어떻게 섭취하면 좋을까요?

식품군의 미량 영양소까지 하나하나 따져가며 식단을 꾸리기는 힘들 텐데요. 그래도 가장 손쉽게 확인할 수 있는 방법이 있어요. 바로 내가 먹는 음식의 전체적인 **색감**을 확인하는 방법이에요. 다양한 채소로 다채롭게 꾸리면 식물이 갖고 있는 유익한 물질인 파이토케미컬도 고르게 섭취될 수 있어요. 그리고 식단에 곁들이면 좋은 식품 목록이에요.

추천 1. 다양한 색감의 미니 파프리카

추천 2. 진한 녹황색(브로콜리, 케일, 시금치 등)

추천 3. 새빨간색(토마토, 비트 등)

추천 4. 하얀색 (말린 버섯류)

추천 5. 검정색(해초 샐러드, 김 류)

리코펜
노화방지, 암 예방
심혈관계질환 개선
사과/토마토/파프리카
베타카로틴
면역력 향상
안구 질환 및 피로 예방
호박/당근/귤
안토시아닌
노화방지, 혈액순환 개선
인지능력 향상
포도/블루베리/가지
비타민
클로로필
간세포 재생
백내장 예방
시금치/브로콜리/깻잎
알리신
심장질환 예방
면역력 향상
양파/마늘/생강
클로로겐산
혈당 수치 안정화
암 예방
미역/김/감자

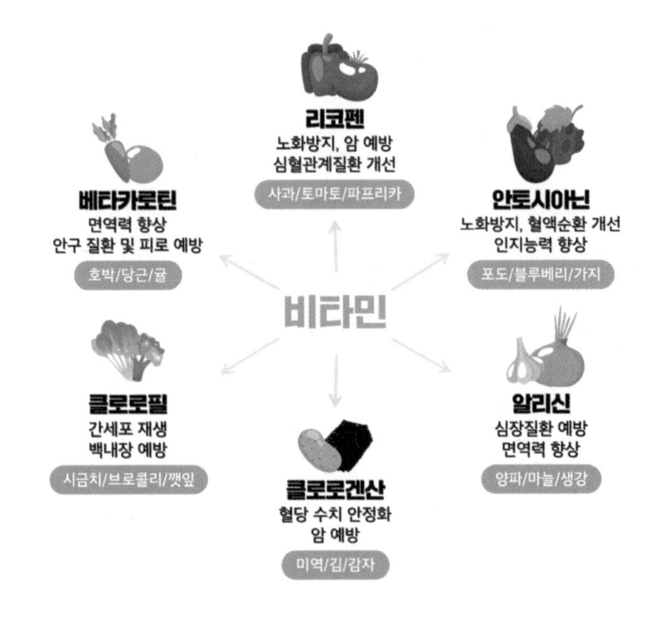

8. 무기질

내 몸의 작은 거인, 무기질.

무기질은 체중의 4% 이하로 매우 적게 존재하지만 어느 하나 중요하지 않은 게 없어요. 운동 수행력과 관련해서는 근육 수축, 심박 기능, 신경 전달, 산소 운반, 효소 활성, 면역, 항산화, 골격 조성, 체수분 공급까지 아주 많은 일을 한답니다. 그런데 무기질도 비타민과 마찬가지로 다양한 식품을 챙겨 먹는다면 결핍될 가능성은 적어요. 어느 한 쪽에 치우쳐진 식단만 고집하는 게 아니라 다양하게 식사할 수만 있다면 굳이 신경 쓰지 않아도 되는 문제에요.

그래도 늘 잔잔한 일상만 있는 것은 아닐 거예요. 신장 기능이나 장 환경이 좋지 않은 사람이나 지속적인 설사를 한 경우에는 무기질이 허망하게 배설될 가능성도 있으니까요. 또 술을 즐기는 사람도 무기질 손실이 많은 편이에요. 운동을 하는 과정에서 지질 산화가 많아지고 체내 활성산소 농도 또한 증가되어요. 그렇기 때문에 운동이 직업인 사람이나 고강도 운동이 생활화된 사람도 마찬가지에요. 체내 무기질이 부족하면 아무리 탄수화물·단백질·지방이 공급되더라도 에너지로 전환되어 사용하는 데에 있어 방해 요인이 될 수도 있어요. 무기질은 무언가를 합성하는 (+) 동화작용, 분해하여 에너지로 방출하는 (-) 이화작용을 돕거든요. 섭취한 포도당을 글리코겐으로 전환하게 하는 것, 아미노산으로부터 단백질을 합성하는 것까지지요.

그렇다고 해서 많을수록 좋다는 뜻은 아니에요

인(P)과 같은 경우에는 우리가 먹는 식품군, 특히 가공식품이나 탄산음료 등에 이미 너무 많기 때문에 굳이 추가로 섭취할 필요가 없어요. 인이 체내에 과하게 들어오면 부갑상선 호르몬(PTH)을 자극하고 결국 뼈 건강을 해칠 수 있게 돼요. 하지만 그저 가공 식품을 줄이고 원물 그대로의 식품을 즐긴다면 문제될 건 없어요. 인도 결국 에너지 대사와 근육 기능, 뼈 성장에 꼭 필요한 무기질이니까요. 그리고 **칼슘(Ca)**은요. 가공식품을 많이 먹어서 인이 과하거나 짜게 먹는 편이라면 추가로 보충해 줄 필요가 있어요. 물론 탄산음료와 같은 인이 많은 식품을 끊는 게 베스트에요. 인이 칼슘 흡수를 방해하고 과도한 염분은 칼슘을 배설 시키기 때문이에요. 실제로 운동선수들은 하루에 1,000~1,200mg 정도의 칼슘이 필요하다고 보고 있어요.

나트륨(Na) 또한 찌개, 젓갈 등 짜게 먹는 한국식 식습관에 지속적으로 놓이면 과잉 섭취될 가능성이 높아요. 그러나 체액 균형과 삼투압 작용, 운동 시 흥분성 유지, 근육 신경과 자극에 대한 반응까지 관장하는 매우 중요한 무기질이에요. 일반식을 즐기며 짜게 먹는 편이라면 나트륨을 굳이 더 챙기지 않아도 괜찮아요. 하지만 강도 있는 운동을 일상적으로 한다면 나트륨 섭취에 조금은 관대해져도 괜찮아요. 그리고 여성의 경우에는 주기적으로 월경을 통해 혈액이 빠져나가요. 그렇기 때문에라도 **철분(Fe)**은 공복에 챙기는 게 도움이 될 수 있어요.

다이어트 중에는 정체기가 오고 손발이 차거나 체온이 낮아진 느낌을 받아볼 수 있을 거예요. 갑상선의 기능이 떨어지면서 열 대사가 제대로 관리되지 않았을 가능성이 높은데요. 갑상선 호르몬은 **요오드(I)** 가 있어야 T3, T4의 두 가지 형태로 합성 돼요.

그러나 무작정 **요오드**를 많이 먹는다고 해서 좋아지는 것은 아니에요.

요오드 섭취량과 갑상샘 질환의 발병률 사이의 관계는 U자형 그래프를 나타내거든요. 요오드 섭취의 부족뿐만 아니라 과잉 또한 갑상선 기능을 망가뜨릴 수 있다는 거예요. 따라서 요오드를 굳이 보조제로써 섭취할 필요는 없다고 판단해요. 식사를 꾸릴 때 가끔씩 미역국이나 해초 샐러드, 그리고 생선을 즐기면 돼요. 아니면 갑상선 기능을 활성화시켜주는 **셀레늄(Se)**을 활용해 보는 것도 좋은 방법이에요. 셀레늄은 지역의 토양에 따라 함량이 달라지는데요. 브라질에서 생산된 브라질너트에 많이 들어있어요. 하지만 셀레늄 또한 과유불급이에요. 육류, 생선으로 충분한 단백질을 섭취하고 간식으로 견과류를 즐기면 돼요.

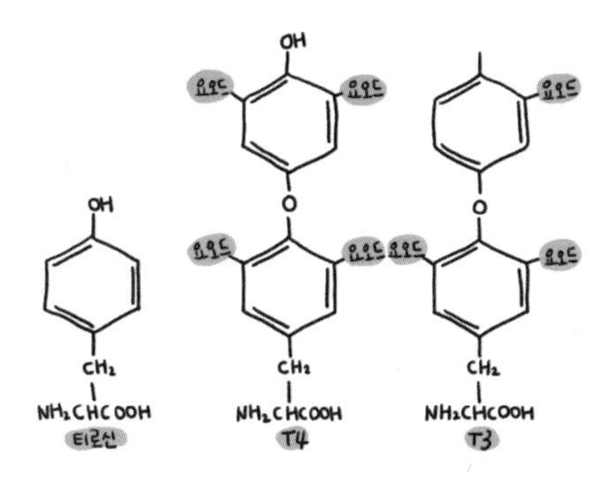

갑상선 호르몬의 화학구조

아연(Zn)은 남성호르몬인 테스토스테론과 관련되며, 단백질 합성을 통한 성장과 조직 골격을 형성하는 무기질이에요. 근육 세포의 성장을 유도하기 때문에 관심이 많이 갈텐데요. 유전 질환이 있다거나 만성 알코올 중독 상태, 당뇨나 신장 질환자가 아니라면 아연의 결핍은 드물어요. 이 또한 보조제로서의 섭취는 신중히 할 필요가 있답니다. 보조제는 부득이 하게 식품에서 다양한 영양을 채우지 못하는 경우에 한해서 섭취해보세요. 하루 세 끼니의 천연 식품을 통해 고르게 섭취하는 게 아무렴 최고에요.

9. 나트륨과 칼륨

충분한 수분과 채소 섭취를 병행하며 최대한 클린하게 나트륨을 줄이려고 노력했는데요. 오히려 무기력감과 운동 수행 능력의 저하를 느꼈다면 극단적으로 나트륨이 부족한 수준일 가능성도 고려해봐야해요. 여기서 체크해봐야할 점은 '체지방 감량인지? 체중 감량인지?' 입니다. 다이어트의 궁극적인 목적은 체지방 감량이지 수분 손실로 인한 체중계 위의 숫자 줄이기의 과정이 아니라는 말이에요.

우리 몸에 꼭 필요한 나트륨

나트륨 과잉 섭취가 대다수의 한국인들에게 적용되는 것은 분명해요. 각종 찌개, 김치, 장류, 젓갈 등…. 한국인이라면 식문화 자체가 굉장히 자극적인 식사로 진행되는 편이니까요. 일반 한식에도 나트륨 섭취가 많은 편이며, 식당에서 짬뽕 한 그릇만 다 먹어도 약 4,000mg의 나트륨이 섭취 돼요. 이에 더불어 인스턴트 레토르트 식품에는 자극적인 맛으로 소비자를 사로잡기 위해 첨가물을 잔뜩 넣어버려요. 편의점에서 식사를 때우거나 인스턴트 식품으로 대충 먹는 게 습관이 됐다면 경각심을 가질 필요가 있겠죠. 덧붙여서 과도한 나트륨 섭취를 하면서도 충분한 물을 마셔주지 않으면 지속적으로 삼투압 균형이 깨져요. 장기적인 식사 습관으로 누적된 나트륨은 골다공증, 고혈압, 심장병, 신부전증 등 다양한 질병의 원인이 될 수 있어요. 과한 섭취를 조심해야 하는 이유가 명확하죠.

하지만 나트륨은 무조건 나쁘다고 오인하고 있어요. 나트륨은 세포막의 전압 유지, 삼투압, 수분 평형과 신경 전달 물질의 주요 인자에요. 다이어트가 시작됐다고 해서 무염식에 가까운 식이 조절을 하는 분들을 많이 봤는데요. 극단적인 나트륨 제한은 체액 균형을 깨뜨려요. 특히나 땀을 많이 흘리는 더운 여름이나 운동 중·상급자 이상으로 고강도 운동을 수행하는 분들에겐 나트륨은 더더욱 필수적이에요. 그렇다고 해서 숫자로 접근하면 피곤해져요. 신장 기능에 문제가 없는 이상, 몸이 세밀하게 생리적 균형을 맞춰주기 때문이에요. 뭐든 내게 맞는 중용을 찾아가는 게 중요하답니다.

짠 음식 먹으면 살 쪄요?

염분 자체는 죄가 없어요. 게다가 소금은 0kcal잖아요. 그러니 낙담은 이른 설정이에요. 다만 나트륨을 과도하게 먹으면 도파민 수용체가 자극된다고 해요. 뇌를 강하게 자극시켜 흥분하게 되고 결국 과식을 유발하게 된다는 메커니즘이에요. 한편, 동물 실험에 따르면 만성적인 나트륨의 과다 섭취가 지방 세포의 포도당 흡수를 증가 시켰어요. 결국 지방 세포의 비대(Hypertrophy)로 살이 찌게 될 수 있다는 거예요. 또 '단짠단짠'이라고 하죠. 뇌의 자극은 결국 당 섭취에 대한 욕구로도 이어지게 돼요. 때문에 식사 관리 중이 아니더라도 음식의 강한 자극은 미리 피해주시는 게 좋아요. 부득이하게 과한 염분 섭취가 이뤄진 경우에는요. 나트륨 배설을 돕는 칼륨 성분이 풍부한 식품을 곁들이는 것도 도움이 된답니다. 매 끼니에는 다양한 생채소 샐러드를 곁들이는 습관을 만드는 것이 아주 이상적이에요.

밸런스 끝판왕, 나트륨-칼륨

짜게 먹고 나서 밤에 호박즙이나 우유를 마시는 것을 한 번 쯤은 해봤을 거예요. 우리가 알고 있는 대표적인 칼륨의 혈압 보호 기능, 즉 나트륨 배설로 인한 부종 완화 기능에 기대를 걸기 때문이에요.

사실 칼륨은 알려진 것에 비해 더 근본적이고 중요한 세포 기능을 해주는 필수 무기질이에요. 칼륨은 몸 전체에서 나트륨-칼륨 펌프로 균형을 유지하고, 신경 자극과 근육 운동에 기여를 하게 되는데요. 나트륨과 칼륨의 균형이 잘 이뤄진다면 산 염기 평형, 근육 수축 제어·성장·유지, 신장 결석, 골다공증 예방, 변비 예방까지도 기대해볼 수 있어요.

칼륨은 하루 충분 섭취량인 3,500mg의 섭취를 권장 해요. 하지만 한국인의 칼륨 섭취량은 남자의 경우 충분 섭취량의 88%, 여자는 72%에 그쳐요. 그리고 어쩌면 나트륨과 칼륨의 섭취 비가 더 중요한데요. 한국인의 식이 나트륨:칼륨비는 남자 3.02, 여자 2.78로 나타났어요. 이는 WHO 세계보건 기구가 나트륨:칼륨 섭취비로 권고한 1보다 훨씬 높은 결과에요.

칼륨이 부족하면 어떤 반응이 일어날까요? 식사 측면에서는 탄수화물(단 맛)에 대한 갈증이 커질 수 있고, 운동을 할 때는 근육의 힘이 빠지게 돼요. 덩달아 심장 근육의 힘도 떨어져 운동 퍼포먼스에 부정적인 영향을 미칠 수 있어요. 피로도 증가와 셀룰라이트 현상은 덤입니다. 사실 구토나 설사를 동반한 게 아니라면 칼륨의 결핍은 잘 일어나지 않는데요. 그래도 가공식품을 주로 먹는 현대인들에게는 칼륨 섭취가 충분하지 않은 실정이에요. 특히나 채소를 싫어하는 사람들은 나트륨 섭취에 비해 칼륨 섭취가 상당히 부족해질 수 있어요. 반대로 우리가 주의 해야 할 점이 또 있는데요. 모든 식사를 칼륨이 풍부한 저염 닭가슴살에 아몬드, 고구마, 샐러드로 한다면 오히려 소금이나 김치 소량정도는 일부러라도 챙겨줘야 해요. 역시나 나트륨과 칼륨의 체액 균형으로 귀결되는 거예요.

내가 자주 또는 일상적으로 먹고 있는 식품에 칼륨이 너무 많거나 적지 않았는지 살펴보세요.

칼륨 하루 권장량 3,500mg
충분 섭취량
시금치
840mg
아보카도
500mg
콩
1,500mg
버섯
359mg
호박
340mg
감자
490mg
고기류
260mg
미역
1,200mg
고구마
340mg
바나나
360mg
팥
1,200mg
토마토
240mg
*100g 기준

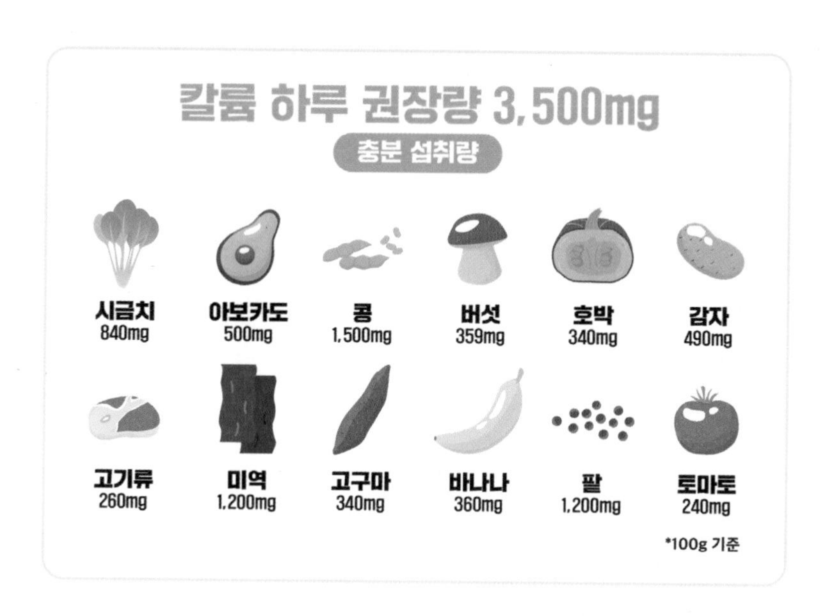

10. 식이섬유

앞서 말하자면 식이섬유는 탄수화물로 분류되어요. 그런데 사람에게는 소화 효소가 없어 배설될 뿐인 고분자 탄수화물이에요. 식이섬유는 수분을 빨아들여 포만감을 느끼게 하며 변의 양을 늘려 대사를 자극해요. 나트륨 배출, 성인병 예방, 비타민과 무기질의 공급원이 되기도 하지요. 착한 식이섬유는 장까지 도달하며 장내 유익균의 먹이가 되어 장을 건강한 상태로 유지시켜요. 이는 몸 전체의 건강한 면역 체계에 기여합니다. 다이어트 중 식이섬유는 치트키가 되기도 하는데요. 상대적으로 열량은 적지만 포만감도 좋고 씹는 맛도 있어서, 매 끼니에 곁들여주기에 좋아요. 또 식이섬유는 크게 두 가지로 분류되는데요. 물에 녹지 않는 불용성 식이섬유와 물에 녹는 수용성 식이섬유로 나뉘어요.

배변의 볼륨을 높여주고 포만감을 채워주는 불용성 식이섬유

불용성 식이섬유는 변을 크고 부드럽게 만들며 빠르게 배출 시켜줘요. 다이어트에는 식사로 유입되는 음식의 부피가 줄어듦에 따라 변비가 발생할 수 있는데요. 변비가 찾아오지 않게 하기 위해서는 충분한 불용성 식이섬유를 식단에 꾸려주는 게 좋아요. 불용성 식이섬유는 장에 떠다니는 독성 물질과 노폐물까지 데리고 나가는 고마운 존재가 되기도 하니까요. 그런데 식이섬유를 충분량 먹고 있는데도 변비가 발생된다면 수분 섭취가 부족할 가능성이 있어요. 식이섬유를 잘 불려서 배설까지 진행될 수 있게끔 충분한 수분 섭취도 잊지 마세요. 참고로 불용성 식이섬유는 오트밀과 같은 통곡물, 고구마, 브로콜리, 양배추, 콩류같은 비교적 거친 느낌의 식품에 많아요.

혈당을 조절해 주며 콜레스테롤 흡수를 방해해 주는 수용성 식이섬유

수용성 식이섬유는 위장에서 천천히 소화시키는 특성이 있고 포도당의 흡수 속도를 지연 시켜요. 덕분에 식후 혈당도 완만하게 오르며, 콜레스테롤도 조절 해줘요. 덕분에 대사 증후군을 앓고 있는 사람들에게는 수용성 식이섬유가 너무 고마운 요소가 되어주죠. 이러한 수용성 식이섬유는 특히 우리 장에 살고 있는 미생물들의 먹이가 되어 줘요. 몸에 사는 미생물들을 총칭해 마이크로바이옴이라고 부르는데요. 마이크로 바이옴은 최근 학계의 특급 핫이슈에요. 마이크로 바이옴은 몸을 공유하며 간, 심장, 폐, 췌장과 같은 장기와 계속적인 소통을 해요. 심지어 소화관, 피부, 생식기까지 다 합쳐서 몸에서 1.5kg 정도를 차지하는데요. 몸 구석구석에서 면역 기능, 전반적인 대사 뿐만 아니라 수 많은 질병에도 영향을 미쳐요. 몸의 최고 사령관인 성인의 뇌도 1.4~1.6kg 되는데, 마이크로 바이옴도 뇌 못지 않은 수뇌부인 셈이에요. 마이크로바이옴의 먹이가 되어주는 수용성 식이섬유는 부드럽고 촉촉한 채소군에 많다고 이해하면 되는데요. 미역이나 김 같은 해조류, 목이버섯, 사과, 바나나, 곤약에도 풍부해요.

그렇다고 식이섬유도 너무 과하게 먹으면 안 돼요

하루 60g이 넘는 과도한 고섬유식이는 애꿎은 위를 팽창 시키고 커진 위는 과식을 유발하게 돼요. 또 너무 과한 식이섬유 섭취는 칼슘, 아연, 철분 등의 중요한 무기질과 결합하여 배설되어요. 결국 몸에 좋고 칼로리가 낮은 식이섬유 또한 과유불급이라는 거예요. 특히 장 질환자는 식이섬유가 분해되면서 만드는 가스로 장을 더 자극할 수 있으니 섭취 시 양을 조절하는 편이 좋겠어요.

반면 '생각보다 많은 양의 식이섬유를 먹어야 하는구나' 라고 생각하시는 분도 있을 텐데요. 평상시에 항상 아래와 같이 챙겨 보시면 도움이 될 수 있어요.

1. 통곡물 형태로 탄수화물을 구성하기.
2. 콩나물밥, 취나물밥, 콩밥과 같이 밥에 채소를 섞기.
3. 식사에 상추나 양배추 찜과 같은 쌈 채소, 샐러드 항상 곁들이기.
4. 반찬에 2~3가지 종류의 나물로 구성하기.
5. 삼삼하게 끓인 시금치 된장국이나 미역국을 활용하기.
6. 과일은 껍질째 먹기.

이것도 어렵다면 케일이나 사과, 바나나 소량, 코코넛 워터를 그린스무디 형태로 마시는 것도 괜찮아요. 또, ABC 주스라고 해서 Apple(사과), Beet(비트), Carrot(당근)을 갈아서 마시는 것도 꽤 맛이 좋답니다. 이것도 어렵다면 차전자피 식이섬유 보조제를 이용해도 좋은데요. 분말 형태로 섭취해야 하다 보니 섭취를 어려워하는 분들이 있어요. 차전자피를 타블렛 형태로 만들어낸 실리엄 허스크 보조제도 있으니 고려해 보세요. 물론 신선한 천연 그대로의 채소를 섭취하는 것이 가장 좋지만 바쁜 현대인들에게는 '이거라도' 챙기자는 의미에요. 이것도 어렵다면 곤란해요.

그럼 얼마나 먹으면 되나요?

식이섬유의 하루 권장 섭취량은 일반 성인 기준으로 20~25g이에요. 한 끼를 기준으로 한다면 매 끼니에 8g정도 섭취하는 게 좋겠죠. 탄수화물 군을 잡곡이나 고구마 등으로 채운다는 전제하에, 매 끼니 나물 반찬 2가지 이상을 곁들인다거나 채소 믹스 150g 정도로 꾸려주면 채울 수 있어요. 채소를 크게 선호하지 않는다면 주탄수화물을 오트밀로 구성해도 괜찮아요. 숫자로만 보면 어려울 수 있으니 식사 테마에 따른 가이드라인과 고식이섬유 식품을 다음 페이지에서 추천해볼게요.

한식파

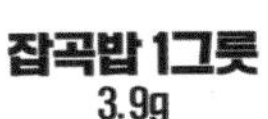

잡곡밥 1그릇
3.9g

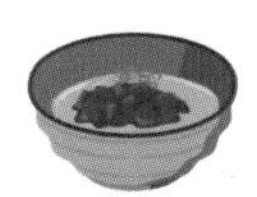

미역국 1그릇
1.5g

나물 소접시
2.2g

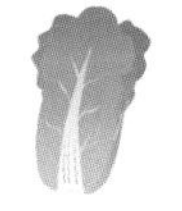

상추 10장
1g

한 끼 식이섬유=8.6g

식단파/샐러드파

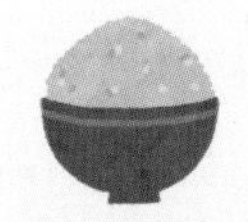

현미밥 1그릇
3.8g

토마토 1개
1.5g

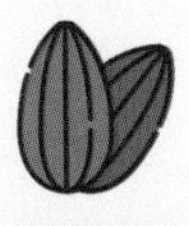

아몬드 15개
2.1g

한 끼 식이섬유=7.4g

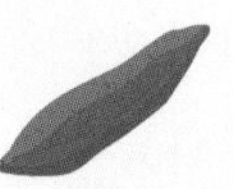

고구마 1개
5g

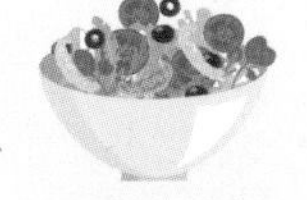

샐러드 150g
3.3g

한 끼 식이섬유=8.3g

식이섬유 채우는 치트키

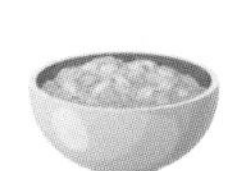

오트밀 100g
10g

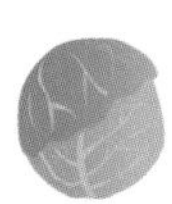

양배추쌈 100g
2.4g

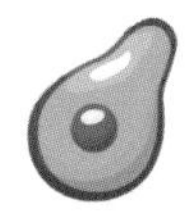

아보카도 반개
6.7g

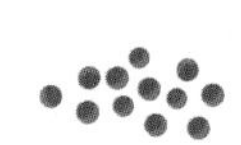

렌틸콩 2큰술
7.3g

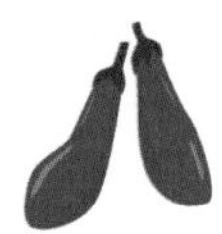

가지나물 100g
3.5g

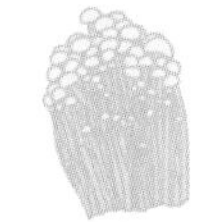

팽이버섯 1팩
3.8g

02

스포츠 영양

1. 벌크업? 린매스업? 상승다이어트?

운동하고 단백질 셰이크 먹으면 벌크업할 수 있나요?

좌식 생활이 주가 된 현대 사회에서는 스마트폰 속으로 빨려 들어가는 거북목만 남기지, 근육은 발달할 여력이 없어 보여요. 하루 온종일 엉덩이도 못 떼고 업무를 보면서 매번 깔려 있는 엉덩이가 가장 큰 피해를 보고 있고요. 엉덩이 근육이 도통 쓰이질 않아 후면 근육인 대둔근과 햄스트링도 약화되면서 허리나 무릎도 함께 아픈 경우가 다반사에요. 실제로 엉덩이 기억 상실증(Dormant Butt Syndrome)이라는 증후군도 있는걸요. 이렇게 인체에서 골격근량이 가장 많은 부위에 근육이 점점 퇴화되는 좌식 생활이 지속되니, 총 골격근량 또한 감소될 수 밖에요.

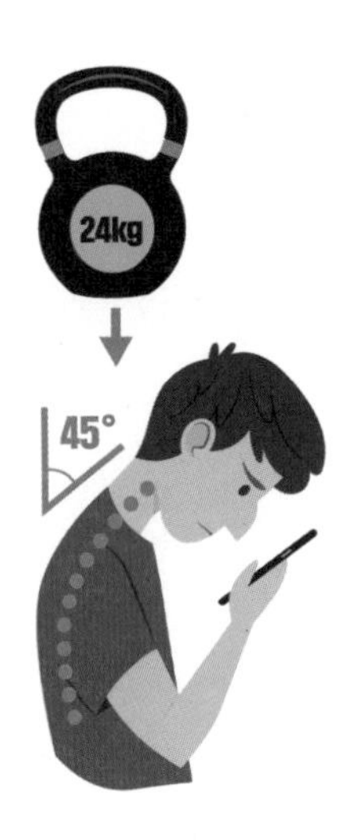

한국인이 하루 중 앉아서 보내는 시간 : 평균 7.5시간

그렇다고 무거운 것을 드는 행위도 하지 않아서 근육에 기계적 부하가 실리는 일도 없어요. 이 때문에 늘어나는 체지방량에 비해 골격근량은 계속 줄어들게 됩니다. 인간은 필요할 때마다 아주 가성비 있게 꺼내 쓸 수 있는 체지방을 창고에 가득 쌓아두고, 애꿎은 대사량만 높아지는 골격근은 줄이는 것으로 생존했으니까요.

그래도 현대에서 근력 운동이 붐이 불었어요.

덕분에 골격근량을 늘리는 것에 남녀 할 거 없이 집중을 하고 있는 듯해요. 내가 생각하는 '충분한' 운동과 단백질 셰이크만 먹는다면 근육이 마구 성장할 것만 같아요. 그러나 그건 큰 오산이에요. 근육의 성장을 일으키려면 뇌가 아주 꽉 잡고 통제하고 있는 생체 시스템을 계속 깨뜨려야 하거든요.

바벨 스쿼트를 예로 들어볼게요. 처음에는 끙끙거리면서 하는 맨 몸 스쿼트만으로도 근육통을 얻을 수 있었어요. 나의 체중만으로도 부하가 실리는 거예요. 처음에는 빈 봉도 무거웠지만 운동에 투자하는 시간이 늘어나면서 빈 봉은 워밍업도 안 될 거예요. 운동에 의한 근육의 기계적 스트레스가 발생되고 훈련을 통해 반복되면 자극에 비례하여 반응이 축적돼요. 자극이 너무 적은 경우 인체는 적응을 택하고 반응성이 오히려 떨어져요. 그래서 우리는 전례 없던 부하를 점진적으로 더 받아 갈 수 있게 운동 프로그램을 구성해야 해요. 하지만 인간은 '이 정도면 나 너무 열심히 했다!'고 인지하죠. 이때 파트너 운동이나 트레이너 선생님과 같은 보조자가 붙어서 반복 횟수를 3회 정도만 늘려줘도 운동 효과가 톡톡히 오르게 돼요. 이때 영양과 휴식까지 잘 받쳐준다면 그토록 원하는 근성장을 기대해 볼 수 있을 거예요. 그런데 운동을 하다 보면 벌크업? 린매스업? 상승 다이어트?... 꽤 헷갈리는 단어들이 많을 텐데요.

벌크업은 보디빌더의 용어에요.

사실 일반인이라면 벌크업을 한다는 게 매우 어려운 일이에요. 벌크업을 하기 위해서는 미친듯한 고강도 훈련을 병행하면서 근육과 체지방량을 동시에 늘리고, 영양도 충분히 넣어줘야 해요. 내 모든 세포가 밥 먹고 운동하고 자면서 회복하는 것을 반복할 수 있는 생활 패턴으로 집중해야 해요. 그렇게 적극적으로 근육과 체지방의 볼륨을 동시에 올린 후, 훗날 체지방만 조각해내기 위한 일련의 선행 과제예요. 출근도 해야 되고 자투리 시간을 내어서 운동을 해야 하는 상황에서 벌크업은 힘들겠죠. 한 마디로 일반인인 우리에게는 해당되지 않는단 말이에요.

초심자의 행운, 상승 다이어트.

야심 차게 끊은 헬스장! 나는 이제 근육량은 올리면서도 체지방은 낮추는 일명 '상승 다이어트'를 하기로 마음먹었어요. 근육량은 상승되는데 체지방량은 떨어지는 상승 다이어트는 가능할까요? 결론부터 말하자면 가능해요. 하지만 이상과 현실은 다르기에 쉽게 이뤄지는 일은 아니에요. 내 몸속에서 체지방만 쏘옥 빼는 것은 상당히 어려운 일이에요. 그래서 상승 다이어트는 첨예하게 제작된 식이 전략과 영양 설계, 운동 강도와 빈도수, 수면과 회복 등. 모든 요소를 기반으로 잘 설계된 트레이닝 프로그램이 있어야 기대해 볼 수 있는 부분이에요. 현실적으로 우리가 원하는 거창하게 설정된 목표와는 괴리가 있는 거지요.

우리 몸은 근육과 같이 무언가를 합성하는 (+) 동화작용과 체지방을 분해하는 것과 같은 (-)이화 작용이 계속적으로 이뤄져요. 이분법적으로 칼로리가 초과돼야 근육이 성장하고 칼로리를 줄여야 체지방이 분해되는 것만은 아니에요. 하지만 결과적으로 어떤 작용이 더 우세하게 나타날지는 선택과 집중이 필요해요. 기존에 내가 꾸준히 쌓아 올린 체지방을 연료 삼아 근성장으로 이뤄내는 행운을 갖고 싶은 마음은 잘 알아요. 하지만 다이어트로 칼로리 적자 상태를 이뤄내는 상태에서 근육의 초과 회복을 노리는 것은 힘든 게 사실이에요.

아, 누군가에겐 상승 다이어트를 손쉽게 해낼 수 있는 행운이 따릅니다. 운동을 갓 시작한 초심자에게 또는 드물게 고도비만인 분께요. 예외적으로 운동을 쉬었던 운동 경력자도 가능한 상황이 생겨요. 운동을 쉬면서 근육 세포의 부피는 줄어들지만 남아있는 세포핵이 운동을 재개하면서 다시 반응해서 충분한 단백질을 합성해내기 때문이에요. 하지만 이마저도 긴 호흡으로 다뤄야 해요. 어느 구간에 진입 된다면 정체가 오기 마련이에요.

약 한 달간의 변화
< BEFORE >
체중 (kg) 50.4
골격근량 (kg) 20.6
체지방량 (kg) 12.3
< AFTER >
체중 (kg) 47.5
골격근량 (kg) 22.0
체지방량 (kg) 7.3

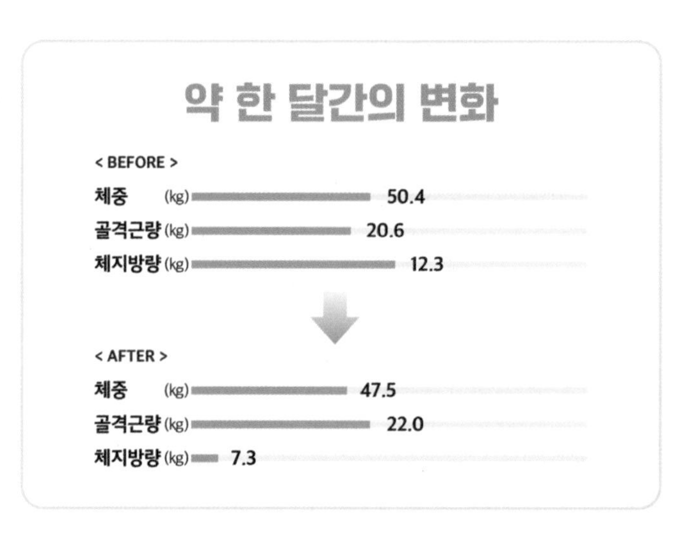

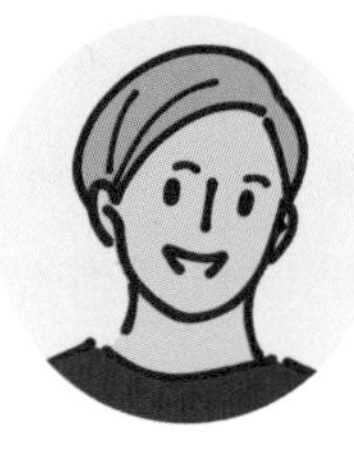

인바디 쟀는데 오늘이 역대 최고 기록이네요 T.T
8월 초 바디프로필 찍기 전 인바디인데 골격근량은 늘어나고
체지방률(%)과 양(kg) 둘 다 줄었어요!
그리고 부위별 분석에서 18일까지만 해도 몸통 근육이 표준이
었는데 오늘 재니까 표준 이상 나왔어요!!

*실제 힙서울 수강생과의 대화 내용입니다.

그럼 자주 들어본
린매스업(Leanmass up)은 어떤 의미일까요?

Lean의 사전적 의미는 '기름기가 없는, 군살이 없는'이라는 뜻이에요. 그러니까 린매스업은 체지방의 증가 없이 골격근을 상승시킨다는 의미에요. 보통의 린매스업은 나의 체중을 유지하는 칼로리에서 10~20%의 추가 칼로리 섭취를 권장하는데요. 이 초과분은 강도 높은 운동으로 커버해야 해요.

운동 없이는 밑빠진 독에 물 붓기가 될 테니까요. 저항 운동을 통해 근육에 기계적 스트레스를 가해서 미세하게 손상을 시키고, 그러한 상처를 메꿔주는 역할을 하는 것이 근육의 위성세포인데요. 운동 후 충분한 영양을 공급하면서 위성 세포의 활성도를 자극 시켜, 더 튼튼한 근단백질을 합성 시킬 수 있다고 보고 있어요. 확실히 벌크업보다는 린매스업이 더 현실적이에요. 하지만 린매스업 역시 쉽게 갈 수 있는 길은 아니에요. 노력하는 에너지와 소요되는 시간이 많이 드는 것을 감안하고 가야 해요. 린매스업도 다이어트와 같이 조급할수록 잘 이뤄지지 못해요. 영양과 휴식이 불충분한 상태에서도 마찬가지에요.

정리하자면, 다이어트와 같은 칼로리 적자 상태에서는 무언가 지속적으로 합성한다는 것이 아주 힘든 일이에요. 운동 초급자가 아닌 이상 근육량을 올리고자 한다면 영양과 칼로리를 어느 정도는 흑자 상태로 맞춰야 한다고 판단해요. 반대로 체지방을 빼고 싶다면 칼로리의 적자 상태가 되어야 하겠지요. 역시나 더 큰 확률에 시간과 노력이라는 패를 걸었으니, 목적을 명확히 해서 **선택과 집중**을 하는 게 전략적으로 빠르게 갈 수 있는 길이에요. 이도 저도 아니었다가 시간을 낭비하는 수가 있거든요.

2. 글리코겐

다이어터, 운동인이라면 여러 번 들어보았을 이름도 어려운 글리코겐

우리는 보통 탄수화물에서 에너지를 얻어서 사용하는데요. 그러한 탄수화물을 최소 단위로 쪼개고 쪼개면 남는 것이 포도당이에요. 여담이지만 실제로 이 포도당은 포도에 많답니다. 이 포도당이 모여 중합체를 이루고 대표적으로 간과 근육에 단기적으로 저장되는데요. 이게 바로 글리코겐이에요. 운동 중 이용되는 대표적인 탄수화물 형태가 글리코겐과 포도당이고요. 글리코겐은 근육을 수축시키는데 필수적인 연료가 되어요. 또한 글리코겐의 저장 능력은 운동의 지속 능력을 결정하는 중요한 요인이 되기도 합니다.

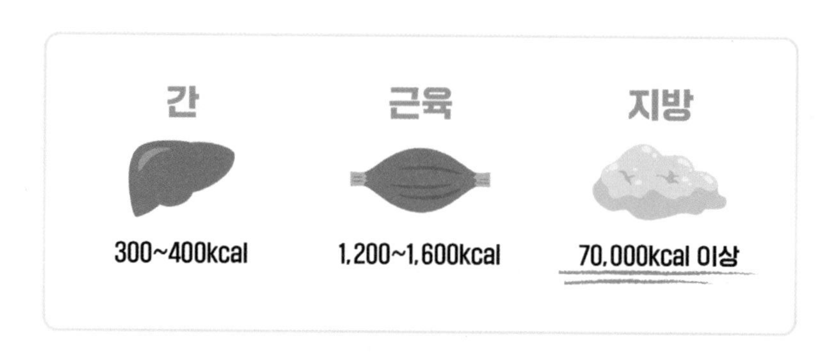

식사를 통해 섭취된 탄수화물 에너지는 간과 글리코겐 탱크에 일단 저장되는데요. 일반적으로 저장되는 kcal는 간에서 3~400kcal, 근육에 1,200~1,600kcal 정도예요. 이 이상의 초과분은 70,000kcal 이상 저장할 수 있는 무한 저장 탱크인 지방으로 전환 되어 축적되어요. 식사로 이미 충분한 혈당이 공급된 상태에서 식후 디저트를 먹는다면요? 나란히 내장 지방과 체지방으로 직진하는 길입니다. 디저트 과일도 마찬가지이며 최소한의 공복은 3시간 정도 지켜내는 게 좋아요.

근육은 글리코겐을 저장하는 가장 큰 저장소에요

근육량이 많은 사람들은 혈당을 저장하거나 활용하는 능력 또한 좋아요. 반대로 근육량이 적은 사람들은 고 탄수화물 섭취를 피하는 게 안전해요. 근력 운동 시 세트 수를 최대로 수행하면 근육 글리코겐 농도가 40%까지 떨어질 수 있다고 보는데요. 강도 높은 운동을 미친 듯이 한다고 하더라도 글리코겐이 아예 고갈됐다고 표현하기에는 무리가 있어요. 글리코겐이 0의 상태로 가기 전에, 탄수화물이 아닌 물질로 포도당을 만드는 포도당신생합성과 같은 기전을 통해 계속해서 채워지거든요. 또는 운동 중 탈진과 피로 현상을 발생시켜 운동을 자의적으로 중단하게 만들어요. 아무리 높은 강도의 운동이라고 한들 글리코겐을 허망하게 사용하게끔 놔두지 않게 설계돼 있다는 거예요. 그런데 만약 강도 높은 운동과 식단으로 글리코겐 농도를 어느 정도 떨어뜨려 놓지 않은 상태에서 치팅데이를 가졌나요? 그럼 그건 심리적 치팅으로 간주해야 해요. 내가 정한 목표치에서 일주일 정도 멀어졌음을 인정하세요. 2보 전진을 위한 1보 후퇴였어야만 합니다.

글리코겐과 근 성장

거의 정설로 여겨졌던 근력 운동 후 기회의 창! 운동이 끝나고 30분 동안 기회의 창이 열리면 질 좋은 단백질을 공급하는 게 최우선이었죠. 하지만 2000년대 이후부터 조금씩 탄수화물 섭취가 더 중요하다는 쪽으로 역전되었어요. 운동 직후에는 **글리코겐의 회복**을 위해 오히려 **탄수화물 섭취**가 더 필요하단 거예요. 그리고 단백질 섭취에서 가장 중요한 건 섭취 타이밍이 아니라 총 섭취량 쪽으로 굳어진 상황이에요.

그러니까 이전의 식사로 단백질(아미노산)이 충분히 공급된 상태라는 가정이 붙는다면요. 운동이 끝난 후 미세하게 상처 입은 근육과 고갈된 글리코겐 탱크에 탄수화물 보충을 해줌으로써 (-) 이화작용을 막게 되고요. 근육의 회복과 신속한 글리코겐의 합성을 노려볼 수 있다는 거예요. 물론 운동 후 빠른 시간 내에 탄수화물과 단백질의 조합된 형태의 식사가 가장 이상적인 것은 분명해요. 단백질이 근육을 생성할 수 있는 재료가 된다면 근육 성장의 신호탄을 쏘게끔 돕는 게 탄수화물이니까요.

그럼 얼마나 먹으면 돼요?

사람마다 다르긴 하지만 보편적인 가이드라인으로 적용할 수 있는 운동 후 탄수화물 양(g)은 본인 체중의 0.9~1.2배수 정도는 챙겨주는 게 좋아요. 70kg의 성인 남성이라면 운동 후 식사에서 즉석밥 기준 기본 공기(70g)에서 큰 공기(100g) 정도는 섭취 하는 거예요. 추가로 탄수화물은 1g당 물 3g이 결합된 구조로 몸에 저장되기 때문에 수분도 함께 채워져야 해요. 단백질은 1kg당 0.3~0.4g의 섭취가 진행되면 좋은데요. 70kg의 성인 남성인 경우 운동 볼륨에 따라 탄수화물을 잡곡밥 1공기정도에 단백질은 28g 정도 섭취하면 되는 거겠지요.

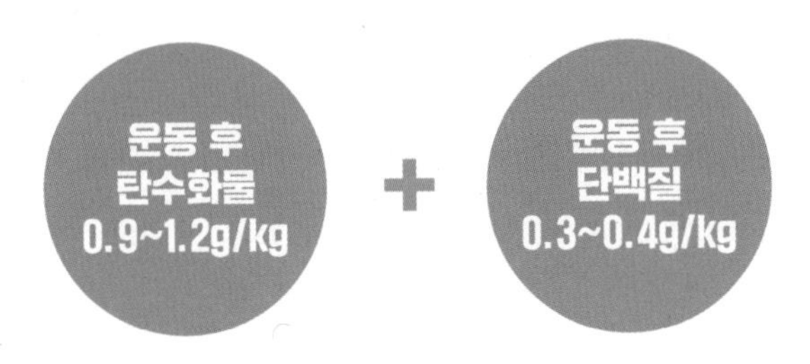

알다시피 근육의 성장을 목표로 한다면 근육이 회복하는 쉬는 시간, 특히 수면 중에도 글리코겐의 회복과 근육의 성장이 계속될 수 있어요. 체지방 축적을 최소화하는 범위에서 기본적으로 칼로리의 흑자 상태를 유지해 주는 것이 도움이 될 수 있어요. 그리고 부디 모든 기준은 본인으로 두고 엄한 사람 따라 하지 마세요. 매체에서 '이렇게 해서 2달 만에 근육량 5kg 늘렸습니다.'라고 하는 사람들은 어쩌면 강화 인간일지도 몰라요. 실제로 스테로이드 없이 운동한 사람보다 운동을 전혀 하지 않고 스테로이드만 투약한 사람의 근육량 증가가 더 컸다는 연구가 있어요. 극히 소수의 선택받은 유전자를 제외하고 보통의 인류라면 근육량을 늘리는 것이 쉬운 일은 아니에요. 타인과 비교하면서 조급함을 느끼기 보다는 묵묵히 정진하는 꾸준함을 택해야 한다는 거예요.

글리코겐과 다이어트

최우선적으로 식사를 통해 섭취된 에너지는 혈관에서 혈당(포도당)으로 반영되어요. 다만 그 저장량이 적어 빠르게 간, 근육의 글리코겐 탱크에 일단 저장됩니다. 일반적으로 저장되는 kcal는 간 400kcal, 근육 1600kcal라고 앞서 소개했는데요. 탄수화물은 1g당 4kcal를 내니, g 단위로 환산해 보면 간에서 100g, 근육에서 400g 정도로 많게는 500g이 저장되는 셈이에요. 그런데 탄수화물 1g은 물 3g과 결합된 구조로 몸에서 존재한다고 했죠. 여기에 수분까지 고려하면 4g이에요.

극단적인 예를 들어볼게요. 무탄수화물에 가까운 식이 조절과 고강도 운동을 미친 듯이 해서, 글리코겐을 텅- 비워냈다고 가정해 볼게요.

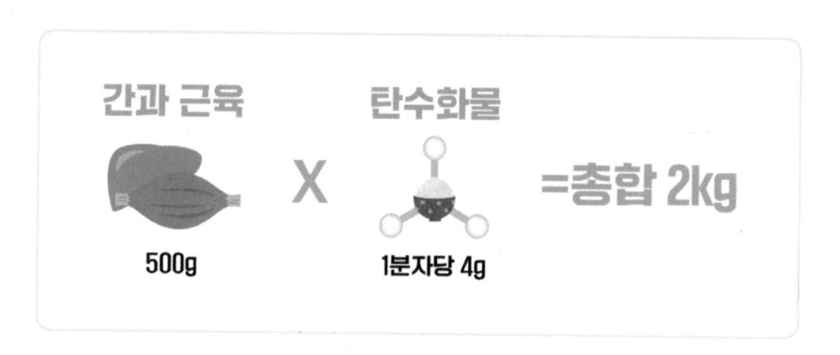

네, 2kg가 날아갔습니다. 아 왠지 다이어트가 손 쉽게 잘 되고 있는 것 같아요. 마침 또 약속이 잡혔네요. 왠지 오늘은 치팅데이 삼아서 많이 먹어도 될 것 같은 느낌이에요. 뭐랄까 음식도 끝도 없이 들어가요. 먹었던 음식 중량(g)과 채워진 글리코겐, 그리고 염분에 의한 부종까지. 3kg를 다시 획득했어요.

식이 제한, 그리고 징벌적 운동을 병행하여 뺀 체중은 수직 상승에 배당금까지 쳐서 돌려주기 마련이에요. 애초에 경기력 향상을 목표로 하는 고전적인 글리코겐 디 로딩-로딩 방법론을 일반인인 나에게 적용시킨 셈이에요. 몸이 생존에 위협을 받으니 식품 창고를 확장 시키고 글리코겐 사재기를 해둔 거예요. 그러니까 과체중인 사람이 초기에 빠른 페이스로 체중이 감량되는 것, 식사 관리를 하던 사람이 과식 후 체중이 빠르게 오르는 것. 대부분 글리코겐으로 숫자가 결정 돼요. 한 마디로 체중계 위의 숫자에 내 감정까지 같이 오르내릴 필요가 없다는 거예요. UFC 챔피언이 목표라서 지금 막 계체량 끝나고 순식간에 체급 올리려는 분이 아니면 그냥 자신만의 페이스를 찾으세요.

3. 한끼 단백질

일반적으로 공복 3~4시간 기준, 한 끼니에 흡수될 수 있는 단백질량은 20~30g 정도로 섭취해야 좋다는 것은 이제 대부분이 알고 있는 듯 해요. 다만 이와 같은 연구는 주로 단백질 보충제, 특히 유청단백질을 기반으로 하였기 때문에 실제 상황에서 더 많은 단백질이 필요할 수도 있어요. 그리고 무엇보다 총 단백질량이 더 중요하다는 점만 염두 해주세요. 그래도 단백질을 한 꺼번에 먹기 보다는 시간 간격을 두고 섭취하는 것이 효율적인 것은 분명해요. 그리고 식사에 함께 배치된 식물성 단백질인 통곡물, 잡곡밥, 콩, 버섯, 시금치, 숙주나물, 아몬드 등에도 단백질 함량이 꽤 있는 편인데요. 각각의 식품에서 어느 정도의 단백질이 함유되어 있는지 정도는 알아두는 게 좋겠죠.

단백질 대표 주자의 100g당 영양 함량이에요

단백질 3대장
우둔살
단백질 22g
지방 5g
닭가슴살
단백질 23g
지방 1.2g
연어
단백질 22g
지방 6g

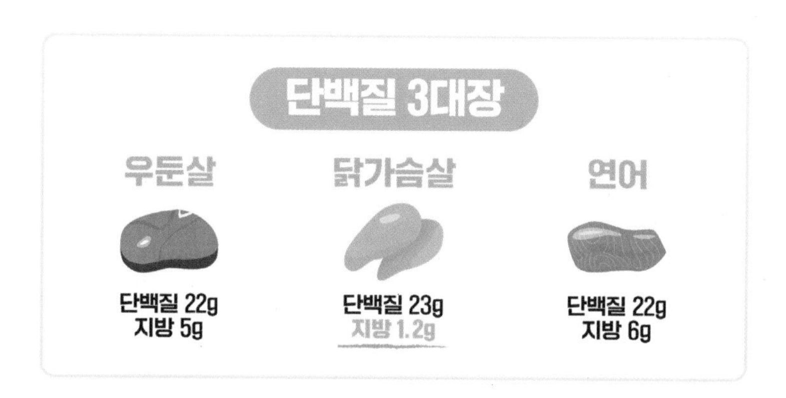

소고기에는 에너지 공급을 돕는 크레아틴 성분을 품고 있어 근력 운동 시 도움이 될 수 있어요. 부위별로 지방 함량이 달라서 지방이 적은 우둔살이나 사태, 등심 부위로 선정되면 좋아요. 기력이 떨어진 것 같을 때 챙겨보세요. 닭고기는 껍질을 제외한 모든 부위가 단백질 급원이라고 해도 과언이 아니에요. 다이어트 중 닭가슴살이 각광 받는 이유는요. 가격도 저렴한데 지방도 상당히 적고 순단백질로 꽉꽉 채워져 있기 때문이라고 봐요. 반대로 이해해보자면 닭가슴살만이 맹목적이고 유일한 단백질 급원이 될 필요는 없다는 얘기에요. 연어는 단백질도 풍부하지만 몸에 좋은 오메가-3 지방산도 많이 함유하고 있어요. 호르몬 건강을 위해 가끔씩은 생선을 섭취함으로써 단백질과 함께 건강한 지방까지 채워보세요.

이 밖에도 한국인이 선호하는 식품의 단백질 함량을 알려드릴게요

탄수화물군	동물성 단백질군	식물성 단백질군
라면(건면) 1인분 9g 파스타 80g 당 11g 통밀 식빵 2장 10g 현미밥 1공기 6g 메밀면 100g당 10g 오트밀 100g당 12.5g	돼지 안심 100g당 21g 달걀 3개 19g 순대내장 100g당 21g 꼬치어묵 1개당 6g 훈제오리 100g당 17g 오징어숙회 100g당 14g 우유 1팩당 6g 새우 9마리 13g 참치캔 150g당 18g	두부 1모당 20g 병아리콩 100g당 9g 무가당두유 1팩당 9g 낫또 1팩(50g) 당 6g 콩비지찌개 1그릇당 9.4g 연두부 1팩(150g) 당 9g 렌틸콩 2큰 술 6g 견과류 한 줌 4g

생각보다 다양한 식품에 단백질이 함유되어 있으며 식물성 식품군에서도 단백질량이 꽤 많은 것으로 느낄 수 있는데요. 꼭 내가 생각하는 단백질 급원 뿐만 아니라 탄수화물로 먹고 있는 밥에도, 곁들이는 견과류 한 줌에도 소량씩 단백질이 들어 있어요.

단백질도 과하게 섭취되면 탄수화물이 아닌 물질로 포도당을 만드는 포도당신생합성 과정의 재료가 되어요. 굳이 굳이 돌아가는 길을 거쳐서 단백질에서 질소(N)를 떼어내며 남아 있는 뼈대로 포도당을 만들어 에너지로 활용되게 됩니다. 이마저도 쓰이지 않으면 단백질도 체지방으로 저장 돼요. 영양은 곧 균형입니다. 모두 건강에 이로운 정도의 적절한 단백질을 섭취하세요.

4. 단백질파우더 고르는 법, WPC? WPI?

유청 단백질은 우유의 단백질 성분 중 20% 정도를 차지해요

단백질 파우더의 초기 시장은 보디빌더를 위한 산업으로 발달되었어요. 더 자세히 말하자면, 운동 후 근육의 단백질 합성과 동화 작용을 자극하기 위해 사용되었는데요. 유청 단백질을 파우더 형태로 가공하여 편리성도 매우 좋아졌어요.

다이어트나 근력 운동을 시작하면 단백질 섭취 권장량이 늘어나게 돼요. 이에 따라 천연 식품군으로 단백질을 몽땅 채우기에 현실적으로 힘든 부분이 발생될 거예요. 이럴 때 총 단백질량을 채우기 위한 보완제로써 단백질 파우더를 활용하면 돼요. 그러니까 단백질 파우더는 그저 다이어트를 위해 끼니를 대체하는 '살 빠지는' 식품이 아니란 거예요. 반면 유청 단백질은 신장에 무리를 준다고 말 하는 사람도 있는데요. 간과 신장 기능이 정상이라는 전제 하에, 치킨 한 마리를 다 뜯고 후식으로 유청 단백질 셰이크를 먹는 게 아니고서야 총 섭취량만 조절되면 해가 될 게 없어요.

사람이 유청 단백질을 섭취하였을 경우 혈장의 아미노산 증가가 빠르게 일어나는데요. 유청 단백질 섭취 후 40분에서 2시간까지 아미노산 피크가 나타나요. 이후 3~4시간 후에는 원래의 상태로 돌아갑니다. 유청 단백질은 이래저래 운동 후 식사로 짧고 굵게 식사하기에 좋아서요. 운동 후에는 곧 단백질 셰이크 섭취가 공식적인 룰이 되어버린 것 같아요. 그런데 사람마다 유당을 분해하는 효소 활성 상태가 다르기에, 이 역시 개별화가 필요해요.

이해하기 쉽게 설명하자면 유당은 모유 또는 우유의 탄수화물 성분이에요. 우유만 먹었다 하면 속이 부글부글 끓고 가스가 차고 심하게는 설사를 하나요? 꽤 보편적인 사람입니다. 젖을 뗀 포유류는 에너지를 더 이상 모체의 젖에서 얻지 않아도 돼요. 그렇게 성장의 과정을 따라 유당을 소화할 수 있는 효소가 비활성화 되는데요. 이로 인해 세계 인구의 약 75% 정도가 유당 불내증을 갖게 되게 됩니다. 특히 동양인에게 더 두드러지게 나타나요.

우유에는 유당이 4.8% 정도 함유되어 있어요. 유당은 효소에 의해 가수분해되지 않으면 대장의 미생물에 의해 분해되어 가스가 발생되어요. 그렇기 때문에 심하거나 과량 섭취 시 복부 팽만, 경련이 일어나고 설사를 초래할 수도 있답니다. 단 과민성 장 증후군과 혼돈하기 쉬운데요. '락토프리~', '소화가 잘 되는~'과 같은 문구가 붙은 제품을 먹고도 탈이 나는 사람은 과민성 장 증후군으로 연결 짓는 게 맞아요. 그럼 다이어터와 운동인들이 챙겨 먹는 단백질 파우더 또는 단백질 음료에 대해 키워드만 간단하게 짚어볼게요.

기본적으로 유청 단백질 WP(Whey Protein)에, 맨 끝 자리 알파벳을 확인해봐야 해요

WPC(Concentrate: 농축 시키다)는 농축유청단백질로 유당불내증이 없고 우유를 먹어도 속이 편안한 사람이 먹어도 괜찮아요. 가공 과정이 비교적 단순하기 때문에 비용이 저렴하다는 장점이 있어요.

WPI(Isolate : 분리하다)는 WPC에서 유당을 분리하고 최소화 시킨 분리유청단백질인데요. 따라서 유당불내증이 있는 분들께 더 적합해요. 더불어 단백질 흡수율도 좋고 단백질 함량도 높아요. 하지만 WPC보다는 가격이 좀 더 높다는 게 단점이에요.

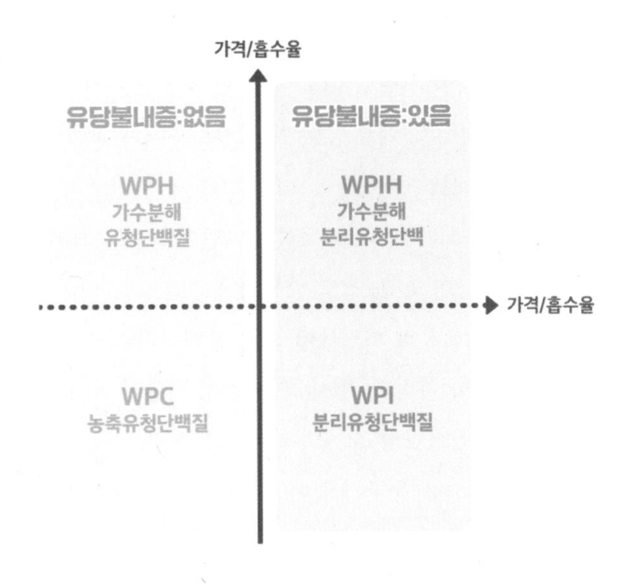

좀 더 심화하면 **WPH(Hydrolyze : 가수분해하다)**가 있는데요. 유청단백질의 가수분해를 통해 흡수율을 높여주는 제품이에요. 더 나아가 유당이 분리되어 가수 분해를 시킨 WPIH 제품도 있어요. 비용적으로 부담이 되지 않는 지갑이 두둑한 사람들이라면 가수 분해 제품을 먹어도 좋아요. 하지만 굳이 그렇게까지 하지 않아도 충분하다고 봐요.

유청 단백질 제품을 구매하기 전에 내가 어디에 해당되는지 살펴보고 현명한 소비를 하세요. 그리고 뒷면의 영양성분표에서 당류 함량이 높은 몇몇 제품들이 있는데요. 당류는 1회 서빙량(g)당 5g 미만의 제품으로 선정 해보세요. 물론 단백질은 탄수화물과 혼식 했을 경우 흡수율이 더 좋아요. 하지만 꼭 당이 아니더라도 가벼운 크래커나 빵 한 쪽같은 복합 탄수화물 식품이 더 나으니까요.

5. 카제인 단백질

카제인 단백질은 우유를 구성하고 있는 단백질의 대부분인 약 80%를 차지해요

카제인 단백질은 산성 상태인 ph4.6에서 침전한다는 두드러지는 특징을 갖고 있어요. 섭취를 하고 소화를 시작하여 산성을 띄는 위로 도달하면요. 위산에 의해 응고되는 성질을 가지고 있단 거예요. 딱딱하게 응고된 카제인 단백질은 빠르게 소화되는 유청 단백질과는 다르게 혈장의 아미노산 함량이 천천히 증가되어요. 이로 인해 유청 단백질보다는 혈장 아미노산 함량은 낮지만, 혈장 아미노산 농도가 섭취 7시간 이후까지 길게 유지되는 편이에요. 그렇기 때문에 카제인 단백질은 각각의 장점과 단점이 발생되는데요. 먼저 포만감을 길게 끌고 갈 수 있다는 특이성을 장점으로 활용해볼 수 있어요. 배고픈 고통을 줄여내야 하는 다이어터에게는 엄청난 장점이 될 수 있겠지요.

소화를 느리게, 포만감은 긴 카제인 단백질. 어떻게 활용하면 좋을까요?

항상 아침을 챙기는 것이 고민인 분들은, 별도의 열 조리 없이 재료만 담아서 간편히 먹을 수 있는 나만의 그릭요거트볼 레시피를 만들어보는 것을 추천해요. 그릭요거트는 카제인 단백질도 풍부하고, 식욕 조절을 돕는 칼슘이 일반 요거트보다 2배가량 많아요. 장이 좋은 컨디션을 유지하기 위한 프로바이오틱스도 함유되어 있어요. 제품을 잘만 고르면 단백질 함량도 매우 풍부해요. 아몬드나 블루베리같은 베리류 과일을 토핑으로 해서 아침을 산뜻하게 열어보세요. 단, 지방이 너무 많은 그릭요거트가 있는데요. 이런 제품은 꾸덕한 크림치즈를 대체하는 것으로 활용해봐요. 당연히 설탕이 잔뜩 들어간 요거트를 냅다 구매하는 건 피해야겠죠.

그리고 카제인 단백질의 소화 시간이 느리다는 것을 이용해서 공복 시간이 길어지는 경우에 활용하면 좋은데요. 수업이 꽉 찬 시즌 트레이너 분들이나, 퇴근 후 이동 시간으로 저녁 식사가 지연되는 직장인분들에 해당 돼요. 미팅이다 뭐다 식사 시간도 허용되지 않는 분들은 카제인 파우더 형태로 구비해두고 상황에 따라 대처해도 좋아요. 서비스직군에 종사하시는 분들도 나의 식사 시간보다 고객의 시간에 맞추게 되니 더 필요할 수 있을 것 같아요.

자는 동안에도 근성장!

카제인 단백질은 evening protein으로도 불려요. 특히 수면과 같이 오랜 시간 공복을 유지해야 하는 경우, 지속적인 동화 작용 모드로 근육을 유지하는 것에 활용될 수 있다는 연구가 있어요. 자기 전 밤에 섭취하면 자는 동안 근합성을 기대해 볼 수 있다는 거예요. 근성장에 타는 목마름으로 조상님께 봉이라도 들어 달라고 기도해 봤다면 자기 전 카제인 단백질 섭취에 구미가 당길 수 있어요. 하지만 대다수의 사람들이 선택하지 않는 것에는 때때로 어떠한 이유가 따르기도 한답니다.

자기 전 카제인 단백질을 섭취하면, 자면서도 계속해서 소화물을 처리해야 해요. 이로 인해 소화기관에 부담이 될 수 있을텐데요. 수면의 질도 떨어져서 다음 날의 컨디션에 지장을 줄 수 있어요. 근성장 면에서는 흔히 먹는 웨이 프로틴과 유의미한 차이도 없어요. 그래서 처음부터 카제인 단백질을 섭취하는 것보다는 유청 단백질과 카제인 단백질이 혼합된 제품으로 섭취하는 것이 괜찮다고 판단해요. 소량만 구매하고 본인에게 적용해서 수면을 방해하지 않거나 위장의 불편감이 느껴지지 않는다면 지속적인 섭취를 고려해 보세요.

6. 카페인

카페인은 현재 전 세계적으로 가장 널리 사용되는 정신 활성 약물이며, 매일같이 전 세계 인구의 80%가 소비하고 있어요. 운동 수행 능력을 높이기 위해 아메리카노를 비롯해 프리워크아웃 보충제나 에너지 드링크 등의 음료를 운동 전에 마시는 분들도 많아진 것 같아요. 카페인이 운동과 다이어트에 도움을 줄 수 있다고 알려져 있기 때문인 듯 한데요. 대체로 사실로 인정되고 있어요. 카페인 연구 중 가장 일관성 있는 결과는, 수면 부족 상태나 피로한 상황에서 수행 능력이 떨어지는 것을 줄여준다는 거예요. 그러니까 카페인이 더 힘을 내게 도와준다기 보다는 피로를 덜 느끼게 하는 것에 의미를 두는 게 맞아요. 더불어 카페인은 근육의 수축에 도움을 주고, 글리코겐 분해를 촉진시키며, 중성 지방 사용을 증가 시킨다는 연구도 있어요. 효과도 즉각적이며 쉽게 구할 수 있으니 인기가 마를 날이 없지요.

또 카페인은 진통 효과가 있는데요. 근육통이나 근육의 피로감을 느끼는 것에 무뎌지게 만들어 운동 자각도를 감소시켜요. 운동을 할 때 힘든 느낌을 덜 받을 수 있다는 거예요. 물론 개인차가 발생되는 특이성이 있지만요. 특히 유산소성 지구력 운동에서는 운동 수행 능력을 11.2% 향상시켰다고 보고 되었어요. 단, 이는 카페인의 순기능에만 주목된 거예요. 카페인 역시 균형이 중요합니다. 운동 퍼포먼스를 조금 더 증진시키기 위해 건강을 해치는 범위의 과도한 카페인 섭취는 그 누구도 권하지 않아요.

언제 먹으면 좋아요?

운동 전 카페인 섭취는 **체중 1kg당 *3~6ml**의 카페인 섭취를 제안합니다. 카페인을 섭취하면 30~45분에 카페인 최고 혈중 농도에 도달해요. 그렇기 때문에 준비 운동을 제외하고, 본 운동 30~45분 전에 섭취하는 게 효과적이에요. 참고로 카페인 농도는 일반적으로 4~6시간 이후에 처음 마신 양의 절반으로 떨어지게 돼요. 수면에 지장이 가지 않는 선에서 각자 카페인 민감도와 체중에 맞는 섭취를 개인화하여 고려해 보시길 바라요.

저는 카페인 없이 못 살아요

카페인을 장기 복용하는 경우 내성이 생기는데요. 이전과 같은 효과를 띄려면 더 많은 카페인이 필요해져요. 이에 따른 과잉 섭취가 반복되면 불면증, 불안, 빈 맥, 위장 장애, 두통 등 다양한 부작용이 있을 수 있어요. 그렇다고 적응된 카페인 투여를 갑자기 중단하거나 늘리면 두통이나 무기력으로 멍한 상태가 될 거예요. 이럴 때는 카페인 섭취량을 서서히 줄이면서 휴지기를 가지는 것도 좋아요. 2잔 마시던 것은 1잔으로 줄이고, 1잔은 에스프레소 1샷으로 줄이고, 나중에는 녹차나 디카페인으로 마일드하게 즐겨봐요. 그렇게 꼭 자신에게 맞는 카페인 양을 추적해 보세요.

얼마나 먹으면 되나요?

스타벅스 아메리카노 기준 한 잔에는 150mg의 카페인이 함유되어 있어요. 식약처에서 제안한 성인 기준 권장 섭취량은 하루 400mg 이하입니다. 즉, 하루에 2.5잔 이하로 섭취하면 안전하다고 판단해요. 그런데 커피에만 카페인이 들어있는 건 아니에요. 카페인은 흔하게 즐겨 마시는 제로 콜라나 에너지 음료, 운동 전 섭취하는 부스터에도 각기 다른 양이 들어있어요. 카페인의 성인 일일 섭취 권장량 400mg을 기준으로 한다면요. 에너지 음료는 4캔, 액상 음료는 4.8캔, 캡슐 커피는 5.4잔, 조제 커피는 8.3봉 미만으로 섭취하는 것을 권장 해요. 그러나 사람마다 카페인에 대한 민감도가 다르기 때문에, 건강 전문가들은 하루에 커피 1~2잔을 적당량으로 간주하고 있어요.

그리고 카페인은 흔히 이뇨작용이 일어난다고 알려져 있는데요. 하루에 180mg 미만을 섭취한다면 이뇨 반응을 촉진하는 것까지는 아니에요. 따라서 20~200mg 수준의 소량의 카페인은 각성과 긍정적인 에너지를 증가 시킬 수 있어요. 다만 카페인의 민감도는 사람마다 제각기 다르니 본인에게 맞는 양을 찾는 과정이 필요한 부분이에요. 많은 연구에서 카페인과 불면증과의 인과 관계성이 입증된 상태이기 때문에 피로, 졸림, 우울, 불안, 불면이 발생된다면 양을 줄여보는 게 좋아요.

카페 브랜드별 '아메리카노' 카페인 함량(단위:ml)

LOW — STANDARD — HIGH

스타벅스			Tall 150			Grande 225	Venti 300	
메가커피					Big Size 193			
투썸 플레이스			Regular 145	Large 169				
이디야	Regular 91			Large 196				
빽다방						Regular 237		빽 Size 474
할리스	Regular 114							
파스쿠찌					Regular 213	Large 239		
엔젤리너스					Small 211			
폴바셋		Standard 137						

*하루 카페인 권장 섭취량 400mg 미만

'에너지 드링크' 카페인 함량(단위:ml)

STANDARD

몬스터 제로		100		
핫식스 더킹 제로		100		
도구리 파워업 제로피치		100		
셀시어스		100		
레드불 제로	62.5			
캔구루	80			
빽텐션				175

*하루 카페인 권장 섭취량 400mg 미만

6. 스포츠 음료

스포츠 음료의 역사는 1965년, 첫 출시 이후 업계 1위를 줄곧 지키고 있는 게토레이로부터 시작됐어요. 미국의 플로리다 대학교 미식 축구 팀이 항상 후반전의 뒷심 부족으로 상대팀에게 패배를 하는 것부터가 고민이 시작됩니다. 게토레이의 아버지인 로버트 케이드 박사는 땀으로의 수분, 전해질 손실이 체온과 혈압에 미치는 영향을 연구했는데요. 운동 중 탄수화물과 전해질을 재수화하고 보충하기 위해 '땀과 비슷한 용액을 만들면 어떨까?'라고 생각하게 돼요.

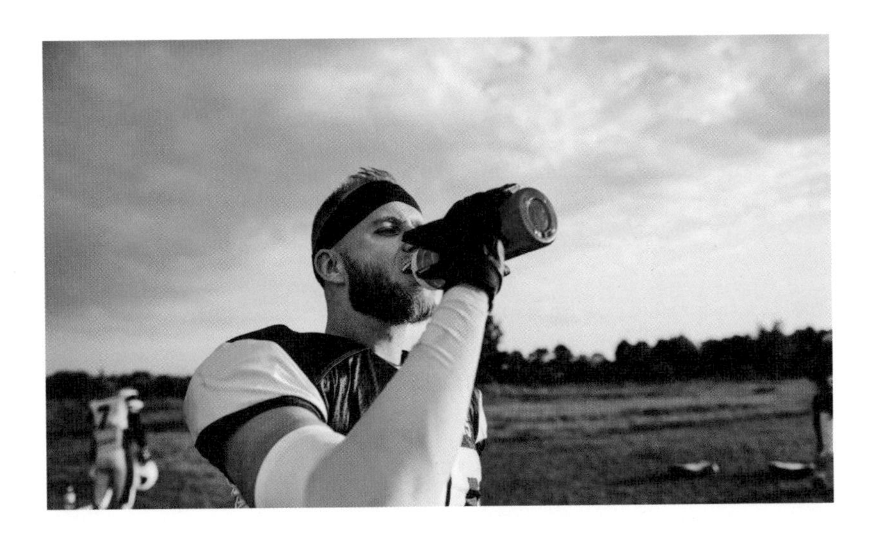

게토레이의 효과는 그의 미식축구 팀을 대회에서 우승 시킴으로써 증명해내며 더더욱 유명세를 떨칩니다. 승패가 확실시 되는 상황에서 일명 '게토레이 샤워'라는 문화도 만들어질 정도였어요.

스포츠 음료의 메인 기능은 **탈수 방지**입니다. 순수한 물보다 당과 전해질이 포함된 음료의 수분 공급이 더 빠른 속도로 진행되어 체수분 회복에 좋기 때문이에요. 결국 땀으로 손실된 땀을 땀과 비슷한 용액으로 다시 충전해주는 거예요. 그리고 스포츠 음료의 서브 기능은 에너지 공급이에요. 액상의 정제된 포도당이 일반적인 식사로 보충되는 영양 공급 속도보다 훨씬 빠르게 반영되니까요.

그럼 스포츠 음료가 제 기능을 발휘할 때는 언제일까요?

- 2시간 이상의 고강도 - 장시간 운동
- 잦은 설변, 식중독, 장염, 구토 상황 포함의 심한 탈수 상태
- 무더위에서의 야외 운동
- 운동 후 근육 경련 방지
- 마라톤
- 번외로 운동 중 체액 손실이 많은 다한증 환자나 고도비만자

사실 웨이트 운동이나 단거리 달리기 등, 일반적으로 60분 이내로 끝나는 운동에서는 스포츠 음료의 효과가 미비했다고 밝혀졌어요. 덧붙여서 일반적인 웨이트 운동은 간헐적으로 휴식을 가지는 정적인 운동의 범주에 가까워요. 그러니 가장 먼저 판단하면 좋은 것은, '스포츠 음료가 과연 나에게 꼭 필요할까?' 입니다. 1시간 이상의 강도 높은 웨이트를 한다면, 게토레이 말고도 파워에이드와 같이 비교적 마일드한 음료로 선택하는 것도 괜찮은 타협이에요.

그리고 이온음료의 종류가 많고 각각의 캐릭터가 다른데요. 마케팅의 일환이기 때문에 어떤 것을 선택해도 목적은 흡사해요. 당이 부담스럽다면

근래에는 대체감미료를 사용한 제로 스포츠 음료의 출시도 다양해졌으니 선택적으로 이용하시길 바라요. 스포츠영양 연구와 같은 경우 엘리트 운동 선수군을 표본으로 하는 연구가 대부분이에요. 일반인인 나에게 적용할 때에는 항상 숙고해야 해요. 넘쳐나는 정보 속에서 나에게 딱 맞는 옷을 골라보세요. 그런데 땀도 나지 않고 운동 강도도 낮은데 매번 먹었다면….

7. 리피드 데이

재충전의 날, 너 지금 음식이 풍부하다니까?

리피드데이는(Refeed day) '비웠으니, 채우는 날'이에요. 우리가 익숙하게 알고 있는 치팅데이와 다른 접근 방식이에요. 흔히 생각하는 치팅밀의 개념은, 그동안 억압된 또는 먹고싶은 것을 먹는 심리적인 범주에 가까워요. 그러나 우리가 피트니스 대회나 바디프로필 등의 어떠한 목적이 분명한데, 치팅으로 고칼로리 식품을 먹는 것이 부담스러울 수 있겠죠. 또한 예측 가능한 선형적 다이어트는 몸이 금방 적응해요. 그럴 때 리피드데이를 이용해서 변화구를 넣어 주면서 몸을 속여볼 수 있어요. 단, 체중 감량이 어느 정도 이뤄졌고 다이어트가 잘 되고 있으나 심리적으로도 육체적으로도 지친 상태에 한해서요.

누구에게 필요한가요?

리피드 데이는 칼로리 결손으로 낮아진 대사량과 호르몬의 활성도를 복구하는 것을 소목적으로 가져요. 보통 글리코겐의 충전을 위해 활용되는데요. 일반인의 운동 수행 능력과 골격근량(글리코겐 저장 능력과 연결)으로는 적용되지 않을 수 있어요. 시도해보시되 본인에게 맞는지 확인해볼 필요성이 있으니 가이드라인은 참고 자료로 활용하며 내게 적용해보고 판단하는 것으로 해요.

리피드데이 : 적합	리피드데이 : 부적합
· 주당 체중 감량이 0.7kg 이상으로 과하게 일어남(비만인 사람은 제외합니다) · 칼로리의 적자 상태를 유지한 상태 · 글리코겐 탱크가 어느 정도 떨어진 상태 · 계속된 칼로리 결손으로 손, 발이 차가워졌거나 체온이 떨어졌다는 느낌을 받음 · 다이어트 장기화로 렙틴 호르몬의 둔화 · 다이어트 정체기 · 배고픔, 무기력, 피로 · 운동 퍼포먼스가 떨어진 상태 · 운동 중 펌핑감이 부족	· 폭식증 : 섭식장애 · 다이어트에 대한 강박적 상태 · 음식에 대한, 특히 탄수화물에 대한 인식이 부정적인 경우 · 감정적 스트레스가 과잉인 상태 · 혈당 조절 기능이 비정상인 경우(당뇨, 내장비만 포함)

렙틴 호르몬?

리피드데이를 이해하기 위해서는 먼저 렙틴 호르몬에 대해서 알아야 해요. 우리가 식사를 하면 식후 20~30분 뒤에 렙틴이라는 식욕 억제 호르몬 농도가 높아져요. 이 호르몬은 체내에 적절한 지방이 있다고 판단하여 식사를 멈추게하며 지방 연소를 촉진하기도 합니다. 그러나 계속된 다이어트 상태에서는 렙틴 호르몬의 활성도가 떨어져 있어요. 이 때문에 더 많은 음식을 먹게끔 유도하고, 가지고 있는 열량은 적게 태우게 만들어요. 보통 다이어트 중 마주하는 정체기를 발생 시키는 데에 큰 역할을 하게 되는 호르몬이에요.

어떻게?

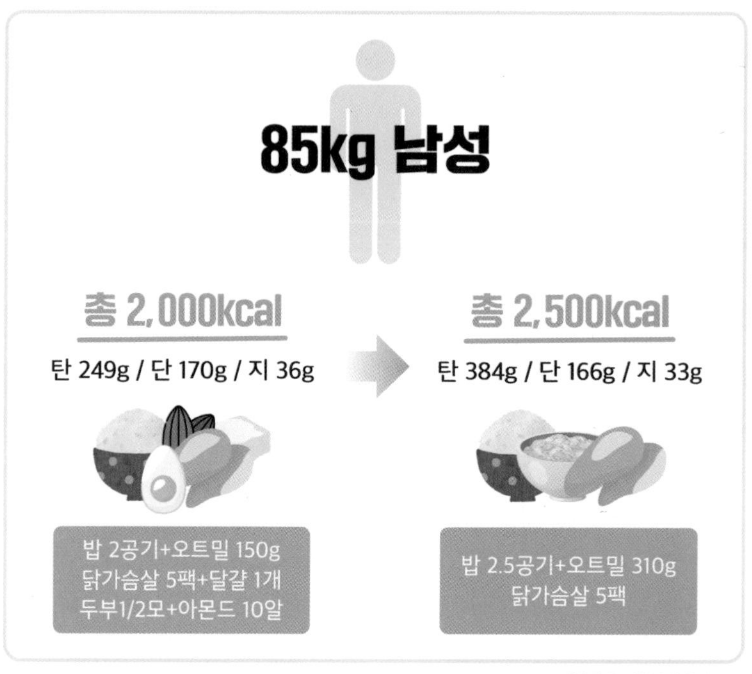

*탄수화물 섭취량을 올리면
단백질과 지방은 따라옵니다.

공식적인 지침은 나와있지 않지만, 보통의 리피드데이는 다이어트 칼로리 섭취량을 기준으로 20~30%를 추가로 섭취하게 돼요. 예를 들어 원래 다이어트 칼로리로 2,000kcal를 섭취하던 사람은 25%가 증가된 2,500kcal로 총 섭취 열량을 결정해요. 해당 칼로리 안에서 탄수화물의 비율을 높여서 채웁니다. 렙틴이 단백질과 지방보다 탄수화물에 더 효과적으로 반응하기 때문이에요. 여기서 탄수화물 식품군의 선택은 원래 일상적으로 먹었던 탄수화물로 설정하는 것이 좋아요. 다이어트 중에는 위장이 민감해진 상태이기 때문에 식품의 변화를 주는 것에 리스크가 따를 수 있으니까요.

얼마나 자주?

	체지방률(%)
남성	10% 이상 2주에 1회
	10% 이하 주당 1~2회
여성	20% 이상 2주에 1회
	15~20% 주 1회

체지방률에 따라 리피드데이를 허용할 수 있는 빈도수에 차이를 둬야 해요. 그러나 연구 자료가 두둑하지도 않고 공식적인 지침이 나와있는 것이 아니기에 스스로 판단하고 적용해볼 필요가 있어요. 결국 체내 글리코겐 농도가 떨어진 상태에서, 탄수화물을 볼륨 있게 채워내며 만들어진 근육량(수분)과 운동 수행 능력의 증가가 리피드 식사의 결과값으로 나타났다는 관점도 있으니까요. 또한 상대적으로 근육량이 적고 체지방률이 높은데 운동 수행 능력도 따라가지 않는다면요. 칼로리를 보수적으로 낮춰서 잡아야 해요. 또는 아예 리피드데이를 적용하지 않는 게 나을 수도 있어요. 리피드데이를 통해서 반드시 체지방이 더 빠르게 빠지는 것이 아니기 때문이에요. 근육의 힘을 채워 넣으면서 다이어트 과정을 지치지 않게 밀고 갈 수 있는 힘이 주어질 뿐입니다. 역시 선택적으로 적용해보세요.

03

다이어트 치트키

1. 치팅 데이

리피드 데이와 비슷해 보이지만 결을 달리하는 치팅 데이(cheat day)

치팅데이(cheat day)의 Cheat은 '속이다.'라는 뜻을 가지고 있는데요. 말 그대로 몸에 속임수를 주는 식사가 cheat meal이에요. 몸은 먹을 것을 줄여내는 다이어트 상태를 생존에 위협적이라고 인식해요. 이때 호들갑을 떨며 먹을게 필요하다는 긴급 명령을 내리게 됩니다. 비상사태로 인식한 몸은 스스로 대사량을 낮춰 대사의 소비 패턴을 바꿔요. 비유하자면, 월급을 300만원씩 받던 사람이 계속 350만원을 소비하니 텅-장 잔고는 마이너스가 되어 위협을 느껴요. 쓸모없는 소비 자체를 줄이려고 애를 쓰게 되겠지요. 또 피로감을 유발시켜서 '너 지금 쉬어야 돼.'라며 좀비모드로 전환 시켜요. 그런데 갑자기 통장에 400만원이 입금된다면? "어, 더 써도 되겠네?"라고 인식해요. 덕분에 낮춰 놨던 소비 패턴을 조금 올려둡니다. 여기까지 속였다면 이제 질 좋은 탄수화물과 영양을 나에게 맞게 넣어줘요. 단기간이지만 신진대사의 회복을 도모할 수 있고 비워졌던 글리코겐을 채우는 게 치트밀에서 얻고자 하는 목적이에요. 그동안 다이어트 식단으로 단조로웠던 식품 선택에 있어 다양성이 부여되어 놓쳤던 미량 영양소를 채워주기도 해요. 덕분에 피로감도 줄고 더 나아갈 힘이 생겼어요. 리피드데이와 같이 잘만 활용하면 더 멀리 갈 수 있게 돕는 장치이며 스트레스를 해소할 수 있는 수단이 되어요. 그리고 이따금씩 있을 지인과의 약속에서 나의 소중한 관계망을 지켜낼 수 있는 처세술이 되기도 해요.

그런데 치팅데이의 뜻을 왜곡하며, 양껏 먹는 날로 생각하면 곤란해요

최근의 캐나다의 16~30세 2,171명을 대상으로 한 연구에서 치팅데이를 갖는 사람들에게서 섭식 장애의 위험이 더 크다는 상관 관계가 통계적으로 밝혀졌어요. 대부분의 참가자들은 치트 식사 당 1,000~1,499kcal의 고칼로리 음식을 섭취했는데요. 대형 피자나 아이스크림, 헤비한 파스타 메뉴, 스테이크 등으로 채워냈어요. 음식에 대한 갈망을 폭식을 통해 한꺼번에 방출하게 된 거예요. 특이한 점으로 남성은 강력한 근육을 얻기 위해 푸짐한 단백질 위주로 폭식하였고 여성은 달콤한 음식을 선호했어요. 특히 여성은 변비약, 징벌적 운동, 먹고 토하는 행위 등으로 이어졌어요. 이 모든 건 몸매관리를 위한 식단의 제한과 강박 관념에서 비롯된 거겠죠. 다른 수많은 연구에서도 다이어트가 심리적 기능에 부정적인 영향을 미치는 것이 입증되었어요. 특히나 일생을 만성 다이어터로 살아온 피험자들은 점점 더 음식에 집착하는 경향이 짙어졌어요. 또한 3년 동안 청소년의 섭식을 조사한 추적 연구에 따르면요. 극단적으로 다이어트를 했던 여성 참가자의 섭식 장애 발생률이 일반적인 여성보다 18배 더 높게 나타났어요. 그러니까 음식에 대한 제한을 심하게 걸수록 음식에 대한 갈망도 더 깊어진다는 거예요.

마인드셋의 변화, 내려놓음의 힘!

*실제 힙서울 수강생의 한 달간 체중 변화와 대화 내용입니다.

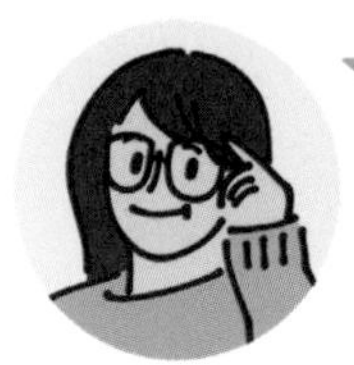

한 달에 몇 키로 빼야 되고 조금만 먹어야 되고 그게 안 되면 좌절하고 입 터지고 그랬는데 한결 맘이 놓이면서 '이렇게 구성하면 되겠다' 그리고 포만감 있는데 건강하게 먹는 방법도 알게 된 것 같아요
또 조금 적게 먹으면 4끼로 나눠서 중간에 건강하게 먹어도 된다는 생각을 하니까 간식에 대한 집착이 신기하게 딱 사라지는 거 같아요 ㅎㅎ

너무 감사해요 3달간 진짜 계속 저런 위기였는데 이제 조금 방법을 알 것 같아요! 가령 간식 스타일로 식사를 먹을 땐 처음엔 300칼로리 먹고도 정신적으로나 육체적으로도 허기져서 계속 보상이 필요했었거든요 결국 250칼로리만큼 간식 먹으며 총 칼로리는 오버하게 됐는데 이젠 애초에 통밀빵 샌드위치(400칼로리), 이런식으로 건강하되 포만감 있게 먹는 것이 낫다는 걸 알게 됐어요 ㅎㅎ 간식은 배부르니까 쳐다도 안 보게 되더라고요!

그러니 우리는 다이어트라는 과잉 의식을 해체할 필요가 있어요

맛있는 음식을 충분히 음미할 새도 없이 통제력을 상실한 채 입에 와구와구 밀어 넣은 경험이 떠오르지 않나요? 맛을 느끼는 건 15분 정도의 찰나

인데 불쾌하게 부른 배만 오랫동안 남게 돼요. 남는 생각은 '내일 운동 미친 듯이 해야지.' 또는 '내일 아침은 굶어야지.'일 거예요.

계속적인 칼로리 제한으로 포만감을 느끼는 렙틴 호르몬의 활성이 떨어지게 되는데요. 반면 식사 욕구를 끌어올리는 그렐린 호르몬은 올라가요. 스트레스 호르몬으로 알려진 코르티솔 수치도 상승해요. 이러한 일련의 신호들로 인해 몸은 생존에 위협을 느끼며 비상벨을 누를만 하죠. 피트니스 대회를 준비하는 게 아닌 이상, 줄곧 클린 푸드를 고수하는 것에 무리가 따르는 것은 분명해요. 그런데 다이어트에 대한 심리가 옥죄는 강박감과 어설픈 완벽주의적인 형태로 진행된다면요. 필연적으로 폭식 사이클을 경험할지도 몰라요. 참을 수 없는 내 마음 속 금기 음식은 유연하게 대처할 필요가 있다는 얘기에요.

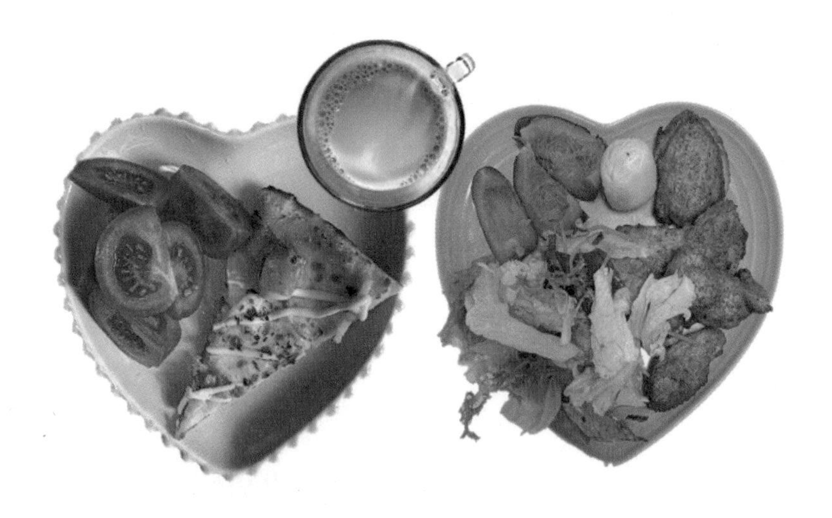

대신 칼로리 섭취는 내가 현재 체중을 유지할 수 있는 칼로리 안으로 제한선을 둬보세요. 그리고 피자를 먹고 싶다면 두유와 같이 가벼운 단백질과 곁들여서 한 끼 식사를 꾸려요. 치킨을 먹고 싶으면 구움 치킨에 샐러드를 꾸려서 한 접시에 담아서 맛있게 드세요. 피자만으로, 치킨만으로 한 끼를 폭발적으로 채우는 게 아니에요. 내가 만족할 수 있는 한 끼의 중용을 찾아나서는 거예요. 다이어트 식단을 지속할 수 있으면서도 한 끼 식사로 모든 과정이 무너졌다고 생각하지 않게 되는 나만의 에임을 찾아야 해요. 힘을 내어서 신나게 운동할 수 있는 정도의 딱 그 조준점을요!

치팅데이를 갖기 전 날

인체에는 혈중 포도당, 간 글리코겐, 근육 글리코겐까지. 대표적인 탄수화물 저장 형태의 3가지 에너지원이 있는데요. 치팅데이를 계획한 전 날에는 웬만하면 전신 구석구석 글리코겐 농도를 떨어뜨려 둬야 해요. 체격과 성별에 따라 다르겠지만 체내 가장 많은 탄수화물을 보유할 수 있는 곳은 바로 근육 글리코겐이에요. 근육 글리코겐과 혈중 포도당은 운동 강도가 높아야 활용 돼요. 그렇기 때문에라도 자신의 최대 운동 능력의 65~85% 수준을 유지하면서 강도 있는 운동 해두는 게 필요해요. 이후에 유산소까지 호흡이 힘든 수준으로 수행하면서 간 글리코겐의 에너지까지 비워내야 해요. 1시간 정도의 추가 유산소 운동으로 간 글리코겐 보급량의 절반 이상을 쓸 수 있어요. 치팅데이를 계획하게 전에 고강도 근력 운동과 유산소 운동까지 해두면 좋겠죠.

보편적으로 근 조직 1kg당 12g 수준의 글리코겐이 저장돼요. 여자의 근육량을 20kg, 남자는 30kg라고 가정 해본다면요. 여자는 240g, 남자는 360g의 글리코겐이 근육에 저장될 거예요. 칼로리로 환산한다면 여자는 960kcal, 남자는 1,440kcal정도 돼요. 치팅 데이 전에는 적어도 보유된 칼로리의 절반 이상은 날려 버리는 게 좋아요. 여자인 경우 480kcal 이상, 남자인 경우 720kcal 이상을 운동과 활동량으로 태워줘야 한다는 거예요. 글리코겐 농도가 떨어진 것은 어떻게 아냐고요? 근육의 글리코겐 수준이 낮아지면 뇌에게 신경 반응을 전달 시켜 엄청난 피로감을 유발 시켜요. 한 마디로 못 들 때까지 무게를 들어봐야 하고, 못 뛸 때까지 달려야 하는 거예요.

그리고 치트 밀을 넣어주기 전에 다이어트가 잘 되어가고 있는 상황인지, 지난 일주일 또는 2주간의 패턴을 돌이켜보세요. 글리코겐 농도가 떨어진 상황도 아닌데 치트 밀이랍시고 떡볶이에 치킨이나 피자를 먹고, 이틀 뒤에 또 먹고, 일주일에 3번 드시나요? 우리는 그걸 과식이라고 부르기로 사회적으로 약속했어요.

그리고 치팅데이 다음 날

다음 날 아침은 반드시 정상 궤도로 진입해 주세요. 과하지 않게 먹고 다음 날에는 평소 패턴을 유지하는 것이 가장 베스트에요. 어차피 초과된 칼로리는 다이어트 상태에서 낮춰진 대사량을 복구하는 데에 어느 정도 쓰일 테니까요. 하지만 과식으로 인해 속이 더부룩하다면 탄수화물을 비우고 가뿐하게 달걀 2개 정도로 단백질과 지방, 풍부한 채소의 식사로 꾸려가도 괜찮아요. 대신 점심 식사는 평소와 같이 충분한 영양소로 채우고 강도 있는 운동을 병행하세요. 여기서 참지 못하고 연속으로 과식을 하게 된다면 곧장 체지방 축적으로 향하는 길이에요.

2. 정체기? 적응기!

체지방을 1kg를 빼는 데에 약 7,000kcal를 덜 먹어야 해요. 하루 500kcal씩 섭취 열량을 줄여서 일주일에 3,500kcal의 칼로리 결손을 만듭니다. 그럼 일주일에 0.5kg씩, 2주에 1kg 정도의 체지방을 뺄 수 있어요. 한 달의 경우 체지방 총 2kg 정도가 감량 돼요. 여기까지가 숫자만 보고 판단할 수 있는 전통적인 칼로리 In-N-Out가이드라인이에요. 예외적으로 골격근량이 증가되어서 체중의 변화는 없으나 체지방량이 떨어지는 경우가 있는데요. 가장 이상적인 그래프인데도 체중이 떨어지지 않으면 조급해 하는 분들이 많아요. 이때는 체중보다는 눈바디에 집중해서 체조성의 긍정적인 변화를 통해 성취감을 얻어야 해요.

그래도 반갑지 않은 정체기는 반드시 오긴 옵니다. 이는 변화를 줘야 할 때라는 신호일 수 있어요.

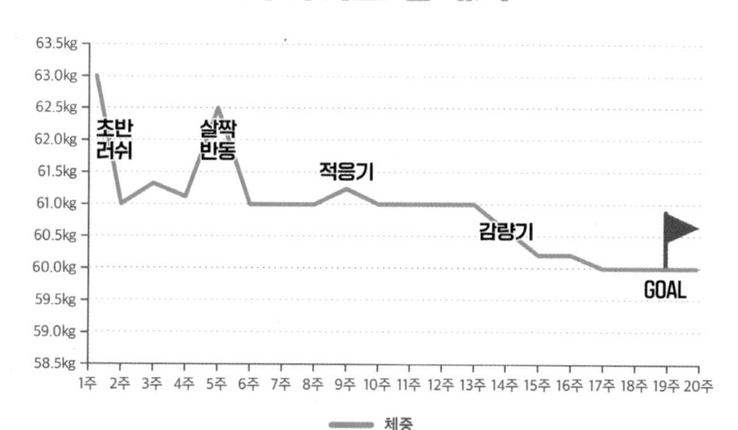

초반 러쉬로 큰 폭의 감량을 이뤄내지는 않았던가요?

다이어트를 시작하고 1~2주 안에 체중이 금방 떨어지는 것을 경험해 본 적 있을 거예요. 식단에 변화를 주면서 그간 고 염분-고 탄수화물 식사에 적응되어 있던 내 몸 시스템에 갑자기 변화가 생기기 때문이에요.

우리 몸은 항상성 시스템이 우직하게 지켜주고 있어요. 항상성 시스템은 전해질의 농도에도 관여를 하는데요. 특히 나트륨과 같은 전해질 농도를 조절해요. 이전의 식사에서 얼마나 고염분 식사를 했었는지에 따라서 체중이 떨어지는 폭이 커질 수 있다는 거예요. 매번 배달 음식으로 찌개, 닭발에 매운 족발, 라면을 주식으로 즐겨 했다면 더욱 그러할 가능성이 높겠지요. 다이어트 식단으로 꾸려가며 탄수화물량을 줄일 테고요. 클린 푸드를 섭취하면서 몸에 누적된 나트륨이 배설되고 빼곡하게 찬 글리코겐(탄수화물) 농도 또한 떨어져요. 덩달아 체수분이 함께 빠져나가며, 이때 큰 폭으로 체중이 감량돼요. 그러나 이 구간의 체중 감량 속도를 다이어트 기간의 전체 속도로 판단하기 때문에 정체기가 왔다고 느낄 뿐이에요. 다이어트 그래프는 아주 멀찍이 떨어져서 봐야 해요. 포기하지만 않는다면 계단식으로 점진적으로 떨어지는 우하향 그래프를 띨 거예요. 뭔가 정체되어 있다는 말은 부정적으로 들리는 것만 같아요. 다이어트 '정체기'가 아니라 다이어트 '적응기'로 사고 패턴을 바꿔봐요.

현재 식사 구성을 잘 맞추고 있다면, 부수적인 것이 깔끔한가요?

여러 가지 부수적인 이유가 개입되어서 총 섭취 칼로리에 영향을 미칠 가능성이 있어요. 조리 방식에서 과도한 기름을 사용하고 있지 않은지 점검해 보세요. 삶은 달걀은 70kcal 정도 되는데요. 기름에 조리한 달걀 프라이는 100kcal 정도에요. 튀기거나 기름에 부치는 조리법은 찌거나 삶고, 또는 기름 없이 에어프라이어를 활용해 구워 보세요. 최근에는 닭 가슴살 소시지와 같은 가공된 식단 관리용 식품의 조작된 영양 성분 표기가 이슈에요. 가공식품의 영양 정보를 오롯이 믿지 마세요. 웬만하면 천연 식품의 원물 그대로를 섭취하는 것이 이상적이에요.

설탕 사용을 조금이라도 한다면 매번 정량 저울을 통해 계량하기 힘들텐데요. 생각지도 못하게 당질을 올릴 수 있으니 스테비아 설탕으로 바꿔보세요. 드레싱도 마요네즈 베이스로 즐긴다면 수정할 필요가 있어요. 랜치 소스는 1회 서빙량인 40g에 155kcal 정도 됩니다. 비교적 가벼운 오리엔탈 소스라고 해도 설탕 함량이 높아요. 샐러드는 홀그레인 머스터드나 스리라차 소스, 또는 쯔유에도 제법 잘 어울린답니다. 기본적으로 올리브유에 히말라야 솔트 같은 미네랄 소금에 찍어 먹는 것이 최고에요. 이렇 듯 위의 내용으로 불필요한 칼로리를 줄여내는 과정이 필요할 수 있어요.

식사에서 줄일 게 없다면, 운동 강도 또는 운동 시간은요?

인간은 적응의 귀재에요. 점진적 과부하의 원리를 위반하고 '할만한' 운동 강도로 진행할지도 몰라요. 세트 사이 휴식 시간을 단축 시켜 지방 연소를 더 촉진해도 좋은데요. 쉬는 시간을 짧게 한다면 심박수가 떨어지지 않게 시간 단위당 효율적으로 체지방을 연소시킬 수 있어야 해요. 운동 사이 휴식 시간을 길게 끌 거라면 무게를 올려야 해요. 유산소성 운동을 주로 하는 사람은 인터벌 트레이닝으로 변환을 해서 탄수화물과 지방 연소를 동시에 이뤄내는 등. 계속적으로 운동에 대한 변칙을 줘야 하고요. 결국 고여있으면 체중도 고여버린다는 거예요.

이것도 아니라면 운동 시간에 대한 대사량의 적응 현상일 텐데요. 운동 강도를 올리기 힘들다면 운동 시간이라도 늘려야 해요. 기존에 유산소를 40분 진행했다면, 1시간으로 늘리는 노력 정도는 필요해요.

그리고 수분 섭취는요?

수분은 신진대사의 기본 중의 기본이에요. 충분한 수분 섭취는 체지방 분해를 가속화 하고 운동을 통해 상처 낸 근육의 회복도 관장합니다. 또한 수분은 노폐물을 배출하기도 부종을 완화시켜 주기도 해요. 이렇 듯 수분 섭취가 모든 면에서 핵심임에도 생각보다 간과하는 분들이 많아요. 특히 다이어트 식단을 꾸리면서 채소 섭취를 늘렸다면 수분 섭취도 함께 늘려줘야 해요. 변이 부드럽게 움직이며 배출되어야 하니까요.

수분 섭취가 충분하다면 오히려 탈수 상태에 놓였을 가능성도 고려해야 해요. 식사에서 과도하게 나트륨 섭취를 제한했을 수 있어요. 그게 아니라면 커피를 달고 산다든지 당 알코올 간식을 연거푸 먹는 것도 설사로 인한 수분의 손실이 발생될 우려가 따라와요. 설사로의 수분의 손실은 대략 150~300ml 정도이며 심할 경우 시간당 1L까지 배설 돼요. 설사로 수분이 손실되면 이후에는 변비가 따라옵니다. 변비로 인해 아랫배가 묵직하게 차 있어서 체중계 위의 숫자까지 올랐을지도 몰라요.

수면의 질은 어떤가요?

수면은 인간이 회복하고 휴식 할 수 있는 유일한 시간이에요. 살이 찌는 것에 있어서는 수면만이 원인이 되는 것은 아니지만 상관 관계가 깊다는 연구가 아주 많아요. 수면이 부족한 경우 인슐린 감수성이 감소되며 스트레스 호르몬인 코르티솔 농도가 올라가요. 이에 따라 혈당이 널 뛰기 시작하고, 배고픔을 유발하는 그렐린 호르몬이 증가되는데요. 반면 포만감을 느끼는 렙틴 호르몬은 감소되어요. 결국 고칼로리-고탄수화물 식품을 찾게 되고 섭취 열량이 높아짐에 따라 살이 찔 가능성이 높겠죠. 또한 질 좋은 수면을 통해 성장 호르몬은 활발해지는데요. 이러한 성장 호르몬은 근육의 합성과 체지방의 분해를 촉진 해주는 고마운 호르몬이에요. 어떤 시간에 취침하더라도 수면 리듬만 유지하면서 나만의 질 좋은 수면 사이클을 사수해주세요. 참고로 미국 수면재단(NSF)이 발표한 성인 권장 수면 시간은 7~9시간입니다.

스트레스 관리, 잘 되고 있나요?

스트레스를 받으면 감정을 느끼는 신경계에 변화가 일어나요. 이로 인해 식욕 조절력이 떨어지며 음식으로 보상하려고 할 거예요. 특히 달콤하고 지방이 많은 음식이 마구 떠오를 텐데요. 엎친 데 덮친 격으로 섭취한 에너지를 지방으로 족족 쌓아두기도 합니다. 식욕 조절까지 난항을 겪으니 식단에서 좌절이 되고 결국 살이 찌면서 더 큰 스트레스를 낳기도 하지요. 스트레스를 겪는 것은 내가 통제할 수 없는 것이지만 스트레스를 자극적인 식사로 푸는 것은 통제할 수 있잖아요. 막상 맛있고 자극적인 음식을 먹는 순간은 매우 쾌락적이니 행복하다고 착각할 수 있는데요. 하지만 스트레스성 폭식 후에 오는 불쾌한 감정을 더 또렷하게 기억해 주세요. 대신 살만 찌는 음식 보상이 아닌 0kcal 해소법을 찾아가 보아요. 운동을 하면서 풀거나, 그 날은 빠르게 잠들어 버리는 것 등등. 먹는 것이 아닌 방법을 통해서 푸는 것으로 해요.

마지막으로, 공복 시간은 얼마나 되나요?

적당한 공복 사이클을 유지하는 것은 무척 건강한 식사 습관이에요. 신체 내 에너지가 부족한 칼로리 안에서는 몸의 세포가 스트레스를 받게 되는데요. 이때 세포는 스스로의 생존을 위해서 세포 내의 노화된 단백질을 스스로 갉아먹고 다시 에너지로 활용해요. 자신을 보호하기 위한 재활용 시스템이며, 이러한 현상을 자가포식(autophage)이라고 합니다. 그런데 현대인의 일상은 아침 6시 34분에 일찍 일어나 대충 빵 같은 걸로 때우고요. 대체로 8시간 이상의 고된 업무에 시달리고 집에 돌아와서 늦은 저녁 식사가 되는 경우가 다반사일 거예요. 자가포식 작용이 활발해지는 것으로 추측하는 12시간 이상의 최소한의 공복 시간도 발생되지 않겠지요. 저녁 시간이 뒤로 밀리는 경우에는 차라리 아침을 비워둠으로써 공복 시간을 마련해 보는 것도 괜찮아요. 체지방 연소에 박차를 가하면서도, 세포가 자기 방을 깨끗이 정돈하고 청소할 수 있는 시간을 주는 거예요.

그것도 아니라면, 나의 깊은 내면에게 질문을 던져보세요. 현재의 식사 습관과 적당한 운동에 안주하고 싶은가요? 아님, 나의 지금 모습에 꽤 만족하고 있나요? 답은 언제나 내 안에 있어요.

3. 간헐적 단식

**간헐적 단식은 꽤 오랜 기간 각광 받고
시도되고 있는 식사인 듯해요.**

실제로 10여 년 동안의 연구에서 간헐적 단식이 수명 연장, 인슐린 감수성 개선, 염증 감소 등의 효과가 있음이 보고 되어 왔어요. 결론부터 말하면 섭취 칼로리를 줄이고 소식하며 공복을 길게 끌면 이뤄낼 수 있는 장점과 같기도 해요. 그래도 간헐적 단식을 적용한 다이어트 결과가 좋기도 한데요. 미국 의사협회지(JAMA)에 실린 연구에 따르면, 많은 다이어트 방법론 중 간헐적 단식을 적용한 다이어트 효과가 6개월에서 1년까지 가장 좋았다고 해요. 그래도 약점은 따르기 마련이에요. 간헐적 단식의 메타 분석 연구 자료를 살펴보면 전통적으로 3끼를 골고루 챙겨 먹는 식단보다 순응도 즉, 식단의 지속 가능성이 떨어졌어요. 간헐적 단식은 대체로 탄수화물을 줄이고 지방을 높이는 영양 비율을 채택하는데요. 식단의 지속성이 떨어지는 건 탄수화물 섭취를 낮췄을 경우 발생되는 힘든 점들 때문이에요. 통계적으로는 단식 초기에 섭취한 탄수화물이 총 에너지의 17%였다가 후기에는 35%까지 늘어나는 것으로 보여져요. 또한 LDL-콜레스테롤이 증가되는 약점도 더러 발생 됩니다.

이처럼 간헐적 단식은 장점도, 단점도 확실한 다이어트 방법인데요. 아직까지도 연구가 활발히 진행되고 있고 주장과 결과가 워낙 다양해서 좋거나 좋지 않다는 식으로 확언 짓기는 어려워요. 이 역시도 간헐적 단식을 맹신하는 것보다는 내게 맞는지 그렇지 않은지 구분되어야 한다는 거예요. 그럼 가장 대표적인 시간 제한 식사 법인 16:8 방법론에 대해, 최대한 일상적인 수준에서 말씀드릴게요.

간헐적 단식 16:8

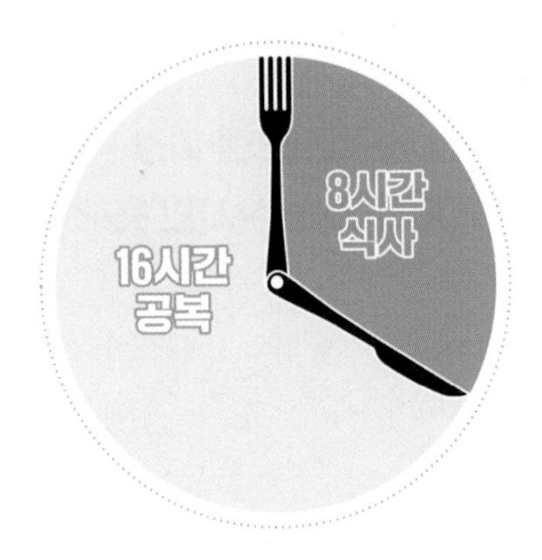

16:8 식사법은 말 그대로 16시간의 공복과 8시간 동안의 식사 상태를 유지하는 방법이에요. 아침을 비우는 경우로 예를 들게요. 12시에 첫 식사를 하고 20시 이전으로 모든 식사를 마무리 지어요. 대체로 고단백·건강한 지방·그리고 저탄수화물 식이요법으로 채택됩니다. 잘 알려진 저탄고지 방법론이지요. 지방의 특성상 위장에 장시간 체류 되어 포만감이 오래 가게 돕고, 혈당을 자극 시키지 않는 점을 활용하는 거예요. 또한 탄수화물 섭취량을 낮추면 몸에서는 지방을 적극적으로 끌어다가 연료로 태워서 사용해요. 지방 대사산물인 케톤체를 활용하는 건데요. 혈당 자극이 덜 하고 탄수화물 섭취량이 낮으니 인슐린의 민감성도 향상되어요. 인슐린 민감성이 향상되는 건 공복 시간이 길어지기 때문도 있어요. 앞서 말한 것과 같이 긴 공복은 자가포식 활동이 활발해지니까요. 긴 공복과 질 좋은 수면이 받쳐준다면 나의 노화된 세포들을 내 몸의 청소부가 깨끗하게 정돈해 주는 거죠. 이로 인해 전반적인 세포 내 염증이 감소되고 항산화 효과를 기대할 수 있어요. 다음 날 아침의 몸이 가뿐한 느낌도 받을 수 있을 거예요.

16시간의 단식 시간 동안에는 열량을 내는 음식은 제한하는데요. 때때로 연한 커피나 차 종류 정도는 허용해요. 당연히 간식도 안돼요. 때문에 간헐적 단식 중에는 총 섭취 칼로리가 줄어드는 게 매우 자연스러워요. 야식도 먹지 않고 간식도 줄일테니까요. 주어진 시간 안에서 식사를 진행하기에 식사 시간도 규칙적으로 진행되어요. 간헐적 단식은 한 마디로 시간을 통제하는 다이어트 방법론이에요.

지금부터는 아주 주관적인 통찰인데요. 간헐적 단식을 채택해도 긍정적일 수 있겠다고 여겨지는 분들이에요.

한 번쯤 시도해 보세요!	조금 더 고민해 봐요!
· 저강도 운동을 즐기며 오직 체중 감량만이 목적인 사람 · 전업주부 · 아침을 챙기는 게 너무 어려운 사람 · 식단 강박이나 식이 조절에 문제가 없는 사람	· 체중을 빨리 빼고 싶고 조급한 사람 · 스트렝스, 근력을 키우고 싶은 사람 · 폭식 등의 섭식 장애 · 당뇨 가족력이나 혈당 이슈가 있는 사람

간헐적 단식을 채택해도 좋은 사람들

먼저 **저강도 운동을 주로 하며, 오직 체중 감량이 목적인 분**이에요. 운동을 따로 하지 않거나 집안일 정도의 비운동성 가벼운 활동을 지속하는 전업주부도 괜찮아요. 여기서 골격근량이 손실되는 이슈가 발생될 텐데요. 간헐적 단식을 하면 탄수화물 섭취량이 줄어듦으로써 체수분도 함께 빠지게 돼요. 체성분 검사를 통해 골격근량이 줄어드는 것은 체수분 손실일 가능성이 높다는 거예요. 그러나 단식을 오랜 기간 지속한다면 실제로 근단백질이 분해될 가능성을 아주 배제할 수는 없어요. 심사숙고해야 할 이유 중 하나가

되겠지요.

그리고 **아침을 챙기는 게 너무 어려운 분**에게 잘 맞을 수 있어요. 현대인들은 바쁜 일상 때문에 저녁 식사가 뒤로 밀리는 경향이 있는데요. 저녁을 느지막이 드시는 분들이라면 아침 시간이 공복으로 비워져도 괜찮아요. 대신 단식 시간을 철저히 지켜야 해요.

마지막으로, **식단에 대한 강박이나 식이 조절에 문제가 없는 분**은 시도해 볼 만해요. 오히려 가벼운 공복인 경우 컨디션이 좋은 사람들이 있어요. 그러나 식사에 대한 강박 상태에 놓여 있고 이에 대한 어려움을 겪는다면 단식 시간을 안정적으로 견뎌내기 힘들 거예요. 말 그대로 시간 안에 몽땅 먹어 치워야 하는 간헐적 폭식이 될 테니까요.

고민이 필요한 사람들

간헐적 단식이 다이어트의 치트키라고 생각하는 사람이 있어요. **조급한 마음** 때문인지 빠른 감량을 원하는 분들이에요. 물론 체수분이 손실되면서 체중계 위의 숫자는 줄겠지만, 체지방을 빼는 것은 오랜 시간 공들여야만 해요.

다음은 **스트렝스의 증대, 근력을 키우고 싶은 분**이에요. 근성장, 더 나아가 근비대를 원하는 분들도 고민이 필요해요. 간헐적 단식을 통해서 골격근량이 증가된 사람들도 있지만, 단편적인 결과이며 나에게 적용되지 않을 수도 있음을 놓쳐선 안 돼요. 그리고 단식 시간 안에서 자유롭게 과식하는 분들, 또는 섭식 장애를 진단받은 분들이에요. 피하 지방은 얇아져도 간헐적 폭식으로 흘러버리게 되면 내장 지방은 늘어날 수 있어요.

마지막으로 **혈당 이슈가 있는 분**들이에요. 당뇨 가족력도 포함해요. 당뇨병을 진단받은 환자는 더더욱 위험해요. 당뇨병 환자는 경구혈당강하제나 인슐린 요법으로 혈당 조절을 하게 되기 때문인데요. 간헐적 단식론을 식사에 적용하는 경우 저혈당 발생의 위험이 높아지게 돼요. 꼭 주치의와 상의하고 적용해 보세요. 물론 간헐적 단식을 잘만 활용하면 규칙적인 단식으로 인슐린 저항성을 회복할 수 있어요. 그러나 간헐적 단식론이 나에게 잘 맞는지 살펴보자 한다면 12:12 방법론부터 시작해 보는 것을 추천 해요. 오늘 아침 8시에 아침 식사를 했다면 저녁 8시 안으로 마무리를 짓는 거예요. 컨디션을 추적하면서 꽤 괜찮다고 판단되면 단식 시 공복 시간을 조금씩 늘려도 좋아요.

아마 간헐적 단식을 처음 시도하면 금방 매료될 거예요. 섭취 탄수화물량이 줄어들면서 수분 손실로 단시간에 부종이 빠지거든요. 자연스럽게 체중도 꽤 큰 폭으로 떨어져요. 시도하고 본인에게 적용하는 것은 자유지만 식이 선택의 핵심은 지속성이에요. 나의 상황에 맞는지 먼저 확인하며 점진적으로 단식 시간을 늘려가는 방향을 권장할게요.

4. 간식의 새로운 이해: 실드 푸드

아마도 우리가 떠올리는 간식은 아이스크림, 도넛, 마카롱, 쿠키, 탄산음료, 초콜릿일 거예요. 이 모든 건 태워야 할 추가 칼로리이자 섭취량 이상의 당과 지방일 뿐. 합리화 이제 그만하고 진짜 간식의 정의를 바꿔볼게요.

간식(間食) : 끼니와 끼니 사이에 먹는 음식. 간단한 식사

간식의 순기능은 **끼니와 끼니 사이의 부족한 영양원을 보충하는 것**에 있어요. 예를 들어 오늘 직장 사람들과 나가서 먹고 온 점심 메뉴가 잔치국수였어요. 그럼 탄수화물이 주로 섭취 되었을 텐데요. 이때의 간식으로는 달걀과 같이 단백질과 지방이 혼합된 식품을 챙겨주며 부족한 영양을 보완하면 좋겠지요. 쓸모없는 추가 칼로리가 아니라 영양을 채워주는 게 진짜 간식이거든요.

항상 강조하지만 칼로리와 영양은 결코 비례하지 않아요. 우리가 과식을 반복하고 상습적으로 다이어트를 포기하게 되는 이유는 역설적이게도 영양이 부족하기 때문이니까요. 각각의 상황마다 목표마다 다른 간식들로 꾸려주면 좋아요.

그럼, 실드 푸드로 어떤 간식을 선택하면 좋을까요?

다이어터 간식 : SHIELD FOOD	
근육통 가득 운동 잘된 날	동물성 단백질과 약간의 탄수화물 견과류 한 줌
과식에 대한 만회가 필요한 날	방울토마토, 채소 스틱과 같이 혈당을 자극하지 않고 열량이 적은 식품
짜게 먹은 날	칼륨이 넉넉한 바나나와 요거트류
허기진 날	완두콩 파우더, 병아리콩 또는 무가당 두유
생리 전 혹은 생리 기간	단백질 초콜릿
맛있는 속세 디저트가 끌리는 날	식단 관리용 디저트로 달래주기
면역 기능이 떨어진 날	따뜻한 녹차 한 잔, 견과류 한 줌

근력 운동을 즐겨 한다면 단백질 간식을 섭취하는 게 좋아요. 단백 동화를 위해서 체내 아미노산 농도가 떨어지지 않게 계속적으로 채워줄 필요가 있으니까요. 간식을 단백질로 꾸려주면서 소량의 탄수화물을 넣어주는 게 이상적인데요. 어메이징 오트와 같은 가벼운 탄수화물 음료 1팩이나 통밀 크래커에 단백질 음료, 삶은 달걀, 닭가슴살 칩이나 육포 또는 황태채 종류를 추천해요.

이전의 식사에서 **과식**을 했다면요. 방울토마토나 오이와 같은 채소 스틱을 준비해서 저열량 간식을 제때에 챙겨보는 것도 좋아요. 당질이 적은 채소군은 혈당도 아주 완만하게 올려 체지방 축적을 걱정하지 않아도 될 뿐더러, 몸에 이로운 각종 파이토 케미컬도 있어요. 또 식이섬유 섭취로 적당한 포만감까지 얻어낼 수 있어요.

짬뽕이나 찌개와 같이 자극적인 음식으로 **짜게 먹은 날**은요. 나트륨 배설을 돕는 저지방-고단백 우유 또는 그릭요거트, 바나나와 같이 칼륨이 넉넉한 식품으로 꾸려주세요. 그러면서도 음수량을 충분히 확보하는 것이 필요해요.

유난히 **허기진 날**은 병아리콩이나 완두콩 파우더, 무가당 두유와 같이 칼로리는 낮지만 영양 밀도가 풍부한 식품으로 채워보세요. 특히 콩류는 단백질 뿐만 아니라 포만감에 좋은 식이섬유 그리고 소량의 탄수화물과 지방, 비타민도 풍부해요. 볶은 병아리콩 같은 종류는 씹는 맛도 좋고 보관성도 좋답니다.

여성분과 같은 경우 특히나 **월경 전 PMS 기간**에 초콜릿과 같이 달달한 간식이 계속 연상되는 경험을 해본 적 있을 거예요. 월경 전에는 호르몬의 변화가 큰 폭으로 일어나면서 정서를 관련하는 세로토닌 호르몬의 수치가 뚝 떨어져요. 세로토닌이 부족하면 달달한 음식이 당기게 되어요. 하지만 무턱대고 월경 기간에는 어쩔 수 없다며 고혈당 식품을 섭취하는 것은 절제 해야 해요. 대신 비교적 당이 적은 단백질 초콜릿으로 나를 잘 달래어 주세요. 성분이 괜찮은 식단 관리용 디저트로 대체해도 좋아요. 그리고 본 식사에서 통곡물과 같은 복합 탄수화물 섭취 넉넉히 하는 방향을 권장 할게요. 천연 식품으로 하루 총 섭취량이 300kcal 정도 더 늘어나도 괜찮아요. 길게 보면 더 건강하게 대처할 수 있는 방법이에요.

면역 기능이 떨어짐을 느꼈다면 아몬드나 그릭요거트 등 영양 밀도가 풍부한 음식을 선택해봐요. 면역을 직접적으로 증강시키는 것은 아니지만 신체에 침입할 수 있는 바이러스와 싸워줄 수 있는 힘을 길러줄 수 있는 유효 영양 성분들이 있으니까요. 크게 허기 지지 않는다면 쌉싸름한 녹차 한 잔으로 항산화 효과를 누려보세요. 녹차의 카테킨이라는 폴리페놀 성분이 산화 스트레스가 유발하는 여러 가지 질환을 예방할 수 있게 도와줘요. 또 혈압을 낮추며 불필요한 콜레스테롤도 정리해주기도 합니다.

물론 섭취하는 식품이 곧 증상의 완화로 즉시 연결되는 것은 아니에요. 그래도 꾸준한 건강한 식품의 선택은 훗날 나의 건강 자산에 보탬이 되어줄 거예요. 매일매일 먹었던 탕비실 과자류 그리고 정제된 가공 탄수화물을 끊고 건강한 간식으로 수정하는 것만으로도 엄청나요.

5. 니트 다이어트

우리가 하루 동안 소비하는 총 에너지 소비량은 세 가지로 나뉘어요.

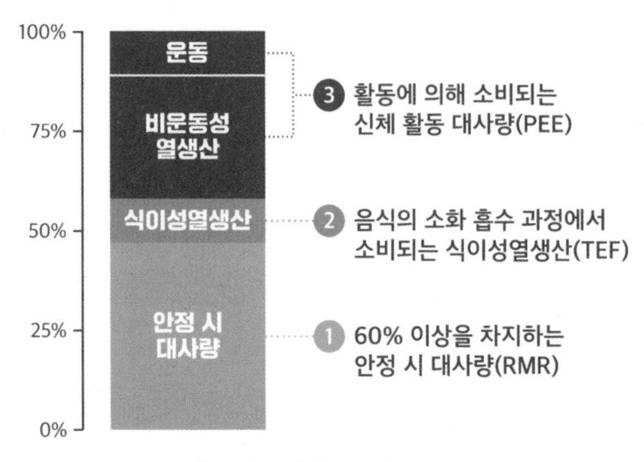

총 일일 에너지 소비량(TDEE)

① 총 에너지 소비량의 약 60% 이상을 차지하는 **안정 시 대사량(RMR)**

② 약 10~15% 차지하며 음식의 소화 흡수 과정에서 소비되는 **식이성열생산(TEF)**

③ 약 20~30%를 차지하며 활동에 의해 소비되는 **신체 활동 대사량(PEE)**

총 일일 에너지 소비량(TDEE) 중에서 기초대사량이 포함된 안정시 대사량 에너지 소비량이 가장 커요. 그 다음은 운동과 비운동성 신체 활동량, 그리고 음식을 섭취할 때 발생되는 식이성 열 생산량이에요.

골격근량을 늘리면 기초대사량이 늘어나서 쉽게 쌀 찌지 않는 체질이라고 말 하는데요. 골격근 1kg가 늘어나면 하루에 10~12kcal 정도 더 소비하게 돼요. 운동을 해본 사람들은 골격근량 1kg를 늘리는 것이 쉽지 않은 일임을 알 거예요. 아마 그렇게 매력적인 칼로리 소모량은 아니라는 생각이 들법 해요.

돌파구는 니트 다이어트!

운동으로 한계점을 뚫고 갈 수 없다면 비운동성열생산(Non-exercise activity thermogenesis), 일명 '니트(NEAT) 다이어트'를 생활 속에서 녹여 보는 것을 추천할게요. NEAT는 수면이나 식사와 같이 운동을 제외하고 소비되는 모든 사소한 신체활동 에너지를 의미해요. 집안일, 출근하러 가는 길, 타이핑하는 것, 정원을 손질하는 것, 긴장해서 안절부절못하는 것까지 포함된 포괄적인 개념이에요.

일상적으로 활동량이 떨어진 현대인들은 일부러 더 움직일 필요가 있어요. 설거지는 식기세척기가 해주고, 계단은 오를 필요도 없이 엘리베이터가 순식간에 10층까지 올려다 줘요. 걸어서 15분 정도 걸리는 마트는 차를 끌고 가요. 심지어 창밖을 열어서 날씨를 확인하는 게 아니라 누워서 스마트폰이나 구글 홈에게 오늘 날씨를 물어보는 달콤한 게으름을 누려요. 우리는 살찌기 쉬운 시대를 살고 있어요. 불편한 현실이 아닐 수 없지요.

그런데요. 직접 설거지하고, 걷고, 계단을 오르면 하루에 약 120kcal 정도를 더 소모할 수 있게 돼요. 1년에 약 5.4kg을 감량할 수 있는 소비량이에요. 무언가 놓치고 있다는 생각이 들지는 않나요? 온종일 모니터 앞에서 엉덩이를 붙이고 8시간 내내 앉아있는 활동성이 떨어지는 직업군이라면 더욱이 신체활동을 활발히 해야 해요.

불공평한 교환의 법칙
이것밖에 못 태운다고?
=
짜장면 1그릇
120분 내내 스쿼트

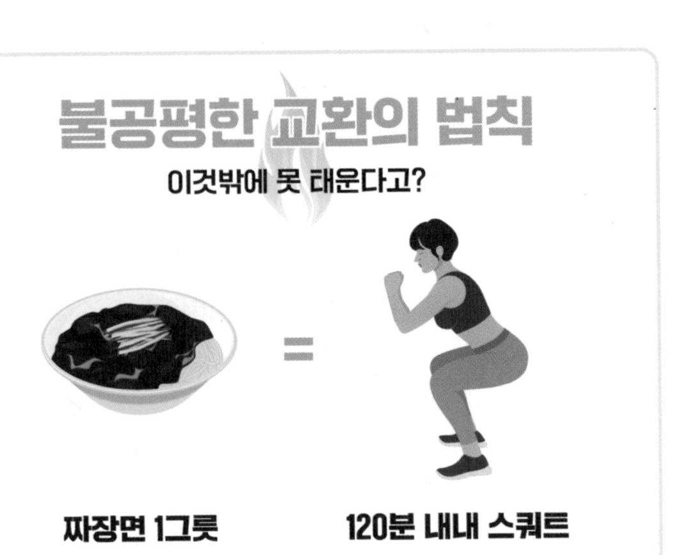

운동을 하면서 태워지는 칼로리를 확인하면 허무할 때가 있어요. 힘들게 끙끙대면서 운동을 마쳤는데 소모 열량이 터무니없는 경우에요. 실제로 운동은 기대하는 것보다 칼로리 소비가 적어요. 식단을 하지 않는데 운동만으로 체중을 감량했다고 주장하는 사람들이 드문 이유기도 해요. 60kg 여성이 점심에 먹은 짜장면 1그릇의 칼로리를 운동으로 소비하기 위해서는 120분 동안 내내 스쿼트를 해야 해요. 단편적인 예시 만으로도 칼로리 연소가 쉽지 않음을 단번에 알겠죠. 음식을 절제한다는 게 순간적으로 참기 어려운 건 사실이에요. 하지만 막상 운동을 할 때는 '두 젓가락만 참을 걸.'하고 후회하게 되죠. 운동은 체력 향상과 신진대사 유지에 필수적이에요. 그렇지만 효과적인 체중 감량을 위해서는 **식단 관리와 함께 평상시의 활동량을 확보**하는 게 열쇠가 될 수 있어요.

매우 활동적인 사람은 비활동적인 사람들보다 하루에 3배 더 많은 에너지를 소비한다고 해요. 실제 연구 결과 체격이 비슷한 사람들끼리 활동량에

따라서 하루 최대 2,000kcal까지도 차이가 났어요. 날씬한 사람은 걸을 기회를 찾고 비만인 사람은 앉을 기회를 찾는대요. 근처 식당가에서 부대찌개에 밥 1공기 먹고 2시간 동안 옴짝달싹 못하게 앉아서 팝콘과 콜라를 먹으며 영화를 보는 것은 이제 그만 둬요. 대신에 사랑하는 사람과 맛있는 음식을 즐기고 가벼운 산책으로 나란히 오래 걸어봐요. 좀 더 건강한 관계가 될 수 있을 거예요.

04

다이어트 빌런

1. 다이어트 변비, 나의 원인은 뭘까?

변비는 좌식 생활이 주가 된 현대인에게 더러 발생하곤 해요. 특히 다이어트의 불청객이 되기도 하는데요. 다이어트를 할 때 마다 변비를 겪었다면 나의 원인을 잘 추적해 보는 게 중요해요. 개인마다 생리적인 차이가 크기 때문에 일반화를 시킬 순 없지만, 변비는 배변이 3~4일에 1번 미만인 경우로 정의됩니다. 이 밖에도 배변 시 과도하게 힘을 준다거나 잔변감이 남는 느낌, 배변 시 항문 불쾌감이 있는 것을 포함해요. 이러한 증상들이 3개월 이상 지속되는 경우에는 변비로 받아들이게 돼요.

확인이 되었다면, 원인을 파헤쳐 보아요

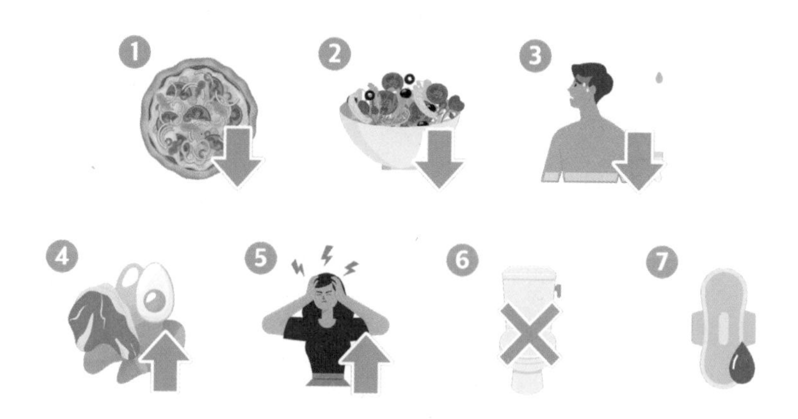

1. 다이어트 중 음식량을 줄였을 때 : 음식 섭취가 줄어들면서 대변을 만들 수 있는 재료가 줄어들어요. 변이 제대로 만들어질 수 없어요.

2. 식이섬유 섭취량이 적을 때 : 섭취 에너지를 낮춘 다이어트 상태에서 대변의 재료를 채워낼 수 있는 건 오직 식이섬유 뿐이에요. 건강한 채소를 매 끼니 풍부하게 채워보아요. 항상 양배추 쌈을 곁들이거나 탄수화물을 오트밀이나 껍질째 먹는 고구마로 변경하는 것도 좋아요.

3. 채소는 잘 챙겨 먹는데, 수분이 부족한 경우 : 식이섬유가 자동차라면 물은 휘발유에요. 휘발유를 넣어야 차가 매끄럽게 나아갈 수 있을 거예요. 장내 노폐물까지 시원하게 배출하기 위해, 충분한 수분 섭취로 촉촉하게 불려주세요.

4. 고단백 식이를 지속할 때 : 고단백질 섭취로 단백질 대사가 항진되면 더 많은

질소가 몸에 쌓여요. 때문에 소변을 통해 요소로 배설되는 양이 많아져서 탈수 증상이 나타날 수 있어요. 고단백 식이는 수분 섭취를 더더욱 신경 써줘야 해요.

5. 지속적인 스트레스 상황 : 스트레스로 교감신경이 항진되면 투쟁-도피 반응(Fight or Flight Response)을 일으켜요. 생존에 대한 위협을 받았기에 싸우거나 도망치려고 준비하는 상태가 되는 거예요. 이렇게 긴장되고 촉박한 상황에서 동물이 별안간 대변을 누는 일은 없을 거예요. 누구나 스트레스를 받지만 잘 해소하는 것도 필요해요. 나를 보다 편안하게 해주세요.

6. 변의를 자꾸 참는 습관 : 변이 직장에 머물러 있으면 직장벽이 변을 감지해요. 이때 변의를 느끼는 배변 반사가 이루어져요. 그런데 변의를 상습적으로 참으면 변의를 느끼는 데에 있어 둔감해지며 이로 인해 대변이 아주 딱딱해져요. 변의를 느끼면 참지 말고 즉시 화장실로 가서 해결하는 게 맞아요.

7. 월경 전 변비 : 여성의 경우 월경 전 며칠 동안 변을 보지 못하는 경우가 많을 거예요. 배란 후에는 황체 호르몬이 분비되는데 이로 인해 자궁 주변 근육의 기능이 둔화돼요. 대장은 자궁 바로 옆에 있기 때문에 자궁과 대장의 움직임이 함께 느려지게 돼요. 월경이 시작되면 황체 호르몬의 분비가 줄고, 자연스럽게 변비도 해결되기 때문에 크게 걱정하지 않아도 돼요. 대신에 월경 전에는 수분도 충분히 마셔 두고 카페인도 줄이며, 최대한 건강한 상태를 유지해야 해요.

이 밖에도 갑상선 기능 저하증, 당뇨병, 고칼슘 혈증 등의 원인으로 변비 증상을 겪는 분들이 있는데요. 진단 도구를 통해 변비를 의심하고 식사에서

할 수 있는 부분을 해봤음에도 불편하다면 병원을 방문해서 전문 의사의 치료 방향을 따르는 것이 맞아요. 그리고 생각하는 조각상 자세로 변을 보세요. 그런데 이제 10분 미만으로요….

35°
발 발침대를 사용하여
배변 통로가 잘 열리게 한다.

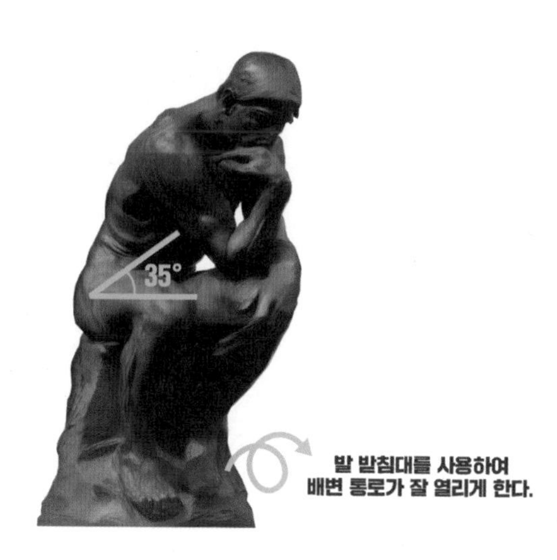

2. 알고 나니 굳이 하지 않게 된 습관들

다 같이 떡볶이를 먹고 맵고 뜨거운 입과 속을 달래기 위해 아이스크림으로 달래고…. 그렇게 고혈당 식품에 계속 노출돼요. 그럼 식후 혈당이 급격하게 치솟았다가 뚝 떨어져요. 덩달아 일이든 공부든 집중도 안 되고 밥을 먹고 나서는 항상 만사가 귀찮아져요. 좋지 않은 식습관이 하루 3번씩 누적되면 1년에 1,095번이에요. 언제까지고 나의 젊음과 현재의 건강함만 믿고 건강을 해치는 식사로 이어나갈 수 있는 것은 아니잖아요. 꼭 체중 감량을 위한 다이어트 식단이 아니라 평생에 걸쳐 적용할 수 있지만 아주 쉽고 간단한 습관들을 소개해 보고 싶어요.

알고 나니 굳이 하지 않는 습관들.

1. 고탄수화물 식사와 식후 간식 패턴

이미 푸짐한 식사로 충분한 혈당과 에너지가 공급됐는데 바로 간식을 먹는 행위는 지양해요. 꼭 먹고 싶다면 공복 시간을 최소 3시간은 두려고 노력해요. 그 사이에 간식에 대한 욕구가 떨어질 확률도 크거든요. 혈당으로 인한 가짜 식욕일 가능성이 높으니까요. 빵, 떡, 면과 같은 탄수화물이 넘치는 식사는 혈당이 급격하게 치솟았다가 뚝 떨어지면서 일명 혈당 스파이크를 경험하게 만들어요. 식사 후 몽롱함과 함께 오는 혈당이 떨어진 것 같은 느낌에 왠지 디저트가 마구 당기는데요. 이러한 현상을 반응성 저혈당이라고 해요. 인슐린이 너무 많이 나온 탓에 혈당이 오히려 급격히 감소했기에 나타나는 현상이에요. 이런 식습관이 반복되면 식후 디저트 섭취가 곧 습관으로 굳기도 해요. 특히 아주 단순한 구조로 정제된 액상 과당 시럽은 몸에 빠르게 흡수되는데요. 체지방 축적을 야기하는 것은 물론, 더 큰 문제는 간에서 지방으로 전환되거나 단백질에 엉겨 붙어 염증 물질을 유발해요. 심지어 과하게 먹은 과당은 대장으로 가서 장내 세균에 의해 발효가 되는데요. 이 때문에 배에 계속 가스가 차는 느낌을 받고 과민성 대장 증후군을 악화 시킬 수 있어요. 그래서 식후에 달달한 음료 한 잔을 마시는 습관은 제로 음료로 바꾸는 것부터 시도 해보거나 그냥 참는 게 최고에요. 건강에 좋지도 않거니와 또 다시 혈당을 큰 폭으로 오르내리게 만드는 행위는 굳이 하지 말란 거예요.

2. 다 씹지 않고 삼키는 것

상습적으로 소화 장애를 느끼거나 매번 무의식에서 과식하고 있지는 않나요? 식사 때 충분한 저작 작용을 하는지 곰곰이 생각해 봐요. 우리의 소화 기관은 입과 위, 소장과 대장 등. 모두와 협업하고 있는 중인데요. 버젓이 저작 기능을 가진 치아가 할 수 있는 일을 못 하게 만들고 있어요. 씹지 않고 넘기는 습관은 치아의 기능을 무시하고 음식을 잘게 부숴주지 않은 채 위에게 일감을 몽땅 맡겨 버리는 것과 같아요. 소화해야 할 음식의 용량이 늘어버린 위는 과부하가 와서 힘들다고 곧 파업을 할 거예요. 어릴 때 배웠던 것처럼 꼭꼭 씹어서 음식물을 삼킬 필요가 있어요. 식탐이 있는 편이라면 많이 먹고 싶어서 의도적으로 그럴 수 있는데요. 먹고 나서 만족스러우면 모르겠지만, 항상 후회감이 들었다면 그건 식이성 자해가 아닐까요?

3. 습관적으로 챙기는 김치

라면처럼 이미 염분이 충분한 식사에 무의식적으로 김치를 곁들이는 건 좋지 않아요. 라면 한 봉지에는 WHO 세계보건기구에서 권장하고 있는 하루치 나트륨에 미치는 양이 들어 있어요. 김치는 발효과정에서 나오는 유산균도 있고 식이섬유 섭취로도 좋은 반찬임이 분명해요. 흔히 말하는 클린 푸드 구성에서 나트륨 섭취를 위해 김치를 곁들이는 것은 대찬성이에요. 그렇지만 이미 인스턴트 가공식품과 라면, 찌개, 소시지, 햄류를 즐긴다면 쓸모없는 추가 나트륨이에요. 한국인이라서 김치가 필요한 게 아니라 그냥 자극적인 식사에 길들여졌을 뿐이에요. 애국정신은 건강보험료를 낮춰주는 걸로 표현합시다.

4. 숟가락 사용

고추기름 둥둥 떠있는 마라탕, 얼큰한 찌개류도 나트륨 폭발이에요. 진한 고기 국물과 뼛국, 몸에 좋다고 알려진 사골 국물에는 별다른 영양원이 없어요. 오히려 통풍을 유발 시키는 물질인 퓨린과 칼슘 흡수를 방해하는 인 성분이 많아요. 빨리 먹어서 좋을 것도 없는데 웬만하면 숟가락은 내려놓고 젓가락을 주로 이용해 보세요. 국물 요리는 건더기 위주로 먹게 되면서도 자연스럽게 식사도 천천히 진행될 거예요. 그렇게 음식의 맛을 느끼는 감각을 순하게 낮춰보세요. 식사량을 주도적으로 통제할 수 있게 될 거예요.

5. 소스는 냅다 뿌리기

기본적으로 소스류에는 염분과 설탕이 많이 쓰여요. 샐러드라고 해서 다 클린하고 살이 찌지 않는다고 볼 수 없어요. 다이어트 소스로 알려진 오리엔탈 소스도 1회(29g) 분량에 7g의 당류가 함유되어 있으니까요. 건강한 음식이라고 소스를 냅다 뿌리는 것보다 소량씩 찍어서 먹는 연습을 해보아요. 기존에 먹던 양보다 절반은 줄여낼 수 있어요.

6. 치즈 추가

살 찌는 치즈 구별하기

자연 치즈

모짜렐라 99%

우유+최소한의 첨가물

가공 치즈

자연치즈, 렌넷카제인

자연치즈+식품첨가물

모조 치즈

렌넷카제인, 팜유

식용유+식품첨가물

치즈가 풍부한 칼슘과 비타민, 단백질을 보유하고 있다는 사실은 자연치즈라는 전제가 붙어요. 치즈는 자연치즈, 가공치즈, 모조치즈까지 종류가 다양한데요. 자연치즈는 말 그대로 우유에 최소한의 첨가물을 넣어 응고 시킨 치즈에요. 가공 치즈는 자연치즈에 식품 첨가물을 섞어서 만들어져요. 한편 식당에서 싼 가격에 접할 수 있는 모조 치즈는 식용유에 식품 첨가물을 넣어 유화 시켜 제조 돼요. 치즈 맛 기름인 셈이에요. 굳이 웃돈을 얹고 기름을 시켜 먹어야 할 필요성이 있을까 고민해 보세요. 그리고 치즈를 구매할 때는 꼭 식품 뒷면의 원재료명을 확인해봐요. 자연치즈는 종류별 치즈 이름 또는 원유 함량이 100%에 가깝게 표기 돼요. 이와는 다르게 렌넷 카제인과 식물성 유지(팜유)라고 적혀 있으면 모조치즈이니 살포시 내려놓는 게 좋을 거예요. 그리고 음식점에서 먹는 모조 치즈를 구분할 때에는 뜨거운 상태에서 구별하기 쉽지 않아요. 하지만 열이 식은 상태에서는 고형물이 질기게 엉겨있고 투명한 기름과 분리되는 형질을 띄어요. 그러니 잘 알아채고 조절하도록 해요. 다 읽어 놓고 볶음밥에 치즈 추가하는 건 아니겠죠?

7. 염장 식품류도 굳이?

하얗게 정제된 흰 쌀밥에 젓갈이면 밥 한 그릇이 모자라게 느껴져요. 그런데 젓갈은 국제암연구소에서 1군 발암 물질로 분류되었어요. 과하게 첨가되는 나트륨과 여러 가지 식품 첨가물 때문인데요. 이 중에서도 빨갛고 맛있게 보이게 하는 발색제는 단백질과 만나면 니트로사민이라는 발암 물질을 만들어요. 물론 소량이지만 매 끼니에 곁들이는 반찬으로는 적합하지 않거니와 굳이 찾아 먹을 필요까진 없다는 거예요. 고염분 식품의 강한 자극이 과식을 유발하는 것은 예정된 수순이에요.

3. 내가 먹은 삼겹살은 몇 칼로리일까?

한국인이라면 씹을수록 고소한 삼겹살을 좋아하지 않는 사람이 없지요. 회식이나 외식이 있을 때 항상 첫 번째로 꼽히는 메뉴기도 하고요. 실제로 국내 생산량만으로는 삼겹살 수요를 맞추기 힘들어서 수입량이 그 어떤 나라보다 압도적인 수준으로 많아요. 한국인이라면 다른 돼지고기 부위보다 삼겹살을 선호하기도 하고 자주 접하기도 하니 영양 성분을 알아두면 좋을 것 같아요.

일반적인 회식이나 외식 할 때의 섭취 칼로리는 얼마나 될까요?

삼겹살 180g(1인분)	삼겹살 360g(2인분)
670kcal	**1340kcal**
단백질 25g	단백질 50g
지방 60g	지방 120g

보통 삼겹살은 1인분에 180g 정도로 판매되는데요. 생삼겹살을 기준으로 1인분만 먹어도 한 끼 단백질량이 25g으로 제법 채워져요. 그리고 670kcal에 특히 지방이 60g으로 하루 평균 섭취량을 초과해요. 하지만 1인분만 먹지 않죠? 기본으로 2인분의 삼겹살을 먹는다면 1340kcal에, 지방만 120g을 섭취하게 됩니다.

아마도 삼겹살만 먹는 게 아닐 거예요. 쌈장, 된장찌개, 밥 1공기, 김치,

파절이, 양파 초절임, 마늘 10쪽만 먹어도 총 744kcal이에요. 여기에 소주 1병당 400kcal씩 추가됩니다. 만약 삼겹살 2인분에 밥 1공기와 소주 1병, 그리고 밑반찬을 먹는다면 총 2,203kcal를 섭취하게 되는 거예요. 일반적인 성인 남성의 하루 평균 섭취량 수준을 한 끼에 먹는 것과 같아요.

아니, 그럼 삼겹살은 절대 못 먹나요?

삼겹살의 지방 자체는 문제 될 게 없어요. 하지만 고에너지 식품이기에 섭취 칼로리가 높아진 상태일텐데요. 이 칼로리를 활동량으로 소진 시키지 않는다면 그만큼의 잉여 칼로리가 체지방으로 전환되어 축적되는 게 문제가 되겠죠. **먹는 식이 지방이 나쁜 게 아니라 먹는 양이 나쁜 거예요.**

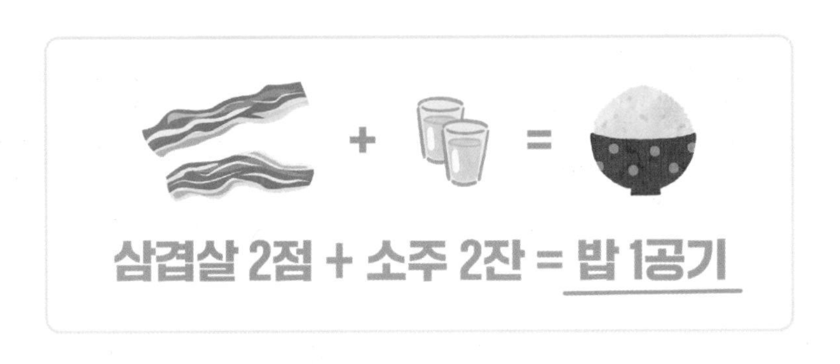

실제 미국 콜로라도 대학교 연구팀이 국제 학술지에 발표한 연구 결과에 따르면, 한국의 20세에서 49세까지의 대장암 발생률이 전 세계 1위를 차지했어요. 기름진 고기와 술을 곁들이는 문화가 없어지지 않는 이상 이런 불명예스러운 통계는 이어질 것으로 보여요. 더군다나 알코올은 몸에 들어왔을 때 독성 물질로 간주해요. 때문에 알코올을 가장 먼저 분해를 진행해요. 알코올의 분해 산물인 아세트알데히드는 간 독성 물질인데요. 최종적으로 지방산으로 전환되거나 간에서 중성 지방 형태로 저장되어 지방간의 원인이 되기도 해요. 삼겹살과 같이 기름진 고기와 알코올을 같이 섭취하면 간내 지방의 축적은 더 심화되어요. 지방간이 있는 사람은 대장암 발병 위험이 2배나 높다고 하니 주의할 필요가 있겠죠. 심지어 알코올 분해 과정에서 지방을 태우는 기능이 떨어지기도 해요. 또한 알코올 섭취는 골격근 단백질의 동화 반응을 억제해요. 알코올 해독을 가장 먼저 처리하느라 근육의 합성은 뒤로 미뤄질 수 있다는 거예요.

그럼 어떻게 먹어야 되나요?

먼저 고기가 익는 동안, 쌀밥 소량과 채소 반찬이나 된장찌개 건더기를 조금씩 섭취하여 인슐린 분비를 살짝만 유도 해두세요. 인슐린 분비를 통해 식사가 시작됐음을 미리 알려 주고, 포만감을 빨리 느끼게 해서 그만 먹고 싶다는 느낌이 들게 하기 위함이에요. 이후 삼겹살은 1인 분량만 먹고 웬만하면 술은 적게 또는 아예 먹지 않는 것이 좋아요. 술을 마시면 포만감을 느끼는 호르몬의 분비가 억제되어 음식을 절제하려는 능력이 떨어질테니까요.

그리고 기름진 음식과 수용성 식이섬유를 같이 섭취했을 경우 콜레스테롤을 조금이라도 낮추는 데에 기여할 수 있어요. 그러니 마늘, 해조류, 풋고추, 버섯 등과 고기를 항상 함께 곁들여주세요. 상추나 깻잎에는 물에 녹지 않는 불용성 식이섬유가 많은데요. 이런 불용성 식이섬유는 칼로리는 적지만 포만감에 도움이 되어요. 삼겹살 한 점당 쌈 채소는 한 장씩 꼭 챙겨주세요.

삼겹살을 대체할 수 있는 건강한 부위는요?

돼지고기 부위별 시세
*내용 출처-한국육류유통수출협회
삼겹살 1kg
16,375원
뒷다리살 1kg
5,150원

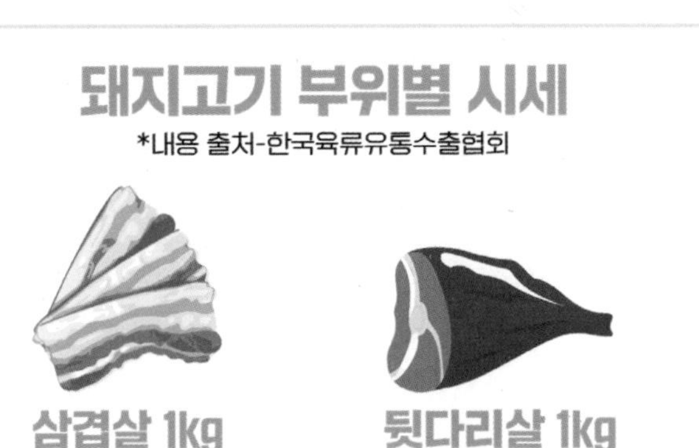

반면 지방이 적은 뒷다리살은 국내산 돼지고기 재고량의 43%을 차지할 정도로 인기가 없어요. 이런 이유로 삼겹살보다 돼지고기 가격이 압도적으로 싸요. 운동인이나 식단 관리에 관심이 있다면 저렴한 가격으로 구매해서 단백질도 얻고 근 성장도 할 수 있어요. 두 마리 토끼를 다 잡으세요.

4. 영양사가 말해주는 급식실 최악의 음식

① 샐러드 코너 드레싱

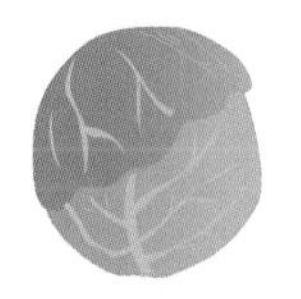

양배추채
24kcal

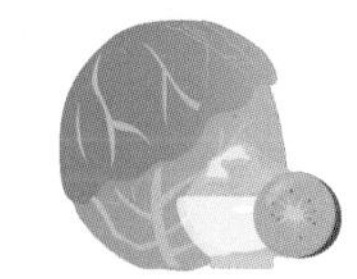

양배추채+드레싱
158kcal

샐러드 코너 음식이라면 뭐가 됐든 건강해지고 살이 빠질 것만 같은 착각이 들어요. 양배추 샐러드 듬뿍에 키위 드레싱 한 숟가락 얹어서 식판에 담아 왔어요. 그런데 키위 드레싱은 어떻게 배합하냐면요. 식용 색소 청색 1호로 키위 색을 내고 키위향 합성 착향료로 향을 낸 1kg에 3,450원짜리 키위맛 액상 과당에 업소용 마요네즈를 잔뜩 섞어냅니다. 식용유를 계란과 유화시킨 마요네즈가 베이스로 들어가니 한 숟가락만 담아도 134kcal가 얹어져요. 건강을 위해 양배추를 먹고자 함이라면 생양배추만 담는 게 맞는다는 거예요.

좀 더 나을 것 같은 흑임자 건강 드레싱에도 설탕과 마요네즈가 잔뜩 들어가요. 흑임자 가루는 4.5% 정도로 아주 소량 들어가고요. 마찬가지로 오리엔탈 드레싱도 설탕과 과당, 간장 조합이니 드레싱 양은 조절하거나 아예 뿌리지 않는 게 상책이에요. 이미 급식으로 제공되는 다른 반찬에 염분이 충분하니 생양배추는 같이 곁들여서 중화시켜서 먹는 것으로 약속해요.

② 급식용 깐풍기, 미트볼

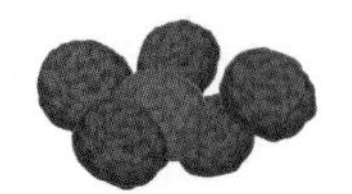

미트볼
323kcal

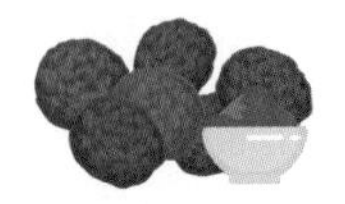

미트볼+강정 소스
535kcal / 당류 38.4g

급식에서 종종 나오는 깐풍기나 미트볼과 같은 가공육은요. 식품의 단가를 낮추기 위해서 기계 발골육으로 반죽된 제품이에요. 기계 발골육은 상품성이 있는 부위를 다 발라낸 뒤 뼈에 붙은 나머지 부위를 기계로 분리해낸 고기인데요. 물론 기계 발골육이 나쁜 건 아니지만 들어가는 고기 양이 적으니 단백질 함량을 기대할 수 없어요. 또 한 부수적으로 들어가는 조미료와 첨가 성분이 많은데요. 보통 밀가루와 전분, 향미 증진제가 사용됩니다. 더군다나 단체 급식의 특성상 대량 조리를 위해 튀김 조리법을 많이 사용하기 때문에 칼로리가 확 높아질 수 있어요. 여기에 고추장과 케첩, 설탕과 물엿에 졸여진 강정 소스까지 버무려준다면 살이 안 찌고는 못 배길 거예요.

③ 후식 매실차, 오미자차

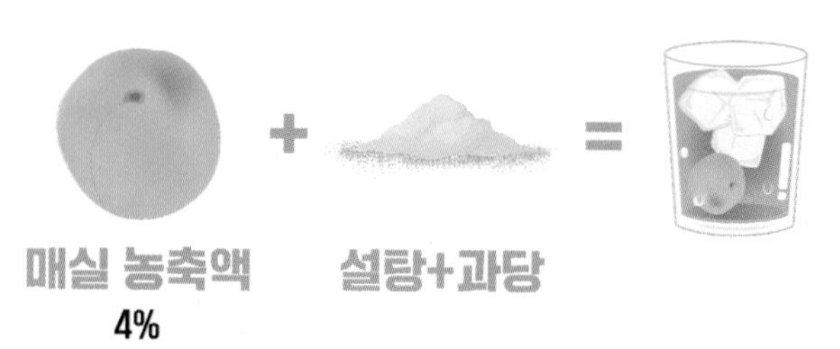

저도 영양사로 근무하던 때에는 때때로 매실차, 오미자차를 후식 음료로 내었어요. 급식은 대체로 식단가가 낮기 때문에 메뉴당 원재료값이 저렴하나 선호도는 좋은 달콤한 음료가 제격이거든요. 어디 그것 뿐인가요. 별도의 조리가 필요 없는 매실 원액을 그대로 물에 5배 희석 시키고 얼음만 띄워서 제공하면 돼요. 항상 고되게 일하시는 우리 여사님들의 노고를 덜기에도 적합해요. 하지만 마음속으로는 괴리감이 들었어요. 명색이 영양을 공부한 사람인데 영양가는 하나도 없고 당만 가득한 음식을 제공해야 함이 현실이기 때문이에요. 실제로 해당 음료의 영양 성분에는 당류 15g의 에너지가 전부에요. 그냥 설탕 물이라는 거예요. 밥 다 먹고 후식 음료를 호록하는 그 수 초 간의 시간에 각설탕 5개가 섭취되는 것과 같아요. 굳이 먹어야 할 필요가 있을까 싶어요.

❹ 새우칩

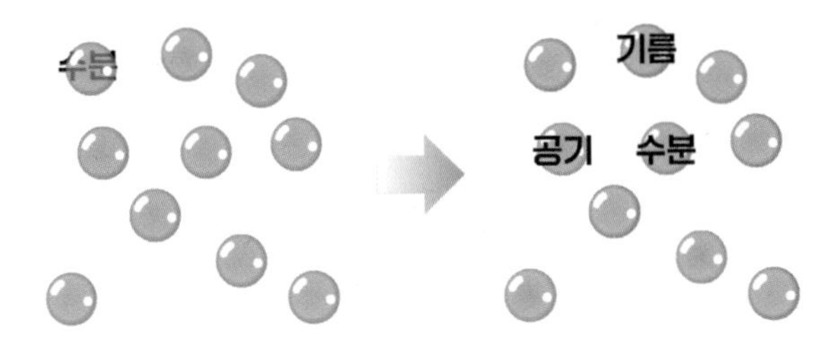

새우칩 반죽은 대부분의 타피오카 전분에 새우 약간, 설탕과 소금으로 간을 해서 만들어져요. 분명 100원짜리 동전만 하던 새우칩 반죽은 끓는 기름에 5초만 튀겨도 5배까지도 부풀어요. 5배까지 부풀며 만들어진 다공질 구조 공간에 재료 고유의 수분이 빠지고 그 안에 기름을 잔뜩 머금게 됩니다. 바삭바삭한 식감과 기름의 풍미가 고소하니 손이 자꾸만 가지요. 실세로 고열량 식품인 튀김을 즐기기 시작한 건 고된 육체 노동에 시달리는 노예 문화로부터 성행되었어요. 하루 온종일 엉덩이를 붙이고 업무를 보는 현대 사회에는 결이 맞지 않는 음식이라는 거예요. 미각을 즐겁게 만들어주지만 열량의 배신으로 체지방으로 아주 안정적으로 저장될 테니까요. 바삭한 식감을 즐기려는 찰나의 즐거움과 맞바꾸기에는 밑지는 장사에요.

⑤ 프랑크 소시지

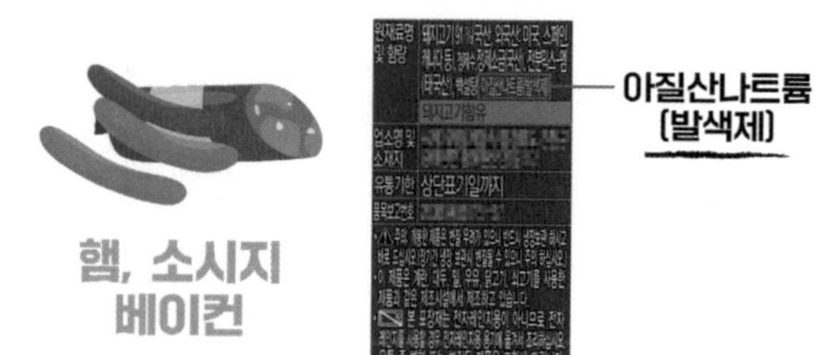

식용 프랑크 소시지는 1kg당 35개가 들어있으며 가격은 4,000원대에요. 소시지나 햄 종류라면 남녀노소 좋아하는 맛이니 급식 메뉴로 자주 등장하죠. 하지만 햄이나 소시지, 베이컨류에는 보존제이자 발색제인 아질산나트륨이 첨가됩니다. 이러한 아질산나트륨은 고기의 색깔을 유지하기도 하는데 식중독 사고를 예방해 주기도 해요. 워낙 소량으로도 효과가 좋아서 아직까지 이렇다 할 대체재가 없는 것도 사실이에요. 하지만 고온으로 가열되는 경우 아질산나트륨과 단백질이 반응하고 니트로사민이라는 물질을 생성시키는데요. 니트로사민은 1g만 섭취해도 인체에 치명적인 물질이에요. 지방 함량이 높은 것도 높은 건데요. 발암 물질 이슈와 더불어 각종 식품 첨가물이 잔뜩 들어간 가공육을 굳이 먹어야 할 필요가 없다고 판단해요. 물론 니트로사민은 과량 섭취로 인체에 축적되어야 치사량 값에 도달하는 건 맞아요. 역시 개인의 선택이지만 그래도 더 건강한 쪽으로 기울여졌으면 해요.

❻ 생선까스&타르타르 소스

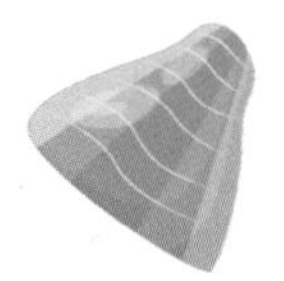

생선살
46kcal

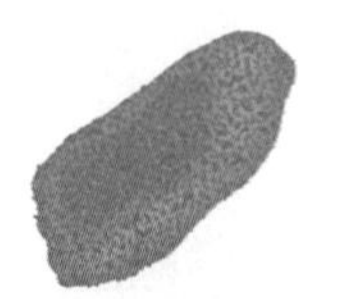

생선까스
200kcal

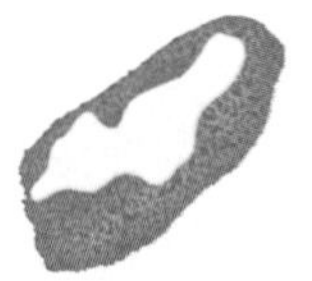

생선까스
(타르타르 소스)
330kcal

생선 살에 두툼한 튀김옷을 입힌 생선가스가 끓고 있는 식용유에 그대로 투하됩니다. 과장 조금만 보태서 생선까스인지 그냥 생선 맛 튀김옷인지 분간이 안될 정도예요. 여기에 마요네즈에 피클을 잘게 썰어 넣은 타르타르 조합과 세트인 양 제공되는데요. 지방에 지방을 더하면 나의 체지방이 되는 공식은 수학의 정석에 기재되어야 합니다.

다이어트 중이라면 타르타르 소스 따위는 가볍게 지나치고 튀김옷을 벗겨내어 안에 있는 생선 살만 쏘옥 발라 먹는 것으로 해요. 생선가스에 밥까지 곁들이고 느끼하다면서 얼큰한 국물까지 몽땅 비워내는 것은 아니겠지요?

❼ 떡볶이

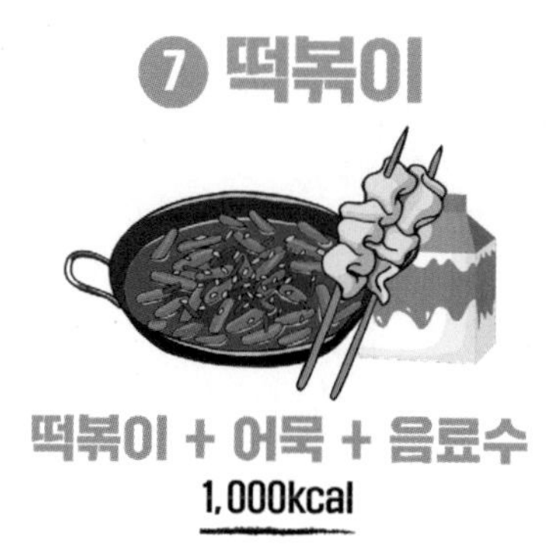

떡볶이 + 어묵 + 음료수

1,000kcal

분식 데이라고 해서 떡볶이에 어묵탕, 그리고 튀김까지 기대하는 분들이 많아요. 밖에 나가서 흔하게 사 먹을 수 있는 메뉴인데 구내식당에 나오면 왠지 특식으로 느껴지나봐요. 여기에 자두 맛 음료 같은 달콤한 후식 디저트까지! 금상첨화가 아닐 수 없어요. 떡볶이에 꼬치 어묵 2개에 자두 맛 음료 1팩까지 먹으면 밥 3공기 가까이 되는 탄수화물 양이에요. 김말이 2개만 추가돼도 1,000kcal가 금세 넘어갑니다. 참 아이러니하게도 이미 고탄수화물 반찬으로 즐비한데 밥을 찾는 분들도 있어요. 여기에 밥이 좀 들어가야 뭔가 식사 다운 식사가 된 것 같다고요? 쌀로 만든 게 떡인 거 알잖아요. 떡볶이든 밥이든 하나만 하도록 해요.

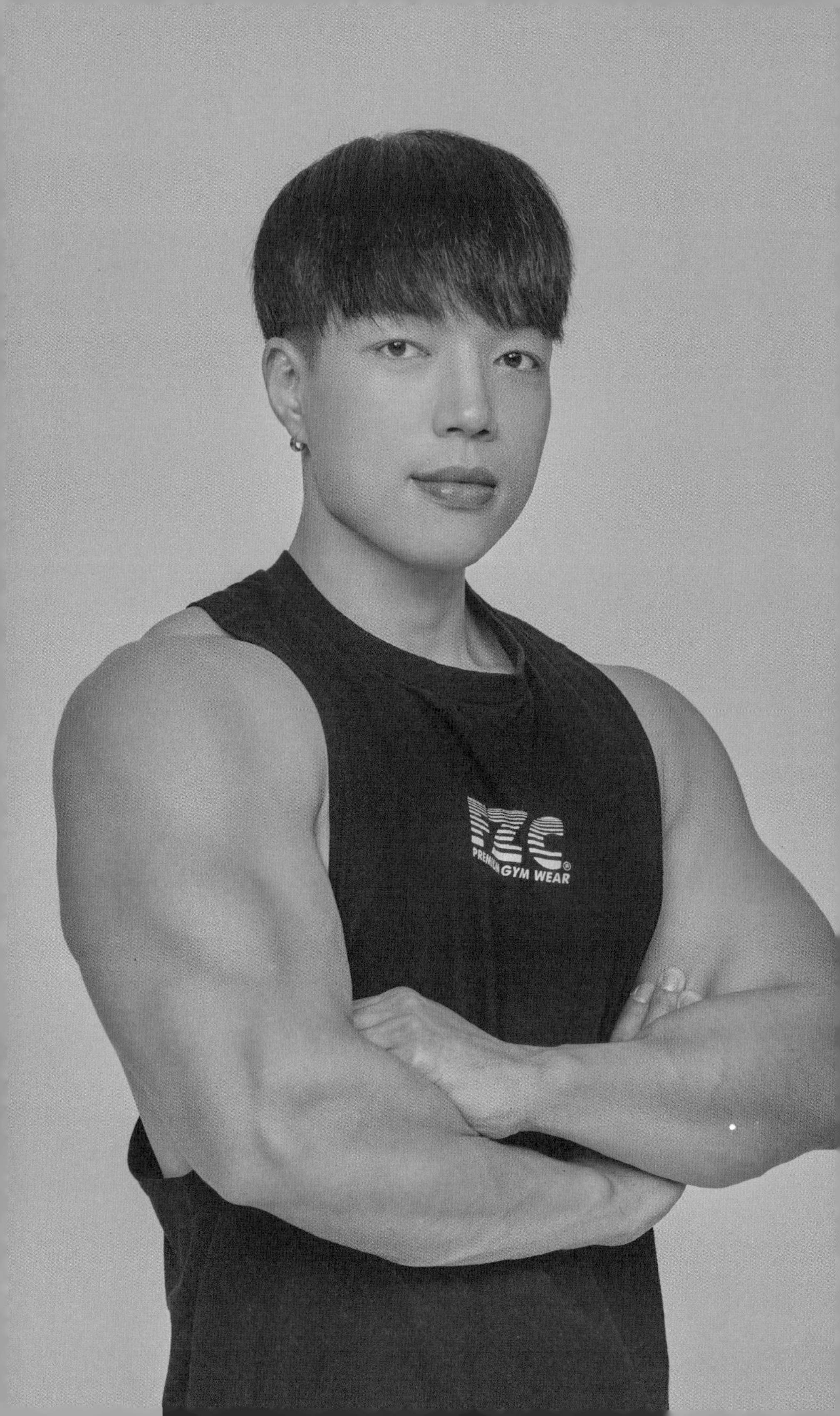
PREMIUM GYM WEAR

2장
알고 있으면 좋은 내 몸 영양 상식

늦지 않게 깨우치기

알쓸영잡, 알아두면 쓸모 있는 영양 잡학 사전

01

늦지 않게 깨우치기

1. 세트포인트 가설 : 나의 체중이 이미 정해져있다고?

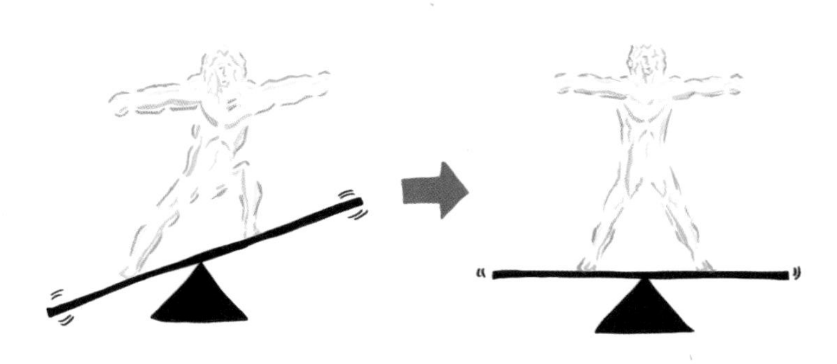

[체중 세트-포인트]
사람마다 정해진 체중이 있어서 일시적으로 에너지 섭취나 소모에 변동이 있어도 어느 정도의 체중이 유지된다는 가설.

인체는 항상성이라는 아주 강력한 방어 시스템이 있어요. 항상성은 변수들을 조절하여 내부 환경을 안정적이고 일정하게 유지하려는 특성을 말합니다. 누군가는 체중에도 항상 정해진 설정된 값이 있다고 말하는데요. 이를 체중 보일러에 비유하기도 해요. 맞춰진 온도에 따라 일정한 온도로 유지되는 보일러처럼 체중에도 체중 조절점이 있다는 거예요. 만약 정해진 체중이 70kg라면 해당 체중에서 크게 벗어나지 않을 거라고 접근하는 거지요. 우리의 뇌 자율 조절 시스템이 체중의 기준점을 기억하는 것으로 믿는 것이 핵심인데요. 체중 변화가 일어났을 경우 이를 되돌리기 위한 작용이 일어난다고 보고 있어요. 실제로 911명을 대상으로 한 실험에서 단 6%만이 6년 후 5% 감량된 체중을 유지했어요. 이와 같이 다이어트를 하고 대다수가 1년 안에 감량된 체중의 3분의 1정도가 돌아오는 것으로 추정되고 있는데요. 이러한 현상은 반복적으로 관찰되고 있어요.

2차 세계 대전 중 32명을 대상으로 한 인체 실험도 있었는데요. 24일 동안 섭취 열량을 60% 정도 감소시켰더니 처음의 체중 감소는 매우 빠른 폭으로 일어났어요. 그런데 갈수록 체중 감소의 속도가 더뎌지게 돼요. 이후 자유로운 열량 섭취를 유도한 결과 폭식 현상이 일어났고 결국 요요까지 겪게 돼요. 초반의 체중은 가파른 속도로 감량되지만 점차 효과는 흐려지며 보상작용으로 폭식하게 되었던 거예요. 음식물 섭취를 통한 에너지 합성이 어려워지면서 몸이 기초 대사율을 떨어뜨리는 것도 한몫하고요.

아니 그럼 다이어트 성공 비포-애프터 자료가 이렇게나 많은데 본래 체중으로 다시 돌아간다고요?

그런데 위 실험에서는 섭취 열량을 60% 정도의 큰 폭으로 줄여냈다는 오류가 있어요. 원래 2,000kcal를 먹고 유지하던 사람이 겨우 800kcal만 먹은 것과 같으니까요. 빅맥 한 개와 프렌치프라이만 먹어도 812kcal가 섭취되는걸요. 전쟁 중 빅맥 세트로만 매일을 버틴 셈이에요. 비단 칼로리 뿐만 아니라 극도로 긴장된 상태에 놓여 정신적인 스트레스를 받고 있는 것도 무시할 수 없어요. 참고로 하루에 800kcal로 제한하는 것은 초저열량식에 해당돼요. 거의 굶듯이 다이어트를 한다면 에너지의 격차를 따라잡기 위해 섭식 장애가 따를 수밖에 없어요. 이후 에너지가 충분해지는 환경에서 요요현상이 발생될 가능성도 매우 높죠. 초저열량식은 전문의나 영양사의 감독 하에서만 허용되어야 해요. 이마저도 질병 상태에 놓여서 생존에 위협을 받고 있는 분들에게 적합하다고 판단 해요.

실제로 영양 상담을 할 때 요요를 겪었다고 호소하는 분들이 많은데요. 과거의 다이어트 방법에 대해 추적해보면 갑작스럽게 칼로리를 줄여내는 경우가 허다해요. 여기에 고된 업무에 치이며 강도 있는 운동까지 병행 해요. 결국 얼마 지나지 않아 냉동실 깊숙하게 숨겨둔 아이스크림부터 꺼내 먹게 돼요. 이 날로 다이어트 포기 선언을 하게 되겠죠.

실질적으로 인간의 체중 항상성을 다루는 잘 통제된 실험은 거의 존재하지 않다고 보고 있어요. 그렇기에 현재까지 명확하게 체중 조절을 설명하는 합의된 틀은 없어요. 오랜 시간에 걸쳐 개개인의 섭취 음식과 칼로리를 일일이 추정하기에는 어려움이 따르니까요. 더불어 유전과 생활 습관 그리고 개인이 겪는 스트레스까지 모두 반영하는 것은 쉽지 않은 일이에요. 그만큼 체중 조절에는 수 많은 변수가 따라와요.

살이 찐 채로 유지하고 있는 사람들은 뭐예요?

달리 생각해 보면 살이 찌는 것에도 세트 포인트 이론과 항상성 시스템이 적용되어야 할 텐데요. 세트 포인트 이론처럼 체내 항상성이 강력하다면 살이 쪘다가도 금방 돌아와야 하잖아요. 실제로 다이어트 중 단 한 번의 과식으로 1~3kg 정도 찌는 것은 어려운 일도 아니에요. 그런데 다시 정상 궤적의 식단으로 돌아간다면 금방 과식 전의 몸무게로 복구 돼요. 대부분 몸에 찬 수분과 음식 무게가 체중에 반영됐기도 하고, 몸이 스스로 그동안 낮춰놨던 대사량을 올려서 균형을 맞추기 때문이에요. 다시 체중조절점 보일러가 가동된 거예요.

그런데 결혼을 하면서 남편과 매일 밤 야식을 먹는 습관이 생겼다면 말이 달라져요. 평생을 약속한 사람과 수개월 동안 지속적으로 야식을 즐기면 '결혼하고 10kg나 쪘다.'고 말하게 되는 나를 발견할 수 있어요. 그만큼 과식이나 야식과 같은 추가 칼로리의 섭취가 계속 반복되면 체내 항상성 시스템이 지속적으로 깨지고 체중이 늘어요. 그리고 그렇게 살 찐 몸무게를 나의 새로운 세트포인트 체중으로 인식하게 됩니다.

비가 잠깐 와서 물웅덩이가 고여 있다고 가정해 볼게요. 다음 날 다시 햇볕이 쨍하게 뜨면 시간이 지나 자연스럽게 빗물은 마르게 될 거예요. 하지만 계속 비가 내리면 주변을 지지하고 있는 흙의 힘도 약해지고 결국 지반이 무너져 내리게 되겠지요. 한 번의 비가 내린 게 아닌 계속된 폭우 사태 이후에는 지반부터 다시 탄탄히 세우는 고생을 해야 할 거예요. 이처럼 살이 찌는 것은 단기적으로 일어나는 게 아니라 시간을 의존적으로 긴 시간 동안 일어나게 돼요. 하룻밤 사이에 내린 비가 될지, 계속된 홍수를 내리게 할지는 내가 정하는 거예요.

그렇기에 단 한 번의 실수로 자포자기 상태에 이르러서 연거푸 과식하는 행동을 막아야 해요. 대신 습관 자체를 수정하고 적응하는 과정을 오랫동안 가져야만 해요. 정체기는 변화에 적응하는 시기로 인정하고 포기하지 않고 오랫동안 지속하는 것이 중요해요. 억울하지만 우리 몸은 살이 찌는 것에 관대해요. 반면 살이 빠지는 것에는 아주 유난을 떱니다. 살이 찌는 것보다 빼는 게 훨씬 어려운 일이란 얘기에요.

그리고 실제로 10%의 체중을 감량한 뒤 10년간 감량된 체중을 유지한 사람들의 공통점을 나열해 볼게요.

① 아침을 먹어서 그날의 허기를 줄인다.
② 넷플릭스나 유튜브 시청을 제한한다.
③ 대신 매일같이 60분 이상의 활발한 신체활동을 한다.
④ 강박적인 게 아니라 점검하듯이 체중을 모니터링한다.

진부한 얘기라고 생각될 수 있을 텐데요. 그렇게 뻔하고 특별할 게 없는 것을 10년 동안 꾸준히 지켜낸 적 있는지 곱씹어 보세요. 제 주변만 해도 보기 좋은 몸을 유지하는 사람들은 적어도 당과 지방을 통제하며 살아요. 대신 강도 있는 운동을 병행하며 건강한 음식을 즐겨요. 무엇을 얻거든 어느 하나는 참아내야 해요. 따라서 전략적으로 다이어트를 하며, 무리하게 칼로리를 제한하는 것은 지양해야 해요.

내가 유지하고 있는 체중에서 5~10% 감량되는 체중 수준을 다이어트 목표로 잡아야 해요. 그리고 6개월 이상에 걸쳐 점차 줄여나가야 해요. 그래도 어느 순간 한계가 느껴질텐데요. 이때는 감량된 체중을 유지하며 다지는 시간으로 둬야 해요. 또한 식사 칼로리를 줄이기 보다 운동으로 태워낼 수 있는 에너지를 올려가는 방향이 이상적이에요. 운동도 하면 할수록 수행 능력이 오를 테니까요. 식사 조절만 했을 때보다 식사와 운동을 병행했을 경우 체중 감량의 결괏값이 더 좋게 보이고 있기도 한데요. 운동을 병행하면서 다이어트를 하면 제지방 감소 즉, 근육량을 떨어뜨리지 않아요. 덕분에 기초대사량과 같은 안정 시 대사량을 유지할 수 있어요. 또한 운동을 통해 소비한 에너지만큼 섭취 열량이 넉넉해질 수도 있어요. 예를 들어 식이요법으로만 1,000kcal를 덜 먹어서 한 주에 0.9kg 정도의 체중 감소를 만들면 배고픔

신호가 아주 강렬할 거예요. 반면 하루에 500kcal의 섭취 열량을 줄이는 건 크게 어렵지 않아요.

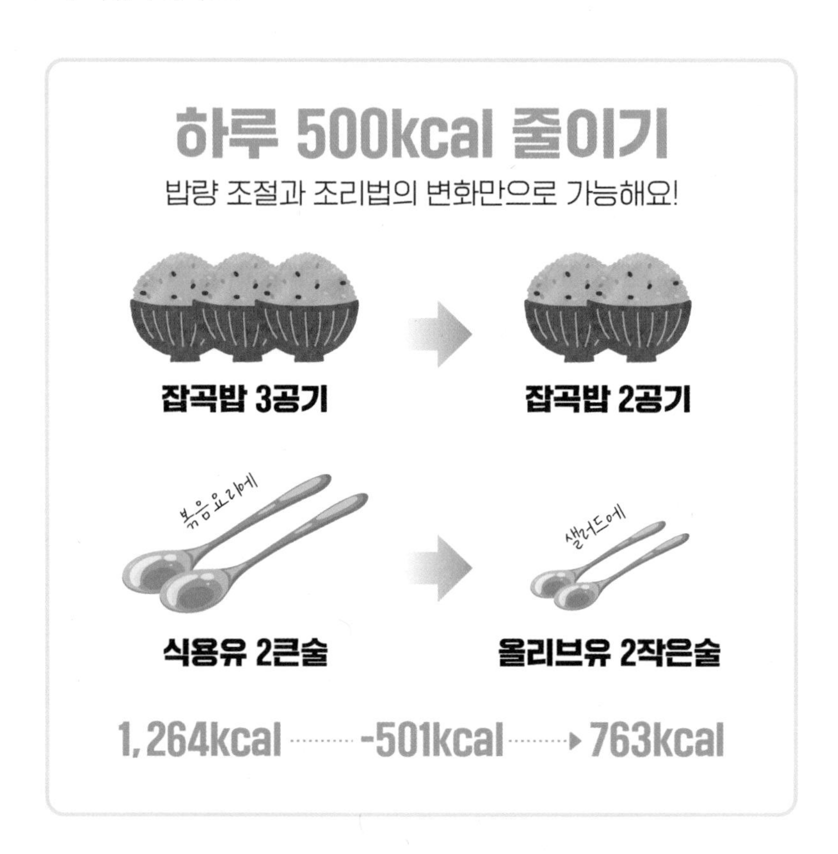

하루에 잡곡밥 세 그릇을 전부 비워냈다면 한 그릇을 덜 먹는 것부터 시작하면 되니까요. 그리고 조리법을 수정하는 것만으로도 열량을 줄여낼 수 있는데요. 식용유를 넉넉히 두르고 재료를 볶아 버리는 조리 형태보다는 올리브유를 차가운 샐러드에 뿌려 먹어 봐요. 이렇게만 해도 식사에서 500kcal를 날려 버릴 수 있어요. 여기에 하루에 500kcal씩 운동 에너지로 소비하면 일주일에 0.9kg씩 감량할 수 있어요. 식사 요법만으로 칼로리 결손을 만드는 것보다 수월하겠지요. 이는 의학적 지시가 없는 경우의 최대 권장 수준에 해당되는데요. 말 그대로 최대치에요. 체중 감량은 스며들 듯이 진행해야 해요. 운동 비기너들이 운동만으로 500kcal를 태우는 것은 쉽지 않은 일이니까요. 그렇기에 운동을 통한 에너지 소비가 가능한 목푯값도 세워야 해요. 어느 정도 운동이 적응되었다고 느낄 때 계단식으로 강도를 올려야 해요. 실제로 하루에 200~300kcal, 주당 1,500kcal~2,000kcal를 소비하면 체지방 감량에 도움이 될 수 있어요. 이는 하루에 10,000보를 걷는 것과 같아요. 운동이 어려운 상태라면 걷는 것부터 시작해도 돼요. 웨어러블 워치로 소모 칼로리를 모니터링하며 스마트폰에서 걸음수를 체크해 봐요.

2. 렙틴저항성 가설 : 먹어도 먹어도 배고파요.

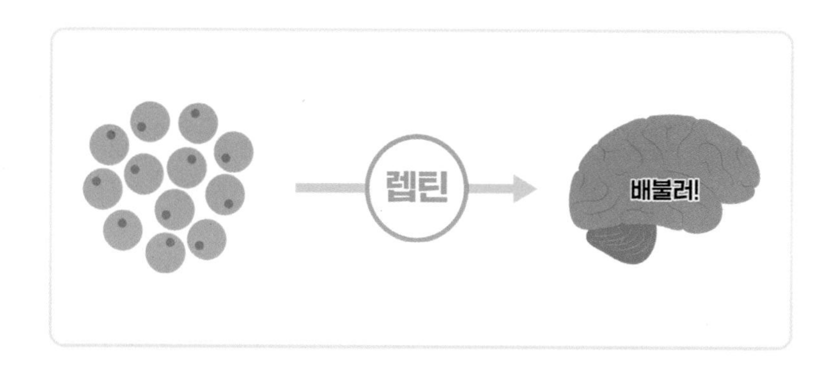

렙틴은 주로 지방 세포에서 분비되는 식욕 억제 단백질이에요. 렙틴 호르몬이 분비되면 시상하부의 포만 중추가 자극되어 배부름을 느끼게 됩니다. 또 렙틴은 지방의 교감 신경을 자극하여 열 발생을 증가 시켜요. 덕분에 렙틴 호르몬이 자극되면 체지방을 분해해주고 높아진 체중을 정상으로 되돌려주기도 한답니다. 이와 같은 이유로 지금 시대에서의 렙틴은 아주 고마운 호르몬이에요. 적당히 배부를 때 음식 섭취를 중단하게 해주고 체지방의 소비를 촉진 하니까요. 이러한 렙틴의 작용이 잘 일어난다고 가정한다면 모든 사람들이 계속 일정한 체지방량을 유지할 수 있을 거예요. 그럼에도 불구하고 살은 계속 찌고 비만율은 늘어나고 있어요. 도대체 왜 그런 걸까요?

렙틴이 발견 된 후 과학자들은 비만을 치료할 생각으로 큰 기대감에 부풀었어요. 렙틴 호르몬을 외부에서 주입하면 체지방이 연소되고 배부름의 신호를 민감하게 받아들이는 것을 기대했기 때문이에요. 그러나 실망스럽게도 비만인에게 추가로 렙틴을 주입해도 반응이 없었어요. 두드러지는 체중 감소 또한 없었고요. 비만인의 혈중 렙틴 농도는 이미 높은 상태였으니까요. 식욕을 억제 시키는 렙틴 호르몬의 농도가 높아졌는데 왜 배부름을 느끼지 못하고 살도 찌냐고요? 오히려 렙틴 호르몬에 무감각해져 있기 때문이에요. 그러니까 렙틴의 분비 자체에 문제가 있는 것이 아니라 렙틴의 감수성에 문제가 있는 것으로 간주해요. 한 마디로 렙틴 저항성의 상태가 된 거예요.

렙틴은 배부름과 배고픔을 동시에?

아직까지 렙틴에 대해 완벽하게 파헤친 것은 아닌데요. 렙틴 기능이 떨어지는 것에 대한 두드러지는 원인은 살이 쪄서 지방 세포가 늘어났기 때문이에요. 결국 배부름의 신호를 무시하고 과식하는 습관이 만들어낸 거죠. 실제로 대다수가 후천적이고 환경적인 요인으로 렙틴이 제대로 기능하지 않게 돼요. 극히 드문 경우 선천적으로 렙틴이 결핍된 사람도 있다고 하지만 아주 극소수일 뿐이에요.

연거푸 과식을 하면 잉여 칼로리가 발생되고 결국 몸에 체지방이 과도하게 축적 될텐데요. 이 상태가 지속되면 우리 몸의 체중 조절 시스템에 균형이 깨지기 시작해요. 이렇게 체지방이 늘어난 상태에서는 렙틴 농도가 높게 유지 돼요. 일정 농도 이상에서는 렙틴 수용체도 포화 상태에 놓이며, 렙틴 신호 전달 시스템에 결함이 있는 상태가 됩니다. 추가로 렙틴 호르몬을 외부에서 주입해도 반응이 없을 수 밖에 없겠지요.

크리스마스와 같이 인파가 많이 몰리는 거리에서 택시를 잡아본 적 있나요? 택시를 잡는 사람은 많은데 택시가 한정되어 있는 상황을 떠올려봐요. 택시는 렙틴 수용체이며 택시를 잡는 사람들이 렙틴이라고 가정 해볼게요. 이 와중에 어떤 택시는 자동차 바퀴 하나가 빠져 있어서 제대로 나아가지도 못하고요. 어떤 택시는 배터리가 방전되어서 시동도 걸지 못하고 있어요. 심지어 택시를 호출하는 앱의 신호를 잡지 못하는 택시도 수두룩합니다. 아무리 집에 가고 싶어도 택시가 잡히지 않아 하는 수 없이 발이 묶여 있을 수 밖에 없어요. 택시를 잡으려는 사람(렙틴)만 늘어나는거지 어차피 택시(렙틴 수용체)는 한정돼 있거나 기능에 결함이 있는 상태니까요. 결국 렙틴 수송량이 더 이상 증가되지 않고 배부름의 신호를 전달받지 못하게 됩니다.

그 결과 분명히 위장은 묵직한데 배부름의 화학적 신호가 전달되지 않게 돼요. 그러니 끊임없이 음식을 탐닉하게 됩니다. 살이 찌는 건 시간문제겠죠. 엎친 데 덮친 격으로 체지방이 축적될수록 렙틴 수치가 정상 이상으로 높아지고 오히려 렙틴의 저항 반응이 더 거세져요. 결국 돌이킬 수 없는 강을 건널지도 모른다는 거예요. 실제 연구에서 렙틴 기능을 제거한 쥐는 즉각적으로 비만 쥐가 되었어요. 그만큼 체중 관리에 있어 중요한 호르몬이며 렙틴 감수성을 올려야 할 필요가 있어요.

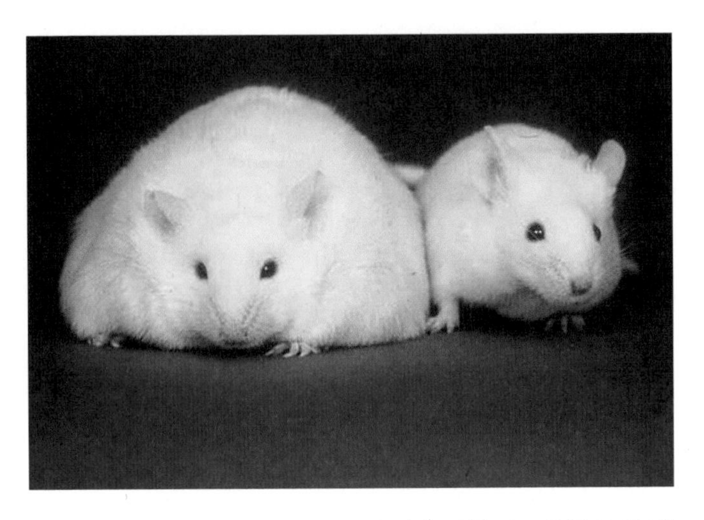

Jeffrey M. Friedman의 렙틴 쥐 연구(왼쪽은 렙틴이 결함 쥐, 오른 쪽은 정상 쥐)

가장 좋은 건 렙틴 저항성의 상태를 예방 하는 거예요.

렙틴 저항성의 상태에 놓이지 않게 나를 방치하지 않는 것이 최고의 예방책이에요. 이미 렙틴에 저항하기 시작했다면 식욕 조절이 상당히 어려워질 테니까요. 지금도 식욕 조절이 인생 최대 난제인데, 더 어려워지게 되면 난감하잖아요. 그러려면 렙틴의 감수성을 올리는 습관을 만들어야 할 거예요.

① 꼭꼭 씹어먹기

② 식사 시간은 20분 이상

③ 잘 자는 것 포함해서 스트레스 잘 해소하기

④ 평소에 운동 하기

⑤ 햇빛 많이 받기, 비타민D 섭취하기

당장 할 수 있는 가장 쉬운 방법은 오래 씹는 것인데요. 식사 시에 오랜 저작으로 식사 시간이 최소한 20분 이상으로 운영되어야 해요. 우리 어릴 때 '왼쪽으로 열 번, 오른쪽으로 열 번씩. 꼭꼭 씹어 드세요!'라고 교육 받잖아요. 아주 과학적인 게 분명해요. 연거푸 강조하고 있는 렙틴 호르몬은 식사를 시작한 지 최소한 20분이 지난 시간부터 천천히 분비되니까요. 그리고 잘 자는 것도 매우 중요해요. 스트레스 호르몬의 농도가 올라가면 렙틴 작용을 방해하기 때문이에요. 스트레스를 받지 않을 수는 없지만 건강한 해소처를 찾는 것이 중요하다는 거예요. 그리고 건강을 위해 꾸준히 운동하세요. 운동은 렙틴 기능을 활성 시키고 혈당 조절까지 도와주거든요. 운동을 하면서 스트레스에 대한 적응 역치도 올라가요. 같은 스트레스를 받더라도 운동 전에는 예민하게 반응했던 반면, 운동 후에는 대수롭지 않게 반응하게 될 거예요. 이와 같이 운동은 그저 칼로리만 소모할 수 있는 수단만 되는 게 아니에요. 또 비타민D가 렙틴 호르몬에 영향을 주기도 하는데요. 비타민D는 음식으로 채우는 것에는 분명한 한계가 있어요. 때문에 충분한 햇볕을 쬐면서 비타민D를 최대한 합성 시켜야 해요.

일조량이 좋은 점심에 식사 후, 산책 한 바퀴를 도는 습관은 어때요? 식사를 적절히 중단할 수 있는 장치가 되어 줄 거예요. 또 혈당도 안정적으로 조절되는데다가 비타민D 합성까지! 세 마리 토끼를 몽땅 잡을 수 있어요. 마음이 맞는 사람들과 거닐며 몸도 마음도 건강해지세요.

3. 인슐린저항성 : 달콤한 음식이 자꾸 당겨요.

"YOU ARE WHAT YOU EAT!"

비만, 지방간, 당뇨병, 다낭성난소증후군 등의 질환뿐만 아니라 쥐젖, 만성 염증, 만성피로 증후군, 깊게는 우울증까지. 모두와 연관성이 깊으며 식사 관리의 근본이라고 할 수 있는 인슐린 저항성에 대해 소개해 볼까 해요.

먼저 인슐린을 가볍게 이해해볼까요?

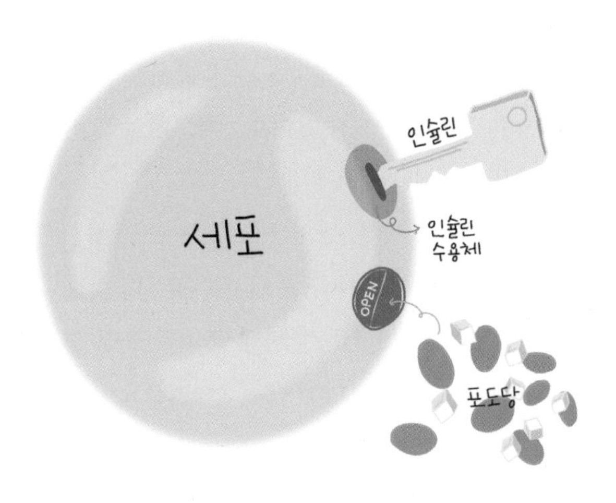

인슐린의 주요 기능은 혈당 조절이에요. 식사로 섭취된 포도당은 혈액에서 혈당으로 반영되어 둥둥 떠다니게 되는데요. 이 포도당을 표적 세포 안으로 들어가게 도와주는 열쇠가 인슐린이에요. 더 구체적으로는, 식사를 통해 상승된 혈당을 감지하여 췌장 베타 세포에서 인슐린이 분비돼요. 그리고 근육으로 포도당을 넣어주거나 간에서 포도당을 새로 합성하는 것을 억제해요. 지방 조직에서는 지방산이 분해되지 않게 막아요. 표적 기관에 가고 남은 잉여 에너지는 체지방으로 전환되어 지방 창고에 차곡차곡 저장 시켜요. 이게 우리가 인슐린을 무서워하는 이유가 될 것 같아요. 쉽게 말하면 인슐린 저항성이란 인슐린이 부족하지 않게 분비되고 있더라도 혈당을 제대로 처리하지 못하는 상태를 의미해요.

분명히 배가 부른데 자꾸 달콤한 후식이 생각나요.

충분한 식사 직후에 카페로 이동하여 달달한 음료나 빵과 디저트를 먹게 되는 상황이 꽤 많지요. 그리고 과식하는 게 버릇이 되어버린다면 아무리 건강한 음식이라도 식사량 자체가 많아질 텐데요. 처리해야 할 혈당 또한 많아지게 돼요. 이로 인해 인슐린이 과도하게 분비됩니다. 이에 따라 잉여 칼로리가 발생되면서 축적되는 체지방량도 계속 늘어나요. 지방 세포가 점점 비대해지고 내장 기관에 지방이 끼기 시작해요. 계속해서 혈당을 높이면 더 많은 양의 인슐린이 필요해질 거예요. 너무 많은 인슐린을 받아 들여야 할 수용체는 파업을 하고 이로 인해 인슐린에 저항하게 돼요. 렙틴 저항성과 비슷하죠. 또한 근육 조직의 지방 축적과 함께 지방 조직의 염증 반응도 동반되는데요. 인슐린이 제대로 작용을 하더라도 인슐린의 신호 전달 과정에서 문제가 발생할 수 있어요. 그럼 혈액에는 혈당이 오갈 데 없이 떠돌게 돼요. 혈액에 혈당이 떠다니면 피가 끈적해지면서 혈액이 원활하게 이동하지 못해요. 바닥에 물을 흘린 것과 콜라를 흘렸을 때를 상상 해보세요. 시간이 지나면서 물은 흔적도 없이 마르는데요. 반면 콜라는 바닥에 끈적하게 들러붙어 있는 것을 떠올리면 이해가 될 거예요. 끈적끈적 해진 혈액이 혈관 벽에 침착될 수 있는 확률이 높아지는 거지요.

물론 인슐린 저항성도 정확한 원인을 정의하기는 쉽지 않아요. 하지만 대체로 앞서 말한 상황이 인슐린 저항성의 원인 상태로 보고 있어요. 원인에 대한 결과는 살이 찌는 것이고 체지방 증가는 인슐린과 렙틴 저항성을 야기해요. 이러한 결과들이 더 심화되면 통제할 수 없는 비만 상태에 다다르게 됩니다. 결과가 원인을 낳고 원인이 더 큰 결과를 낳는 것이 반복되는 거예요. 불행히도 이 상태에서는 분명히 고혈당 식품을 마구 섭취했음에도 배부름의 신호를 잘 인지할 수 없게 돼요. 표적 기관의 입장에서는 혈당 공급이 안되니 에너지가 부족하다고 오인하거든요.

그렇게 더 큰 자극을 찾고 고탄수화물 섭취로 인해 또다시 고혈당 상태가 됩니다. 그렇게 나태해지고 식욕 조절이 끝도 없이 어려워져요. 그렇게 한 끼에 몰아서 식사하는 게 습관이 돼요. 내장 지방에는 감당 못할 체지방이 쌓이고 인슐린 저항 상태는 더 심화돼요. 그렇게 제 2형 당뇨가 시작됩니다. 복부 비만이 되고 결국 비만하게 됩니다. 그렇게 내가 먹는 것이 곧 내가 됩니다.

그럼 어떻게 개선하면 좋을까요?

① 과식하지 않기

② 채소>단백질·지방>탄수화물 순서로 먹기

③ 식사 후 걷기

④ 일주일에 최소 175분 이상 운동하기

⑤ 운동은 연속해서 2일 이상 쉬지 않기

이미 많이 알려진 내용일텐데요. 바로 채소>단백질·지방>탄수화물 순으로 먹는 순서를 바꾸는 거예요. 2년 반 동안의 추적 연구에서 먹는 순서를 바꾸는 것만으로도 혈당의 변동폭이 완만하게 개선되었다고 입증되었거든요. 그렇기 위해서는 채소를 항상 식탁에 올려야 하겠죠. 가장 먼저 혈당을 거의 자극하지 않는 애피타이저 채소를 먼저 섭취하면서 배를 어느 정도 채워두세요. 심심하게 끓여 낸 시금치 된장국의 건더기를 먼저 먹는 습관도 좋아요. 그리고 양념하지 않은 두부찜과 약간 짭짤한 고기류를 함께 먹고 그 다음 느린 속도로 밥과 나물류, 고기와 두부를 혼합 섭취하는 순서로 식사를 운영해 봐요. 참고로 한 실험에서 57명의 당뇨병 진단을 받지 않은 사람들이 알고 보니 5명의 사람들은 당뇨병으로, 14명의 사람들은 당뇨 전 단계로 확인 됐어요. 결국 당뇨 판정을 받지 않은 정상인이라고 할지라도 안전하지 않아요. 우리 사회에는 식이섬유가 제거된 가공 식품과 헐벗은 탄수화물 식품이 넘쳐나기 때문이에요.

그리고 인슐린 저항성은 단 한 번의 운동만 하더라도 인슐린 감수성과 혈당 조절 기능이 2~72시간 동안이나 개선 돼요. 운동을 습관화하면 인슐린 저항 상태를 계속적으로 깨뜨릴 수 있다는 거예요. 실제 노인 당뇨병 환자를 대상으로 한 연구에서 16주간의 저항성 운동을 수행 시켰는데요. 인슐린 감수성이 46.3% 증가하였고 공복 혈당은 7.1% 감소하였으며 복부 지방도 감량 되었어요. 이렇듯 식이조절을 병행하면서 운동 습관만 잘 들여도 인슐린 저항성은 큰 폭으로 개선될 수 있어요. 자신의 체중에서 5%만 감량돼도 혈당 조절 기능 뿐만 아니라 지질과 혈압까지 개선해 줄 수 있다니까요. 근육과 간에 축적된 지방을 감소시키는 것이 가장 효과적인 인슐린 저항성의 예방 및 치료 전략이에요. 여기에 근력 운동에 집중하여 근육량을 올린다면요? 혈당을 스펀지처럼 빨아들일 수 있는 근육 저장소가 확장되니 혈당을 조절하기에 수월해져요. 특히 상대적으로 여성은 근육량이 남성이 비해 적은데요. 저항성 운동을 주 3회 이상 실천하는 여성이 저항성 운동을 하지 않는 여성보다 대사 증후군에 대한 위협을 29.6%나 낮출 수 있어요. 그리고 식사 후에는 걷는 습관이 혈당 조절에 효과적이라고 계속 증명되고 있어요. 계속 반복해서 강조하는 데에는 다 이유가 있어요. 우리 몸에서 가장 큰 근육인 하체 근육이 수축할 때 근육으로의 혈중 포도당의 흡수가 증가 되거든요. 게다가 정기적으로 운동을 하면 GLUT4라고 하는 포도당 수송체와 인슐린 수용기의 수도 증가 해요. 그러면 운동 중인 근육으로 인슐린을 의존하지 않고 포도당을 흡수할 수 있는 능력이 생겨요. 결국 인슐린 저항성은 운동을 병행하여 건강한 식단을 하면 개선될 수 있어요. 하지만 마음 먹기까지가 어려운 법이에요. 엄한 거 먹지 말고 마음을 먹도록 해요.

4. 당뇨유전자 : 당뇨가 그렇게 흔해?

2명 중 1명은 자신이 당뇨병인 줄도 몰라요.

국제당뇨연맹(IDF)이 발표한 바에 따르면, 2019년 기준 전 세계 성인 11명 중 1명 꼴로 당뇨를 앓는다고 해요. 이 중에서도 2명 중 1명은 본인이 당뇨병 환자임을 인지하지 못한 채 살아가고 있어요. 더군다나 당뇨병 환자의 수는 1995년 1억 3,500만 명이었는데요. 2025년에는 3억 명으로 증가할 것으로 예상돼요. 영양 과잉 시대의 생활 습관의 변화로부터 기인된 현대인의 질병이죠. 불운하게도 증가의 대부분은 아시아에서 나타날 것이라고 예측돼요. 우리는 더더욱 경각심을 갖춰야 할 필요성이 있어요.

왜 한국인은 겉보기에 비만이 아닌데도 당뇨에 잘 걸리는 걸까?

한국은 OECD 국가 중 비만율이 적은 편인데 마른 당뇨 환자는 많아요. 반면 서양인들은 겉으로만 봐도 엄청난 비만인데 당뇨를 앓는 사람은 한국보다 드물어요. 그 이유는 인슐린 분비 기능에서 찾아볼 수 있었는데요. 분당서울대병원 팀의 연구에서 한국인과 서양인을 대상으로 췌장의 크기와 인슐린 분비 기능을 비교해 보았어요. 실제로 컴퓨터 단층촬영(CT)를 통해 한국인과 서양인의 췌장 용적을 비교했더니 서양인보다 한국인의 췌장 크기가 12.3% 쯤 더 작았어요.

1. 췌장(베타세포)의 크기

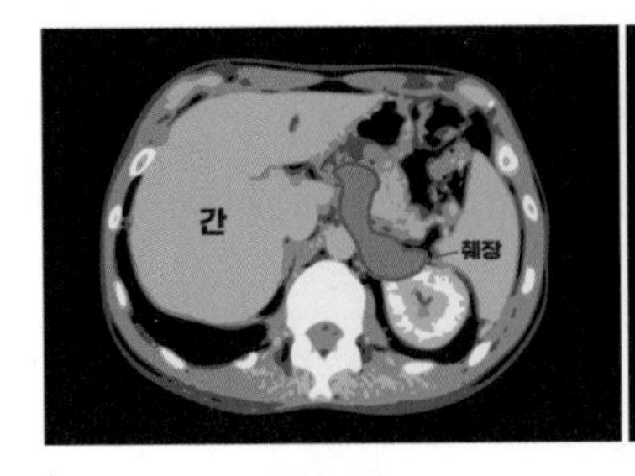

한국인
(31세 남자, 체질량지수=24.1kg/㎡)

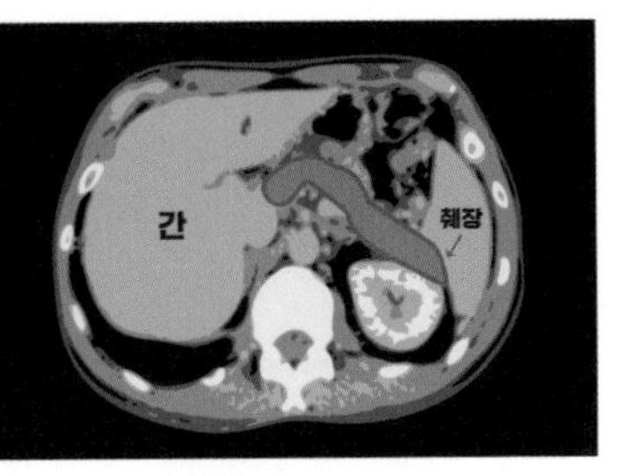

서양인(미국인)
(31세 남자, 체질량지수=24.1kg/㎡)

인슐린은 췌장의 베타 세포에서 분비되는데요. 한국인들은 췌장이 작아서 인슐린 분비 기능도 떨어질 수 밖에 없다고 보고 있어요. 이에 따라 고혈당 식품을 섭취했을 때 혈당을 정상 수준으로 낮춰주는 능력 또한 떨어질 여지가 있겠죠. 이뿐만 아니라 췌장 내 지방의 침착 정도가 서양인보다 22.8%나 많았어요. 췌장에 지방이 많이 침착되어 있으면 지방 세포에서 염증 유발물질이 분비되고 췌장 기능을 전반적으로 떨어뜨려요. 결과적으로 연구팀은 한국인이 서양인에 비해 상대적으로 인슐린 분비 기능이 36.5% 정도 떨어진다고 설명했어요. 혈당 조절 기능이 떨어지는 편이니 같은 음식을 먹더라도 당뇨병에 노출될 확률이 높아질 수 밖에 없겠지요.

2. 체질량지수(BMI)의 증가

마찬가지로 BMI와 당뇨병 발생 간의 상관 관계가 있음을 명확히 규명하기는 어려워요. 그렇지만 서구인에 비해 아시아인의 BMI가 높은 것이 당뇨병 발생률과의 연관성이 높다고 판단하는데요. 그 이유로는 낮은 근육량에 비해 높은 내장 지방이 발달되어 있는 것을 원인으로 봐요. 앞서 말한 것처럼 근육은 혈당의 저장소에요. 근육량이 많을수록 혈액에 둥둥 떠다니는 불

필요한 혈당을 더 많이 처리할 수 있으니까요. 하지만 한국은 대다수가 강도 있는 운동을 즐기지 않는데도 삼겹살에 소주 한 잔(?)에 열광하는 민족이에요. 대사 질환을 앓는 게 필연적인 결과가 아닐까 생각돼요. 이 때문에라도 근력 운동은 아시아인의 생활 습관에 필수적인 요소라고 보여요. 한국도 교과 과정으로 근력 운동이 정식으로 채택되어 일찌감치 체육 시간에 다양한 근력 운동을 접할 수 있게 되면 좋겠어요.

당뇨병과 같은 대사 증후군은 한 사람의 유전적 요인 뿐만 아니라 다양한 생활 습관과 밀착되는 병이에요. 그렇기 때문에 원인을 하나로 묶어낼 수 없어요. 하지만 원인에 대한 상관성은 데이터로 축적된 상태에요. 운동 부족과 서구화된 식사 습관은 비만으로, 비만은 대사 증후군으로 연결됩니다. 여기에 아시아권의 사람들은 더더욱 질병에 노출될 가능성이 높다고 통계적으로 입증되고 있어요. 건강 관리의 필요성을 느끼는 마음이 한 뼘이라도 흔들렸으면 해요. 모두 앎으로부터 건강하세요.

5. 비만 유전자 : 소아 비만

타고난 비만 유전자가 있나요?

몇몇 연구에 의하면 약 30~80%의 유전적 요인이 체중 변화에 영향을 준다고 보고 있어요. 일례로 일란성 쌍둥이는 서로 다른 환경에서 성장하더라도 상체 비만형, 하체 비만형과 같은 체중의 증가 형태가 비슷해요. 한 덴마크의 입양아 연구에서는 성인이 된 입양아의 BMI가 환경을 공유해 온 양부모보다 유전을 공유한 친부모의 BMI와 관련성이 강한 것으로 나타나기도 했답니다. 하지만 개인의 생활 습관에 따라 비만으로 발현되는 정도의 차이가 생겨요. 살이 찌는 것은 유전이라는 한 가지 독립된 원인이 아니라 환경이나 생활 습관 등의 아주 많은 변인 있었을 테니까요.

그러나 에너지 불균형에 의해 체중 증가가 일어나는 것은 변하지 않는 진리에요. 즉 소모하는 칼로리보다 섭취되는 칼로리가 많으면 에너지가 넘쳐흐르게 됩니다. 넘치는 과잉 에너지는 지방 세포에 저장되어 체지방량이 증가되는 것으로 연결되어요.

한편 무럭무럭 자라나는 성장기에는 세포의 증식이 활발 지는데요. 이로 인해 지방 세포 수 자체가 늘어나기도 해요. 때문에 소아 시기에는 지방 세포 증식형 비만에 노출될 가능성이 높아요. 실제로 이른 나이부터 과체중이었던 아동이 청소년기에도 과체중으로 남아 있는 경우가 많아요. 특히 3~5세 소아의 부모 모두 비만한 경우, 소아가 성인 비만으로 자랄 위험이 15.3배나 높아져요.

가족과 함께하는 시간이랍시고 일주일 중 주말 이틀간 패스트 푸드를 먹으러 가는 행위가 매주 반복되면 어떨까요?

지방세포 증식형 지방세포의 수가 증가

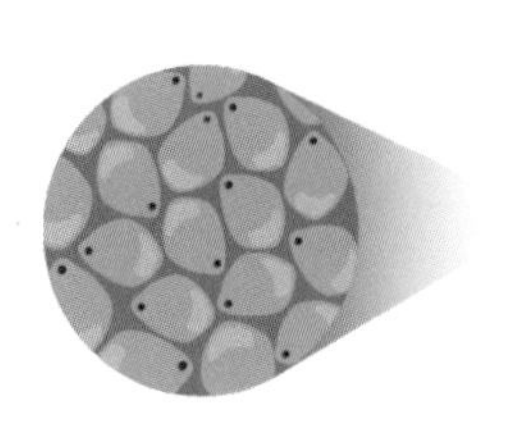

유아 / 소아 비만

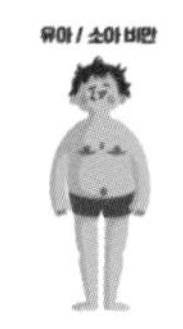

지방세포 비대형 지방세포의 수는 정상이나
지방세포의 크기가 증가

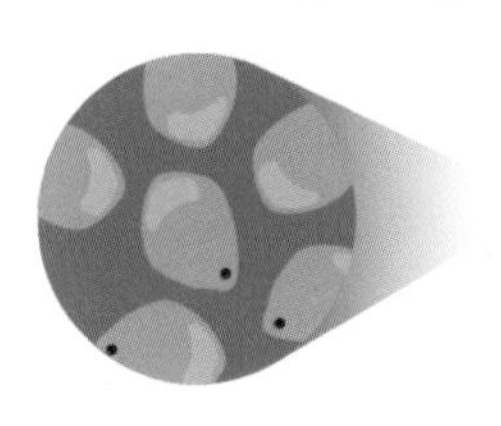

성인 비만

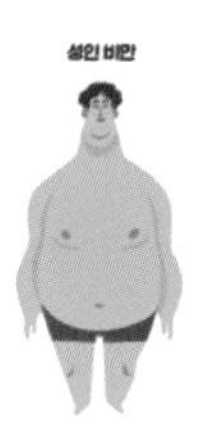

지방세포 혼합형 지방세포의 수와 함께
지방세포의 크기도 증가

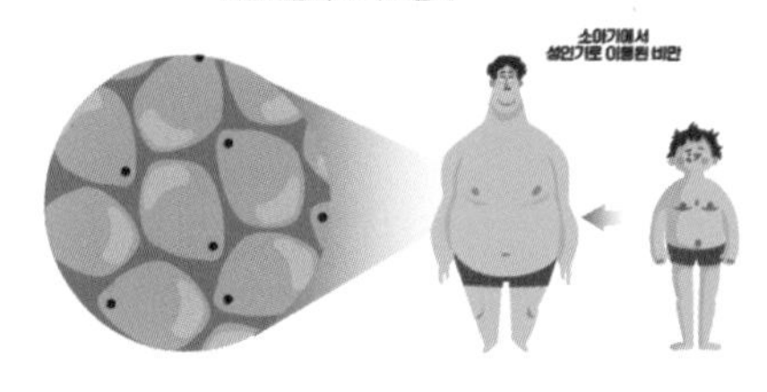

아이는 하루 187kcal 이상씩 칼로리를 추가로 섭취하게 되는데요. 이는 1년에 2.7kg의 체중 증가를 야기해요. 더더욱 어린 시절 식사 습관이 중요하며 식습관의 교정을 도와할 필요가 있겠지요. 소아 시절의 비만은 지방 세포의 수 자체가 많아진 상태로 비만할 확률이 높은 성인이 될 테니까요. 이에 멈추지 않고 비만 관련 대사 질환이 일찍, 더 심하게 나타난다고 알려져 있어요.

대부분의 성인은 어릴 때 형성된 지방 세포가 커지는 지방 세포 비대형으로 살이 찌게 돼요. 하지만 세포의 덩치가 커지는 지방 세포의 비대에는 한계가 있어요. 따라서 세포가 팽창할 수 있는 한계를 넘어서면 세포가 분열되기 시작해요. 성인이 되고 나서도 식사 습관을 수정하지 않는다면 지방 세포의 증식이 일어날 수 있다는 거예요. 이에 따른 지방 세포의 증식은 중증도-고도 비만으로 발전될 여지가 따라와요.

설령 식단 관리와 운동을 병행하며 살을 뺀다고 해도 지방 세포의 덩치는 줄여낼 수 있지만 세포 수 자체를 줄일 수는 없다고 보고 있는데요. 실제 연구에서 지속적으로 고지방식이를 먹인 쥐는 그렇지 않은 쥐에 비해 지방 세포의 크기가 평균 61% 증가했고 총 지방 세포 수는 48%나 늘어났어요. 이후 칼로리를 제한하면서 체중은 감소하였으나 대부분 지방 세포의 크기가 줄어듦에 따른 감량이었어요. 결국 지방 세포 수는 쉽게 줄어들지 않는 것이 확인 됐어요. 인간에게 적용되는 실험은 아니었기에 완전한 대답은 아닐 수 있어요. 그렇지만 지방 세포가 증식 되어 버린 상태에서는 체중 감량을 이루더라도 이후 유지하는 데에 더 많은 힘이 드는 것은 분명해요. 그만큼 요요 현상도 자주 겪게 될 가능성도 높아지겠지요. 애초에 살이 찌게끔 스스로를 방치하지 않는 게 가장 이상적이에요.

그렇다고 해서 타고나지 못한 사람은 어쩔 수 없이 다이어트에 희망이 없는 걸까요?

나의 체지방량의 최저치는 유전적인 요인으로 결정된다고 하더라도 최대치는 후천적인 습관에 의해 만들어져요. 비만 유전자가 사실이라고 해도 타고난 체중 스펙트럼 안에서 어느 쪽 끝에 서게 될지는 나의 스스로 결정하는 거예요. 유전적으로 취약한 부분을 알아챘다면 오히려 더 노력해야 하는 게 맞죠. 어쨌든 어린 시절도 나의 자아잖아요. 성인이 된 내가 책임질 뿐이에요. 대신 다이어트라는 개념을 바꿨으면 좋겠어요. 날씬하고 예쁜 겉모습보다는 나를 기준으로 하여금 가장 건강한 시점으로 맞춰가는 과정으로 다루는 거예요. 금방이라도 부러질 것 같은 여리여리한 몸매 말고 나로부터 하여금 조금씩 건강한 나를 찾는 시간으로 두는 거지요. 그리고 살을 빼고 나면 다이어트가 종료되는 게 아니에요. 오히려 감량 후 유지하는 데에 더 많은 시간을 쏟고 노력해야만 해요.

6. 비만의 척도 : 마른 비만

BMI 지수는 정상이거나 오히려 저체중임에도 복부만 불룩하게 나와있는 체형이라면 마른 비만을 의심해 볼 수 있는데요. 겉으로만 봐서는 비만인 줄 모르겠으나 근육량에 비해 체지방량이 높은 경우 마른 비만에 해당돼요. 남성의 경우 체지방률 25% 이상이고 허리둘레가 90cm 이상, 여성의 경우 체지방률 30% 이상이며 허리둘레가 85cm 이상일 때 마른 비만으로 판단해요.

마른 비만은 체지방 축적을 야기하는 여성호르몬의 영향을 받기도 하는데요. 때문에 날씬한 몸을 유지해야 한다는 사회적인 울타리 안의 젊은 여성이 많이 겪는 편이기도 해요. 실제 국민 건강영양조사 결과 4,957명 중 정상 체중 여성의 약 30%가 마른 비만 진단을 받았어요. 여성 3명 중 1명꼴로 나타나는 거라면 꽤 흔한 편이지요. 그럼 각각 다른 특징을 갖고 있는 A와 B, 두 여성을 비교하며 그 특징을 다음 페이지에서 열거해 볼게요.

두 여성은 서로 같은 54kg이지만 B 여성은 마른 비만이에요. 불룩한 배는 내장 지방이 많이 쌓인 상태를 나타내기도 하는데요. 피부의 피하 지방보다 내장 사이사이에 낀 지방이 많으면 대사 증후군의 위험성이 훨씬 커져요. 특히 인슐린 저항성과의 관계가 매우 깊은데요. 이는 내장 지방에서 많이 분비되는 유리 지방산이나 염증 유발 물질인 TNF-a 같은 아디포카인*이 원인인 것으로 설명되고 있어요. 마른 비만 상태도 비만과 같이 혈중 콜레스테롤과 중성 지방이 높아지는 게 당연해요. 오히려 겉으로 티가 나지 않는 비만이니 다이어트에 대한 필요성을 느끼지 못하고 방치하게 되는 경우가 많아요. 그래서 마른 비만이 더 위험할 지도 몰라요. 따라서 당뇨, 고혈압, 고지

---

* 아디포카인 : 지방 조직에서 생산되어 국소적 또는 전신적으로 작용하며, 에너지 저장에 대한 정보를 지방 조직으로부터 뇌 등의 다른 조직으로 전달해주는 펩타이드 호르몬.

A 여성 165cm/54kg/체지방률19%	**B 여성** 165cm/54kg/체지방률31%

골격근 - 지방분석

A 여성

체중	54.0kg	▼ 23.0
골격근량	25.4kg	▼ 11.5
체지방량	10.3kg	▼ 2.8

체성분 균형에 다른 CID 유형

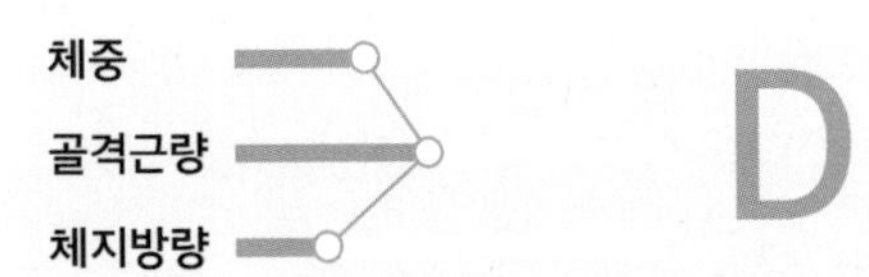

표준체중 강인형(D자)

표준체중 강인형(D자)은 날씬하면서 근육이 탄탄하게 잘 다듬어져 있는 형태로 강인한 유형입니다. 체성분 균형 관점에서 체중조절을 할 필요가 없지만 저체중 강인형에서 서술한 바와 같이 지방량이 과도하게 저하되지 않도록 주의를 요합니다.

- ✓ 피부가 탄력적이다
- ✓ 기본적으로 라이프 스타일 자체가 건강하다
- ✓ 근력 운동과 유산소성 운동을 즐겨 한다
- ✓ 규칙적으로 식사하며 매 끼니 충분한 단백질을 곁들인다
- ✓ 루틴이 잘 잡혀 있으며 수면의 질이 좋다
- ✓ 건강한 신체에 맑은 정신이 깃든다
- ✓ 아니 앉아있는데 왜 배가 안 접히는데요
- ✓ 아니 날씬한데 저 무게를 어떻게 드냐고?
- ✓ 언니 멋있어요

골격근 - 지방분석

B 여성

체중	54.0kg	– 0.0
골격근량	21.3kg	▼ 4.1
체지방량	16.7kg	▲ 6.4

체성분 균형에 다른 CID 유형

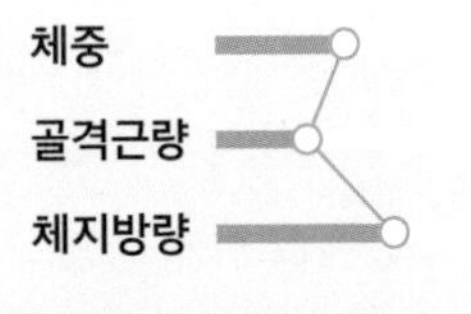

표준체중 강인형(C자)

표준체중 허약형(C자)은 체중으로는 정상체중의 85% 이상이나 골격근이 부족한 상태로 보기보다 허약한 체형이라고 볼 수 있습니다. 이와 같은 경우는 근육을 구성하는 단백질이 부족하기 때문인데 대부분 운동 부족, 단백질 섭취 부족 또는 상처나 질병으로 인한 과잉 대사에 기인하며 부종, 근육조직 분해, 신경조직 변화, 2차 감염, 아동의 경우 성장 둔화 등의 증상을 보입니다.

- ✓ 팔, 다리는 가늘은데 배가 불룩하다
- ✓ 술이나 달콤한 디저트를 즐긴다, 때로는 초콜릿 같은 간식으로 끼니를 때운다
- ✓ 인스턴트 가공식품이나 라면이 아니면 맛이 없다
- ✓ 커피를 달고 산다
- ✓ 운동을 싫어한다
- ✓ 그래도 헬스장은 끊어 뒀는데 근력 운동은 할 줄 모르니 트레드밀만 탄다
- ✓ 그러나 얼마 지나지 않아 금방 지친다
- ✓ 살이 좀 찐 것 같으면 아주 적게 먹거나 상습적으로 절식한다
- ✓ 그러다가 폭식한다
- ✓ 체성분 검사 시 골격근량 대비 체지방률이 높게 나온다

혈증과 같은 질환에 노출될 확률이 높아요. 또한 마른 비만인들의 수명이 짧다는 것이 통계적으로 확인되고 있어요.

이제 비만의 척도를 체중계 위의 숫자로만 판단하지 않아야 해요

다이어트는 궁극적으로 체지방을 건강하게 줄여내는 과정이에요. 굶는 다이어트를 하면 수분이 빠지면서 일시적으로 체중이 감량 될 거예요. 하지만 이게 상습적으로 반복된다면 골격근량은 손실되고 대사의 복구가 어려워질 수 있어요. 손발이 차거나 면역 기능이 떨어질 수도 있어요. 손톱이 부러지고 모근이 얇아질 수도 있어요. 신체가 전반적으로 허약해진다는 거예요. 지나친 식이 제한에 대한 반동은 반드시 이자까지 쳐서 따라올 거예요. 이후에 마구 먹기 시작해서 살이 찌면 대부분 체지방으로 저장될 거예요. 따라서 건강한 식습관과 근력 운동을 병행해야만 해요.

① 매 끼니 채소를 챙긴다.
② 충분한 단백질과 내게 맞는 영양소를 고르게 섭취한다.
③ 다이어트보다는 근력 운동을 통한 근육량의 증가를 목적으로 한다.
④ 운동 비기너라면, 기초 체력부터 끌어 올린다.

마른 비만인 사람은 체중을 줄이는 다이어트보다는 근육을 만드는 것을 큰 목적으로 둬야 해요. 그래도 가공 식품 말고, 천연 그대로의 건강한 식사를 해야 해요. 쌓인 내장 지방 때문에 인슐린에 대한 감수성도 떨어진 상태일 테니까요. 그렇기 때문에 더더욱 충분한 채소 섭취를 해야 해요. 식사를 할 때 혈당을 완만히 올려주는 샐러드나 쌈 채소를 항상 곁들여 주세요. 또 운동이라도 하자는 마음에 나름대로 고강도 운동을 한다고 해도 균형 잡힌 식사가 받쳐줘야만 해요. 영양이 부실하면 뼈의 건강을 희생 시킬 수 있기 때문이에요. 그리고 매 끼니에 질 좋은 단백질을 곁들이면서 영양 섭취를 고르게 해주세요. 근육을 만드는 데에 재료가 되는 영양소가 단백질이니까요. 살이 찌는 게 두려워도 다이어트 칼로리보다는 현재 체중을 유지할 수 있는 정도의 칼로리로 설정 하세요. 점진적 과부하의 원리를 따라서 운동 강도를 점차 올리면서 섭취 열량을 올려가도 좋아요. 그러나 체력이 떨어지기에 운동을 하면 힘든 기억밖에 남기지 못할 거예요. 하지만 나의 두 다리가 나의 주치의에요. 마른 비만인은 우리 몸에서 가장 큰 근육인 하체 근육부터 단련해 보는 걸로 연습해 봐요. 벽에 기댄 채 맨 몸 스쿼트 자세로 버티는 것부터 시작해도 돼요. 이것도 힘들다면 스트레칭으로 나의 신경 근육을 깨워주는 것부터 시작해도 좋아요. 그렇게 기초 체력을 잘 키워 둬야만 해요. 이후 체지방을 줄이는 게 아니라 근력 운동을 통해 근육량을 올리는 것으로 집중하세요. 그렇지만 아주 긴 호흡으로 이어 가야 할 거예요. 일종의 예방 의학적 투자라고 생각하고 전문가와 1:1 레슨을 고려해 봐도 좋아요.

02

알쓸영잡, 알아두면 쓸모 있는 영양 잡학 사전

1. 오메가3:오메가6

오메가-3 불포화 지방산은 세포막, 특히 뇌의 핵심 구성 요소인 필수 화합물이에요. 오메가-3는 수 십년 동안 과학의 관심을 받았는데요. 그렇다고 질병을 직접적으로 치료한다거나 기적의 오일은 아니에요. 하지만 현대인에게 필요한 것은 분명해요. 아직 논란의 여지가 있어 합의된 내용은 아니더라도 소개하고 싶은 오메가-3의 비율에 대해서 설명해볼게요.

살 빠지는 지방이 있다고?

필수 지방산이란, 신체를 구성하는 데에 꼭 필요하지만 체내에서 합성되지 않는 지방산이에요. 그렇기 때문에 반드시 음식을 통해 섭취해야 해요. 지방을 식단에서 완전히 배제하면 안되는 이유기도 하죠. 필수 지방산은 많이 들어보셨을 오메가-3 지방산과 오메가-6 지방산을 말해요.

오메가-3	오메가-6
· 알파 리놀레산(ALA) · EPA · DHA	· 리놀레산 · 감마 리놀레산(GLA) · 아라키돈산
· 혈액 순환 개선 : 혈전 생성 억제 항염 작용 · 중성지방(TG) 합성 억제 · 혈중 콜레스테롤 저하	· 두뇌 발달 · 피부/모발/생식 건강 유지
· 등 푸른 생선 · 들기름	· 식물성 기름(식용유) · 견과류 · 곡류

그만큼 중요하다면 필수 지방산을 적극적으로 섭취해야 할 것이에요. 하지만 크나큰 함정이 있어요. 키워드는 **오메가-3:오메가-6의 비율**인데요. 오메가-3 지방산을 충분히 섭취할 경우 혈액 순환 개선과 항염 작용을 해줘요. 동맥 경화를 억제하며 수많은 혈관 질환을 예방하기도 하죠. 실제로 심장 마비를 70%까지 줄일 수 있다고 해요. 인스턴트식품과 배달 음식으로 인해 끈끈해졌을 현대인의 혈액을 윤활 해준다고 생각하면 돼요. 오메가-6 지방산은 오메가-3 지방산의 섭취와 균형을 이룰 때 그 효능이 극대화됩니다. 다만 우리는 오메가-6 지방산을 굳이 챙겨 먹지 않아도 체내에 과하게 축적되어 있어서 문제가 되고 있어요.

보편적으로 오메가-3:오메가-6 지방산의 비율은 1:4로 권장하고 있는데요. 이는 지방 세포 크기도 작아지며 유전자 발현 조절을 통해 건강을 유지할 수 있는 수준이라고 판단해요. 하지만 현대 한국인의 오메가-3:오메가-6 지방산섭취 비율은 1:7~1:14 정도예요. 튀긴 음식과 인스턴트식품을 통해 고지방식이를 하는 사람들은 1:25~50까지로 균형이 깨져있다고 하고요. 좀 더 경각심을 갖출 필요는 분명하겠지요.

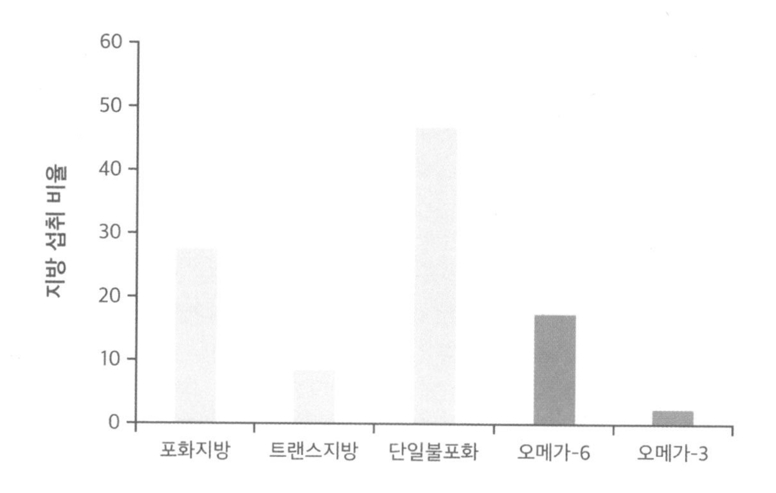

왜 이렇게 되었을까요?

꽤 오랜 기간 전의 과거 인류는 수렵을 통한 생선, 그리고 주변의 채소(풀)를 먹으면서 생존 했어요. 이 때문에 오메가-6 와 오메가-3가 꽤 균일하게 우리 몸에 들어왔어요. 오메가-3가 풍부한 플랑크톤을 잡아먹고 사는 등 푸른 생선을 인간이 수렵 활동을 통해 잡아먹었어요. 또 자연 그대로의 풀을 충분히 섭취하다 보니 오메가-3의 섭취 비율이 현대보다 훨씬 높았어요. 그래서 농업혁명 이전 시대에는 오메가-3 : 오메가-6의 섭취 비율이 1:1 정도라고 보고 있어요. 현대에서 문제가 되고 있는 이유는 구시대와 현대의 영양소 비율이 많이 달라졌기 때문인데요.

인류는 농업혁명을 통해 곡물을 대량으로 생산할 수 있게 되었어요. 가을은 말도 살찌는 계절이라고 하듯이 잘 키운 곡물을 추수하는 계절이지요. 가을에 풍족하게 얻을 수 있는 곡물에는 오메가-6 비율이 압도적으로 많아요. 인간은 주식을 곡물로 하는데요. 오메가-6가 풍부한 옥수수 사료를 먹고 살을 찌워 출하하는 동물들을 또 인간이 먹어요. 뿐만 아니라 조리 시에 두르는 식용유, 한식에 자주 쓰이는 참기름 등. 우리가 먹는 거의 모든 식품으로부터 오메가-6는 자연스럽게 섭취 되고 있다고 말해도 과언이 아니에요.

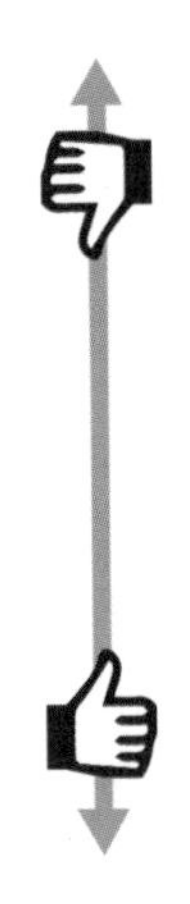

식품별 오메가-6 : 오메가-3 비율	
옥수수기름	139 : 1
참기름	105 : 1
팜유	32 : 1
올리브오일	13 : 1
콩기름	8 : 1
들기름	0.2 : 1
생선유	0.2 : 1

우리 몸에 오메가-6가 많아지면 어떻게 되는데요?

우리 몸에 오메가-6 지방산이 오메가-3 지방산보다 많아지면 지방 세포의 크기가 커져요. 여기서 그치는 게 아니라 커지고 커지다가 지방 세포의 개체 수 자체가 많아져요. 쉽게 말해 살찌기 좋은 체질이 되어 버려요. 반면 오메가-3 지방산은 지방의 베타 산화를 증가시켜서 주로 간과 근육의 체지방 축적을 감소 시켜줘요. 먹을 것이 지천에 깔린 현대에서는 오메가-3 비율을 높이는 게 관건일 거예요.

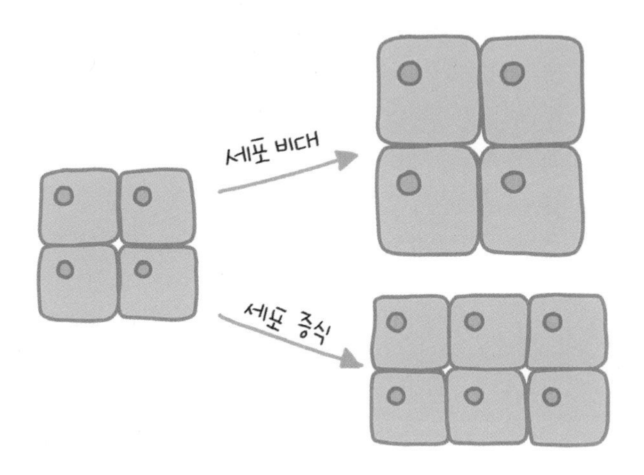

그럼 얼마나 먹으면 되나요?

오메가-3 지방산과 같은 불포화지방산은 이중 결합 구조 덕분에 산소가 아주 좋아해요. 때문에 공기 중에 방치 됐거나 제조 공정상 가열하는 과정에서 지방 산화물이 발생될 우려가 커요. 또 빛에 의해서도 산화가 진행 돼요. 이렇게 불안정하고 약한 구조적 성격을 띄는 오메가-3 지방산의 산패 현상은 매우 흔해요. 지방이 산패되면 암 유발인자를 형성하기도 하는데요. 아무리 건강에 좋은 오메가-3가 풍부한 식품이라도 절대적으로 좋다고 말할 수 없어요. 따라서 오메가-3가 풍부하지만 산패가 되지 않은 음식으로 선택하는 것이 필요해요. 그러나 갓 짜낸 생 들기름, 압착 과정에 열을 가하지 않은 오일류 그리고 목초만 먹여서 길러낸 고기류만 골라서 먹는 게 쉽지는 않을 거예요. 이런 이유로 캡슐 형태의 오메가-3 보조제를 섭취하는 게 오히려 현명한 선택이 될 수 있답니다. 오메가-3 지방산의 섭취량은 일반적인 기준으로 하루 500~2,000mg을 권장해요. 미국 심장 협회(AHA)에서는 기름진 생선을 주 2회 정도 섭취하라고 권장하고 있어요. 평소에 생선이나 호두, 아마씨를 즐겨 먹는 편이 아니라면 보조제로 채울 필요가 있어요. 복용하고 있는 오메가-3 보조제 뒷면의 성분표를 확인해서 권장 용량을 잘 맞추어 섭취해보아요.

2. 영양성분표 체크포인트

다들 뒷면의 영양성분표를 확인하는 습관 정도는 가지고 있지요? 입으로 들어가서 꿀꺽 넘겨버리면 그 이후부터는 손쓸 수 없을텐데요. 영양성분표를 확인하는 정도의 점검 습관은 갖춰두는 게 좋겠어요.

탄수화물은 당질과 식이섬유로 구성돼요. 그러니까 탄수화물에서 식이섬유를 제외한 게 당질인데요. 이러한 당질이 실질적으로 에너지를 내는 탄수화물이에요. 식이섬유는 몸에서 흡수되지 않는 고분자 탄수화물로 분류되며 결국 배설돼요. 따라서 탄수화물에서 식이섬유를 빼줘야 비로소 에너지를 낼 수 있는 당질이 섭취됐다고 할 수 있어요. 이러한 당질 역시도 양 조절이 필요할 뿐 적당량은 반드시 필요합니다. 대신 몸에 빠르게 흡수되는 단당류보다는 복합 당질로 섭취하는 것이 좋을 뿐이에요.

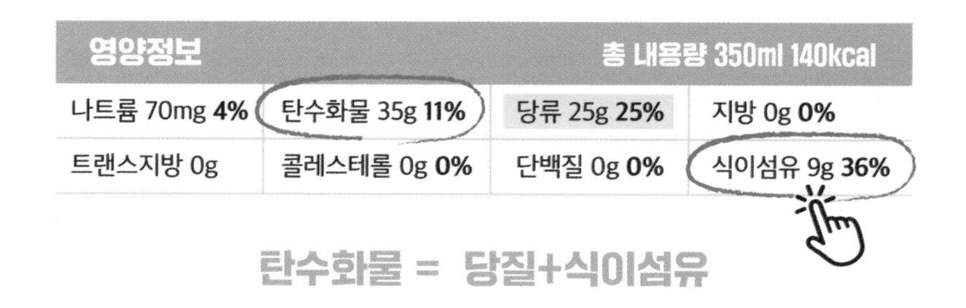

영양정보			총 내용량 350ml 140kcal
나트륨 70mg **4%**	탄수화물 35g **11%**	당류 25g **25%**	지방 0g **0%**
트랜스지방 0g	콜레스테롤 0g **0%**	단백질 0g **0%**	식이섬유 9g **36%**

탄수화물 = 당질+식이섬유

식이섬유 음료로 유명한 제품의 성분표인데요. 탄수화물 35g 중 식이섬유가 9g이니 26g의 당질 에너지를 얻을 수 있네요. 그런데 우리는 혈당을 빠르게 올리는 설탕과 같은 당류 함량에 집중해야 해요. 26g의 당질 중 25g의 설탕이 함유되어 있다면, 거의 전체에 해당 돼요. 참고로 WHO 세계 보건기구가 설탕을 비만의 주범으로 지목하며 하루 25g 미만으로 섭취할 것을 권고하고 있는데요. 이 식이섬유 음료 한 병을 마신다면 하루 당류 섭취량이 꽉 차게 됩니다. 식이섬유를 얻자고 혈당을 솟구치게 하는 격이에요.

1회 제공량 체크

영양정보	총 내용량 180g 100g 당 461kcal
100g당	1회 영양성분 기준치에 대한 비율
나트륨	51.5mg **3%**
탄수화물	80.4g **25%**
당류	38.9g **39%**
지방	13.8g **26%**
트랜스지방	0.5g 미만
포화지방	7.7g **51%**
콜레스테롤	20.8mg **7%**
단백질	3.75g **7%**

다음은 1회 제공량이에요. 461kcal 정도라면 보편적인 과자 한 봉지의 칼로리로 착각할 수 있는데요. 여기서 중요한 부분은 총 내용량이에요. 461kcal는 100g에 해당되는 양이니까요. 180g의 총 내용량인 한 봉지를 다 먹었다면 830kcal가 섭취된 거예요. 특히 과자류는 1회 제공량이 적은 편이니 꼭 확인해 보세요. 다 먹고 나서 확인하면 이미 늦어요.

그리고 **지방**인데요. 지방은 우리 몸에 반드시 필요해요. 하지만 지방이라고 해도 다 같은 지방이 아니에요. 이 중에서도 일부러 보관 기간과 저장성을 올리기 위해서 인위적으로 만들어낸 트랜스지방산을 주목해야 해요. 트랜스 지방산은 아직까지 어디에 어떻게 해로운지 구체적으로 밝혀지지는 않았는데요. 트랜스 지방 섭취와 질병과의 관련성의 데이터는 쌓여진 상태에요. 트랜스 지방은 특히 심근경색과 같은 관상 동맥 질환 위험의 증가에 기여한다고 보고 있어요. 이 밖에도 아토피, 주의력 결핍, 과잉행동 장애, 우울증, 불임, 치매, 암까지. 의외의 질환들과의 관련성이 지속적으로 확인되고 있어요. 이에 따라 트랜스 지방은 건강 위해 식품으로 지정되어 하루 섭취량의 1% 미만의 섭취를 권고하고 있어요. 다행스럽게도 최근에는 유지 가공 기술이 좋아져서 식품 내 트랜스 지방이 많지 않은 상태에요. 우리 나라는 섭취량 자체가 적기도 하고요. 하지만 조심한다고 해서 손해볼 건 없겠죠.

그리고 꼭 짚고 가야 할 점이 있는데요. 식품 표기법상 1회 제공 기준량 당 트랜스 지방 함량이 0.2g 미만인 경우 0g으로 표시할 수 있다는 점이에요. 영양 성분표에 표기가 되어 있지 않기에 내가 트랜스지방을 먹었는데 먹은 줄도 모르는 경우가 생겨요.

원산지 : 트)크로와상생지{소맥분[미국,캐나다/밀] 마가린1[가공유지(팜스테아린에스테르화유;말레이시아)]}, 식물성크림[팜핵경화유;말레이시아, 대두경화유;아르헨티나], 커스타드믹스엠{식물성크림1(팜유;말레이시아), 식물성크림2(식용유지가공품;독일)}

그러므로 세부 원재료명에서 마가린, 쇼트닝, 경화유, 식물성 버터, 식물성 크림, 가공유지, 가공버터, 가공유크림 등을 꼭 체크해보길 바라요. 하지만 총 지방 함량이 10g 미만으로 적은 경우에는 위와 같은 재료들을 크게 우려하지 않아도 괜찮아요. 들어가는 재료의 양 자체가 적을 테니까요. 그러나 고지방 음식, 특히 비용이 저렴한 생크림 케이크류, 빵류, 도넛, 팝콘과 각종 튀김 요리에 많아요. 지방과 양과 질을 동시에 판단해서 나의 건강을 지키세요.

비만을 줄 서서 사려는 사람들.

여기서 더 나아가서 영양성분 의무 표시 대상이 아닌 개인 카페의 베이커리류는 어떨까요? 설탕과 식물성 크림이 얼마나 쓰였을지 쇼트닝으로 튀겼을지도 모르지만 맛이 황홀한 것은 분명한데요. 일명 '빵지순례'로 전국에서 품절 대란이 일어나는 빵을 먹기 위해 몇 시간이고 줄을 서서 기다립니다. 어렵게 얻은 빵을 먹기 전 사진을 찍고 SNS에 올려서 부러움을 얻는 것도 짜릿하지요.

이에 한국소비자원에서 서울과 경기 지역 유명 카페 20곳에서 판매하는 20가지의 대표 빵의 영양 성분을 분석했는데요. 도넛, 케이크, 크루아상 등의 빵을 1회 섭취량 70g 기준으로 분석한 결과 트랜스지방은 평균 0.3g, 포화 지방은 평균 9g으로 확인 됐어요.

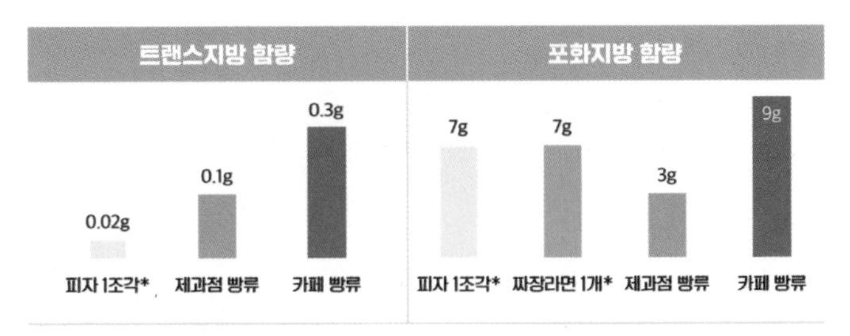

· 한국소비자원에서 실시한 피자 품질시험(2015년), 짜장/비빔라면 품질비교시험(2021년) 시험결과 참고
*(중량) 피자 1조각 : 150g, 짜장라면 1개 : 143g, 제과점·카페 빵류 : 70g 기준

대형 프랜차이즈 제과점 빵과 비교 했을 때 트랜스지방과 포화지방 함량이 약 3배 수준이에요. 해당량은 속세 음식으로 굳혀진 피자와 짜장 라면보다도 더 많은 양이기도 해요. 특히 특정 카페의 조각 케이크 한 조각의 트랜스 지방 함량은 1.9g으로 확인 됐어요. 이는 1일 트랜스 지방 섭취 권고량의 86.4%에 해당돼요. 심지어 포화 지방 함량은 50g으로 1일 포화 지방 섭취 기준인 15g의 3배 이상을 초과합니다. 오로지 맛으로만 승부한다는 말은 지켜냈지만 우리의 건강을 해치게 됐네요. 지금의 사회는 당과 지방이 범벅되어 있는 비만행 빵케팅에 열광하고 있어요. 우리 적어도 비만을 줄 서서 사려는 사람이 되지는 말아요.

3. 영양성분 의심하기

※식품영양표시 제도란? 식품 표시 항목 중 하나로 가공식품의 영양적 특성을 일정한 기준과 방법에 따라 표현하여 '영양'에 대한 적절한 정보를 소비자에게 전달해 주고 소비자들이 식품의 영양적 가치를 근거로 합리적인 식품을 선택할 수 있도록 돕는 제도.

식품 영양표시 제도는 소비자로 하여금
합리적인 선택을 할 수 있게 마련된 보호 장치에요.

식단 관리용 저당 잼이라고 광고했으나 식품 고유의 탄수화물(천연당)을 성분표에 기록하지 않았던 이슈가 있었어요. 신체 건강한 남녀라면 괜찮지만 당뇨 환자가 표기된 성분만을 믿고 매일같이 먹었다면 어땠을까요?

최근에는 식단 관리용 저지방 한돈 소시지에 대한 이슈가 발생했어요. 한 유튜버가 표기된 영양성분을 식품 영양 분석 기관에 의뢰했는데 결괏값이 매우 다르게 나온 거예요. 오차 범위가 적었다면 납득할 수 있었겠지만, 지방은 명시된 성분의 505%, 탄수화물은 463%, 칼로리는 2배 가까이 높은 결과가 나왔어요. 성분표만 믿고 다이어트를 했는데 오히려 살이 더 찔 수 있는 해프닝이 빚어질 수 있겠지요. 이에 그치지 않고 1,000만개 이상 팔린 닭가슴살 스테이크, 닭가슴살 소시지류의 영양 성분도 명시된 내용과 다르다는 논란이 줄줄이 터져 나왔어요. 그래서 현명한 식품 구매를 하기 위해서 소비자가 어느 정도의 식품 표기법을 인지해두면 좋겠다고 생각되어요.

영양성분 표시량과 실제 측정값의 허용오차 범위

· **열량, 나트륨, 당류, 지방, 트랜스지방, 포화지방, 콜레스테롤**
 - 실제 측정값은 표시량의 120% 미만

· **탄수화물, 식이섬유, 단백질, 비타민, 무기질**
 - 실제 측정값은 표시량의 80% 이상

*관련 규정 : 「식품등의 표시기준」 『별지 1』1. 아. 4) 영양성분 표시량과 실제 측정값의 허용오차 범위

가장 먼저 짚고 가면 좋은 점인데요. 실제 열량이 100kcal라도 119kcal까지는 100kcal로 명시해도 법에 위반되지 않아요. 그리고 실제 단백질이 20g 들었어도 25g으로 표기해도 법적으로 문제 되지 않습니다. 이 부분은 소비자가 제품을 직접 의뢰하지 않는 한 알 길이 없을텐데요. 물론 성분 의뢰를 맡겼던 최초의 식품 샘플과 이후에 양산된 식품 성분이 정확히 맞아 떨어질 수는 없을 거예요. 그래도 제조업자가 법에 위반되지 않는 범위 안에서 성분을 줄이거나 올려도 문제가 되지 않아요. 그렇기 때문에 영양성분표에 쓰인 내용을 너무 맹신해도 안 돼요. 그렇다고 위반 시 처벌이 강한 것도 아니에요. 지자체에서 판단하여 행정 처분이 들어갈 때 금액이 달라지는 경우도 있다고 하지만, 처벌 자체가 약해서 소비자가 보호받을 수 있는 담벼락도 너무 낮다고 보여집니다.

결국 내가 나를 보호하기 위해서는 항상 의심해야 해요.

분명히 단맛이 강하게 나는데 당류가 매우 적게 표시된 제품이 있어요. 그럼 제품 뒷면에 원재료명을 쭉 살펴보세요. 원재료명에는 많이 사용한 순

서에 따라 표시하여야 한다는 의무가 있거든요. 실제 표기 사항에 당류가 3g밖에 들어가지 않았는데 대체 감미료인 스테비아, 에리스리톨, 아스파탐, 수크랄로스 등이 적혀 있지 않고 설탕, 물엿, 과당 등이 앞 순서로 적혀있다면 의심해 볼 여지가 있겠지요.

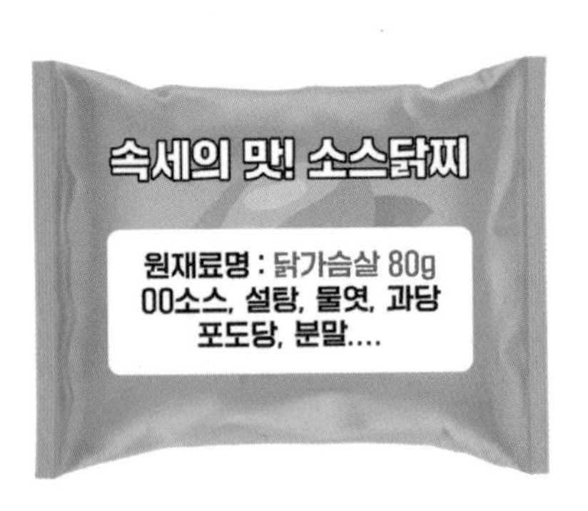

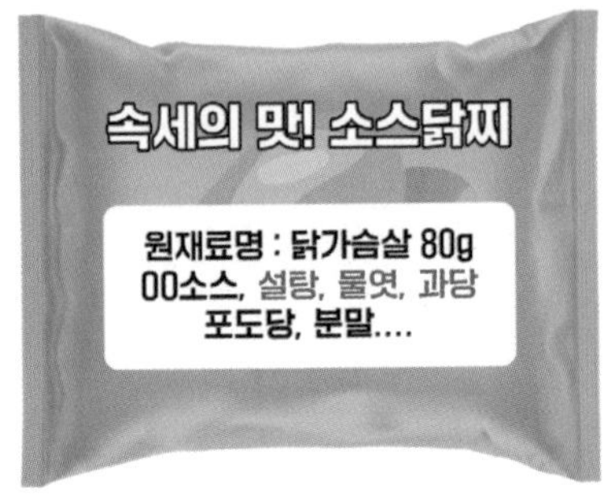

또 익힌 닭가슴살을 기준으로 100g당 단백질 함량이 28g 정도 되는데요. 제품 총중량이 100g인 소스 닭가슴살 제품의 닭가슴살 함량이 80% 정도 된다면, 28g의 80%인 22.4g 정도의 단백질이 있다고 볼 수 있어요. 그런데 표기된 영양정보의 단백질량이 26g으로 적혀있다면 표기법의 허용치를 교묘하게 이용하여 적었다고 볼 수도 있을 것 같아요.

물론 제 접근이 100% 부합되지 않을 수 있어요. 그러나 원재료명과 영양정보상 표기에 의심이 된다면 적어도 재구매는 지양하는 것이 낫겠지요. 웬만하면 나의 다이어트 식단 품목에는 가공 식품류 대신 천연 식품으로 채워주면서 건강하게 다이어트 했으면 좋겠는 마음이에요.

4. 돼지껍데기, 족발...
피부가 좋아지는 게 아니라, 살만 찐다고?

콜라겐은 뼈, 피부, 관절, 장기막, 머리카락 등 우리 몸의 단백질 성분 중 3분의 1을 차지해요. 콜라겐은 대표적으로 피부 진피층에 약 90%를 구성하고 있어서 피부에 좋다고 알려져 있어요. 하지만 콜라겐은 25세 이상부터 해마다 1%씩 감소한다고 해요. 자연스러운 노화 현상이지만 받아들이기 쉽지 않지요. 그럼 콜라겐이 많은 식품으로 알려진 돼지 껍데기, 족발, 닭발 등을 챙겨 먹으면 콜라겐 합성이 활발해질까요? 아래는 식약처 식품 영양성분 데이터베이스의 족발 영양 성분표인데요.

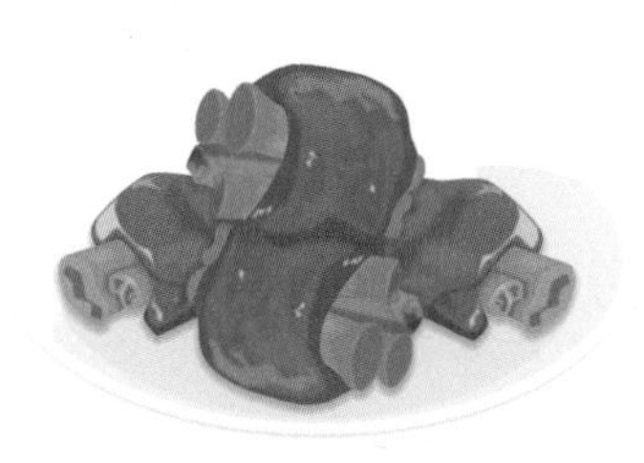

족발 영양 성분(250g)	
탄수화물	2g
단백질	65g
지방	**35g**
칼로리	583kcal

15점 정도 되는 1인 분량 250g에 지방이 34.8g(313kcal)입니다. 참고로 지방 34.8g은 아몬드 약 57개를 먹는 것과 같아요. 게다가 족발 1인분에 주먹밥이나 보쌈김치, 무말랭이 등을 함께 먹게 되면 1,000kcal를 채우는 것이 어렵지 않아요. 그리고 콜라겐의 흡수율은 고작 2% 정도밖에 안된다면요? 돼지껍데기, 족발의 껍질을 '콜라겐 섭취를 위해 먹는다.'라는 말 에 대해 고개가 갸우뚱해질 거예요.

콜라겐이 풍부한 음식을 먹어도 피부에 소용이 없다고요?

콜라겐은 아주아주 견고하게 만들어져요. 1,000개가 넘는 아미노산이 펩타이드 결합을 통해 밧줄처럼 단단히 뭉쳐 삼중 나선 구조를 만드는데요. 이 수많은 가닥들이 모여 콜라겐 섬유를 만들어요. 그렇기 때문에 힘줄, 혈관, 피부, 뼈 등 탄력이 필요한 곳에 꼭 필요한 구성 물질이 되어주지요. 많은 분자가 모여졌기에 고분자 단백질로 분류됩니다.

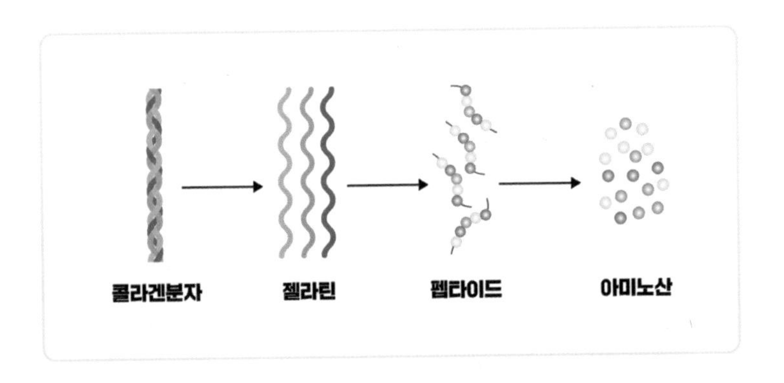

이렇게 밀도 있게 뭉쳐진 콜라겐은 소화 과정에서 쪼개고 또 쪼개지면서 흡수되는데요. 사실상 닭가슴살, 소고기, 달걀과 같은 소화 메커니즘으로 단백질의 가장 작은 단위인 아미노산의 형태로 흡수돼요. 그러니 콜라겐의 형태로 섭취한다고 해서 고분자 단백질이 바로 피부 조직을 차지하는 게 아니에요. 그냥 일반적인 단백질 흡수 기전일 뿐이지요. 이때, '그래도 콜라겐을 생성하는 아미노산을 섭취하면 합성이 더 수월하지 않을까?' 싶을 텐데요. 콜라겐의 단백질 품질 또한 그리 좋지만은 않아요. 콜라겐 합성 시에 필요한 글리신, 프롤린, 알라닌 아미노산은 꼭 섭취하지 않아도 몸에서 만들어지는 비필수 아미노산이기 때문이에요. 차라리 충분한 단백질 공급원을 고르게 섭취하고 미량 영양소를 채워주는 게 더 효과적일 수 있어요. 충분한 단백질 섭취를 통해 체내 아미노산이 부족하지 않게 하고 콜라겐 합성을 촉진하는 보조인자를 채워주는 거지요.

콜라겐 합성에 도움을 주는 미량영양소로는 비타민C, 비타민B7, 아연, 구리, 그리고 물이 있어요. 특히 비타민C는 폴리펩타이드 체인을 교차결합 시켜주며 튼튼한 콜라겐 조직을 만드는 핵심 성분이에요. 그렇기 때문에 식사에서 충분한 단백질 섭취가 이뤄졌다면 오히려 미량 영양소를 채워주는 게 피부 미용에는 더 탁월할 수 있어요. 또 운동 시 콜라겐 합성을 자극한다고 하니 적절한 운동과 병행하면 탄력적인 피부를 만드는 데에 기여할 수 있답니다.

그러니까 결론은,

① 콜라겐을 콜라겐으로써 섭취할 필요는 없으며, 양질의 단백질 급원을 고르게 섭취하면 돼요.

② 비타민C, 아연, 구리 등의 미량 영양소가 충분하다면 콜라겐은 알아서 합성 돼요.

③ 꾸준한 운동으로 콜라겐 합성을 촉진 시키세요.

④ 저분자 단백질로 통하는 피시 콜라겐 또한 마케팅에 이용되어 과장되는 면이 있으니 숙고하세요.

⑤ 콜라겐 섭취를 가장하여 돼지껍데기를 추가해서 먹는 사람들을 뜯어 말리세요. 오히려 추가 지방 섭취로 잉여 열량이 발생되니 살이 찔 수 있다는 것을 설득 시켜주세요.

5. 생선 중금속, 얼마나 조심해야 해요?

2020년 OECD 보고서에 따르면, 우리나라의 1인당 수산물 소비량은 연간 69.9kg로 세계 1위에요. 생선 종류가 오메가-3 지방산이 풍부해서 건강에 좋다고 하는 반면 중금속이 누적되면 배출이 어렵다는 말도 들어봤을 텐데요. 오늘은 생선이 우리의 식탁에 자주 오르는 만큼 더 관심을 기울여서 짚어볼게요.

가장 먼저 중금속이란, 지구상에 존재하는 금속 중 비중 4.0~5.0 이상의 무거운 금속을 말해요. 몸에 중금속이 쌓이면 만성적으로 쌓이면 신체에 커다란 위협을 가하게 돼요. 몸에 들어온 납의 절반이 배설되는 데는 15~20년이 걸려요. 평생 몸에 축적된 채 살아가는 거지요. 중금속에 장기간 노출되면 중독 증상이 나타나는 이유에요. 그리고 신체가 중금속에 계속적으로 노출되면 부신과 갑상선 호르몬 수치를 감소시켜 피로감을 만성적으로 느껴져요. 뿐만 아니라 불안·우울, 감각 이상, 단기 기억 능력 감소, 어지러움, 하지불안증후군 등 다양하게 발현돼요. 심지어 중금속은 단백질의 본래 구조를 망가뜨리고 제 기능을 하기 힘들게 해요. 근력이 저하되며 근육 합성 등의 체 조성 기능을 제대로 할 수 없게 될지도 몰라요.

식품 중 중금속은 제조·가공 과정이 아닌, 토양이나 수질 환경으로부터 오염되어 축적 되는데요. 유해 중금속은 특히 대형 어류종에 많이 농축되어 있어요. 이는 **생물 농축**이라고 하는 먹이 연쇄를 따라 생물 체내에 축적되는 현상과 관련이 있는데요. 대형 어종과 같이 먹이 사슬의 피라미드의 상위 개체일수록 중금속 함유량이 축적된다는 개념이에요. 작은 어종들을 잡아먹어서 생긴 중금속 누적량이 많기 때문이에요.

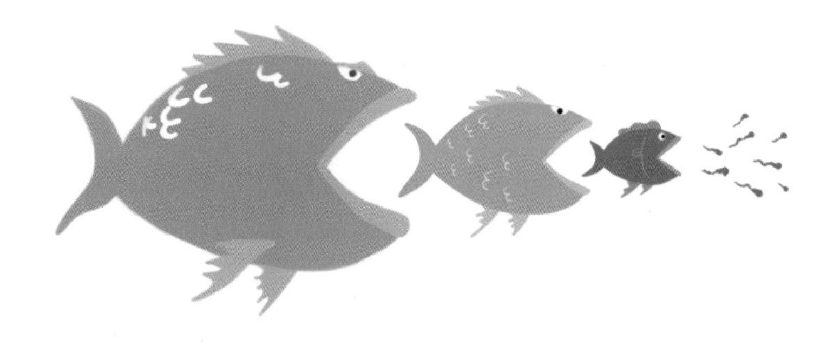

중금속은 대부분의 생선과 조개류에서 검출되고 있어요. 해조류의 알긴산 성분과 녹차, 돼지고기가 중금속을 배출한다는 연구 결과가 있긴 한데요. 음식을 통해 배출되는 효과는 미비해요. 그렇기에 아직까지는 사람 몸에 축적된 중금속을 효과적으로 제거할 수 있는 방법은 없어요. 역시 중금속이 쌓이지 않게 미리 예방하는 게 최선이에요.

그럼 중금속 섭취 기준은요?

중금속	기준(μg/Kg bw)	비고
납(Pb)*	25	PTWI
수은(Hg)	4	PTWI
메틸수은(MeHg)	1.6	PTWI
카드뮴(Cd)	25	PTMI**

체내에서 축적과 대사기능에 의한 제거 능력 간 균형이 고려된 주당 섭취 가능 수준을 고려하여, 인체 허용 잠정 주간섭취허용 기준(PTWI, Provisional Tolerable Weekly Intake)이 설정되어 있어요. 특히 메틸수은

의 독성이 가장 강하며 인체에 영향을 줄 수 있다고 해요. 그럼 메틸수은을 중점적으로 살펴볼게요.

1. 고등어, 명태, 조기 등과 같 일반 어류는 충분히 먹어도 돼요.

예시)성인 체중 60kg
*1토막 60g

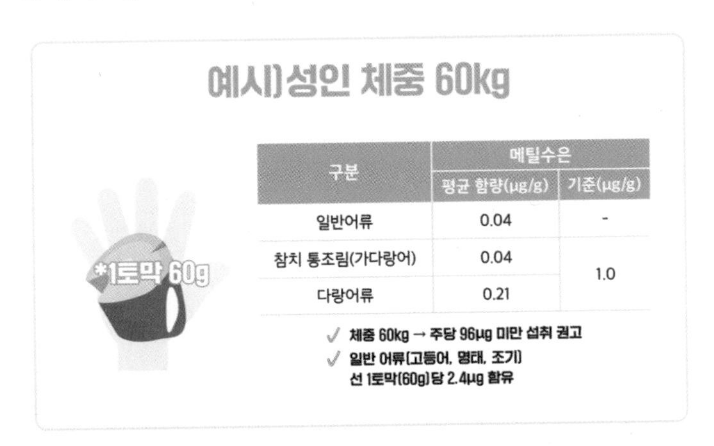

구분	메틸수은	
	평균 함량(μg/g)	기준(μg/g)
일반어류	0.04	-
참치 통조림(가다랑어)	0.04	1.0
다랑어류	0.21	

✓ 체중 60kg → 주당 96μg 미만 섭취 권고
✓ 일반 어류(고등어, 명태, 조기)
선 1토막(60g)당 2.4μg 함유

체중이 60kg이라면 메틸 수은은 주당 96㎍ 미만으로 섭취 되어야 안전해요. 성인 1회 제공량인 60g의 생선 1토막은 손가락을 제외한 손바닥을 차지하는 양 정도인데요. 우리가 흔히 먹는 고등어, 명태, 조기 등의 일반 어류 1g당 메틸수은이 평균적으로 0.04㎍/g 정도 포함되어 있어요. 그러면 생선 1토막(60g) 당 2.4㎍ 정도 들어 있다고 볼 수 있어요. 만성적으로 쌓이기 위해서는 한 주당 40토막 이상 섭취해야 하는데 꽤 많은 양이죠. 하루에 5~6토막씩은 먹어야 하는 수준이니까요. 실제 연구 결과 우리나라 사람들의 하루 평균 수은 섭취량은 2.4㎍ 정도 돼요. 일상적으로 섭취하는 양은 꽤 안전한 수준이므로 안심해도 된다고 볼 수 있어요. 결론적으로 우리 식탁에 흔하게 오르는 고등어, 갈치, 명태, 조기와 같은 작은 생선들은 크게 제한을 두고 먹지 않아도 괜찮아요.

2. 캔 참치는 억울해요.

같은 결을 따라서 우리가 흔히 먹는 캔 참치도 오해를 받고 있어요. 중간 포식자인 가다랑어가 주원료인 캔 참치에는 메틸수은이 평균 0.04㎍/g으로 낮은 수준이랍니다. 다만 우리가 주의해야 할 것은 심해에서 서식하는 대형 어종인 다랑어에요. 다랑어는 횟감으로 많이 쓰이곤 하는데요. 실제로 다랑어를 취급하는 참치 전문점 요리사의 혈중 수은 농도가 8배가량 더 높았던 사례가 있어요. 참치 회를 매일같이 먹는 특수한 경우에 한하지만 그래도 조심하면 좋겠지요. 겨울이라고 대방어에 꽂혀서 하루가 멀다하고 먹는 사람, 참치 회는 무한 리필로 즐기는 사람은 뜨끔 했어야 해요. 또 중금속이 생선뿐만 아니라 조개류, 면수, 티백류, 금속제 조리기구, 생선 내장, 심지어 미백크림에도 함유되어 있어요. 많이 먹어도 된다고 신나게 먹는 일은 없었으면 해요.

엄마는 더 세심히 체크해주세요.

특히 임신·수유 여성과 유아 등 10세 이하 어린이에게 우수한 단백질 급원으로 생선을 권장을 하고 있어요. 태아와 어린이의 두뇌 발달에 도움을 주는 오메가-3 지방산(DHA · EPA)이 풍부하니까요. 이와 동시에 상한 섭취량을 정확하게 제공하고 있어요. 적정량으로는 반드시 이롭지만 초과량으로는 치명적인 독성을 유발하기 때문이에요. 특히 임신 기간 중 메틸 수은 함량이 높은 생선을 과량 섭취하게 되면 뱃속 태아의 신경계 발달에 영향을 줄 가능성이 있다는 연구가 확인되고 있어요.

일반어류 및 참치 통조림	임신·수유부	1 - 2세	3 - 6세	7 - 10세
권고량(g/주)	400g	100g	150g	250g
1회 제공량(g/회)	60g	15g	30g	45g
횟수(회/주)	6회	6회	5회	5회

다랑어·새치류 및 상어류	임신·수유부	1 - 2세	3 - 6세	7 - 10세
권고량(g/주)	100g	25g	40g	65g
1회 제공량(g/회)	60g	15g	30g	45g
횟수(회/주)	1회	-*	1회	1회

*섭취 제한

따라서 임신·수유부와 영유아 엄마들은 가이드라인을 좀 더 세심히 살필 필요가 있어요. 더 자세한 사항은 식품의약품안전처가 제공하는 [임신·수유 여성과 어린이 대상의 생선 안전 섭취 가이드]를 참고 해주세요.

6 . 동물성 단백질 vs 식물성 단백질?

우리는 단백질 덩어리에요.

단백질의 최종 분해 산물인 아미노산은 두 가지로 분류 되는데요. 체내 합성이 불가능하여 반드시 음식물을 통해 섭취해야만 하는 필수 아미노산, 그리고 체내 합성이 가능한 비필수 아미노산으로 나뉩니다. 근육, 머리카락, 손톱 뿐만 아니라 호르몬, 효소, 항체 등. 단백질은 오직 근육의 성장 뿐만 아니라 생명 유지에 필수적인 영양소에요. 또한 우리 몸은 섭취된 식이 단백질을 통해 계속적으로 질소의 균형을 맞추어 내는데요. 외부로부터 식이 단백질 공급이 어려워진 경우 몸은 생존을 위한 에너지원으로 단백질을 활용하게 돼요. 에너지가 부족해지면 성장과 발달보다는 생존을 택하기 때문이에요.

따라서 필수 아미노산은 반드시 식품을 통해 섭취해야만 해요. 만약 한 가지의 아미노산이라도 결핍된다면 새로운 단백질이 형성되지 않으니까요. 동물성 단백질에는 이러한 필수 아미노산이 전부 함유되어 있기에 고품질 단백질 또는 완전 단백질로 불려요. 반면 식물성 단백질은 한 가지 이상의 필수 아미노산이 불충분하기 때문에 불완전 단백질로 분류됩니다. 그렇다고 식물성 단백질이 열등할까요? 결코 그렇지 않아요.

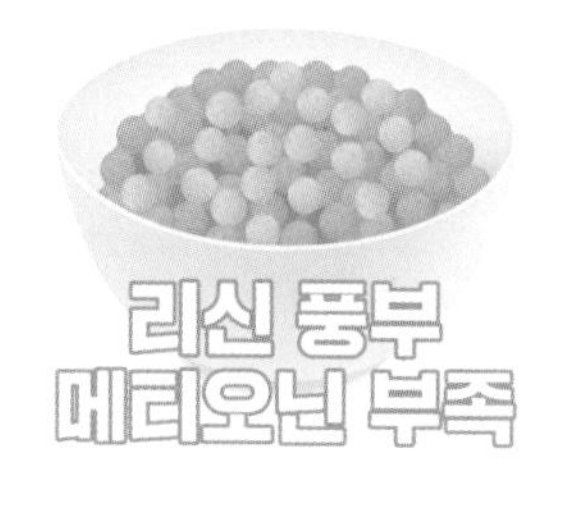

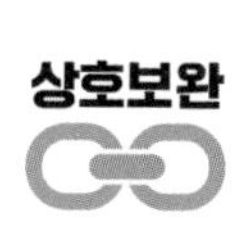

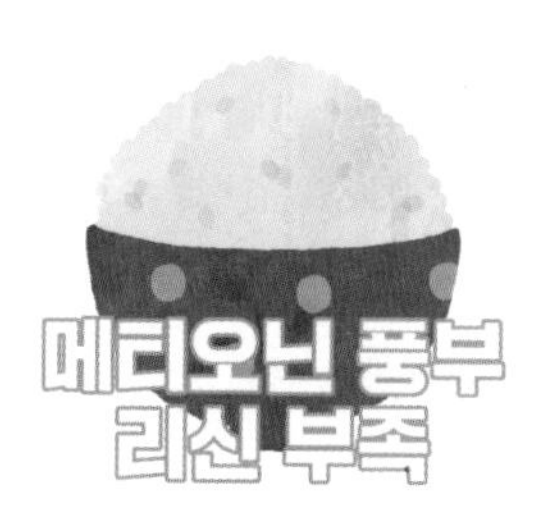

일례로 콩에 부족한 아미노산은 쌀에 많아요. 콩은 리신이 풍부하지만 메티오닌이 부족해요. 쌀은 메티오닌이 풍부하지만 리신이 부족해요. 콩밥을 지어서 먹으면 서로 상호보완이 잘 될 뿐이에요. 그냥 다양하게 혼합 섭취하면 해결되는 문제라는 거예요. 실제로 하루 단백질 섭취 총량이 충당된다면 근육 성장면에서도 유의미한 차이를 보이지 않았다고 해요.

다만 단백질의 흡수 효율과 식품을 바라보는 관점으로 갈릴 수 있을 것 같아요.

건강을 관점으로 본다면 식물성 단백질은 콜레스테롤과 포화지방이 낮다는 장점이 있어요. 식이섬유도 많이 함유되어 있으며 비타민과 무기질도 풍부해요. 이 점을 잘 활용해서 성인병 질환자, 고혈압이나 과체중, 심혈관 질환에 대한 위험성이 있는 사람에게 유리한 단백질 공급원이에요.

근력 운동을 통해 근비대를 목적으로 한다면 동물성 단백질로 흡수 효율을 높여보는 것도 좋은데요. 과거에 단백질 식품의 질적 평가에 널리 사용된 생물가 지표에서 유청 단백질이 1위를 차지 했어요. 그렇다고 유청 단백질의 품질이 최고일까요? 그저 사탕수수를 정제해서 설탕을 만든 것처럼 우유에서 단백질을 추출해서 만든 게 유청 단백질 파우더에요. 고도로 정제했기 때문에 단백가가 높을 뿐이라고 이해하면 돼요. 현대에서는 DIAAS라는 새로운 단백질의 질적 평가가 제시 되었는데요. DIAAS를 기준으로 했을 때 카제인은 117점, 달걀이 101점으로 제한된 아미노산이 없는 고품질 단백질로 평가 되었어요. 하지만 카제인 단백질은 소화가 잘 안된다는 단점이 발생되며, 달걀은 지방이 많아 칼로리가 높아요. 따라서 카제인 단백질과 달걀만으로 하루를 몽땅 채울 필요가 없어요.

단백질을 섭취하기에 가장 이상적인 방향은 역시 다양하게 먹는 거예요. 동물성, 식물성 단백질을 이분법적으로 나누어 생각할 것이 아니라 골고루 섭취해주면 해결되는 다툼일 뿐이에요. 그러니까 뭐가 맞네, 뭐가 낫네 하는 무수한 말들에 흔들리지 않아도 돼요. 그저 나의 상황과 목적에 맞게 먹으면 돼요. 정보의 홍수 시대에서 나를 위한 정보를 찾아 입는 튼튼한 분별력이 필요할 뿐이에요.

그러면 최적의 동·식물성 단백질 섭취 비율은요?

동물성 단백질 30% 식물성 단백질 70%

미국 영양학 저널에 게제된 내용인데요. 동물성 단백질은 총 단백질량의 30%을 섭취하고 식물성 단백질은 70%로 섭취할 때 단백질 효율이 좋다고 평가하고 있어요. 그러나 각 식품별로 함유된 단백질량을 파악하고 있지 않는 이상 가늠하기 쉽지 않을 텐데요. 웨이트를 주에 3~5회 정도 하면서 다이어트를 하고 있는 65kg의 여성으로 예를 들어볼게요. 저항성 운동을 하면서 칼로리를 줄여낸 상태이기에 단백질은 체중의 2배수(g)로 넉넉히 세팅합니다. 그렇게 된다면 하루에 먹어야할 단백질은 총 130g 정도가 되는데요.

이를 토대로 동물성 단백질은 대략 31% 수준의 40g, 식물성 단백질은 69% 수준의 90g 정도로 반영할게요. 아래는 각 비율에 맞는 동·식물성 단백질의 식품 품목이에요.

동물성 단백질 1/3	40g	식물성 단백질 2/3	90g
연어 80g	17g	렌틸잡곡밥 1.5공기	18g
닭가슴살 100g	23g	삶은 병아리콩 170g	15g
		두부 1모	20g
		아몬드 15알	4g
		샐러드 300g	3g
		고단백 두유 1잔	12g
		숙주나물	2g
		완두단백 파우더 20g	16g

사실상 우리가 보편적으로 갖추고 있는 식사 구성과 조금 다른 분위기를 나타낸다고 생각할 수 있을 것 같아요. 점심은 닭가슴살 한 팩, 저녁은 연어 80g으로만 배치해도 동물성 단백질 섭취량은 꽉 차게 되니까요. 이말인즉 3~4 끼니에 걸쳐서 닭가슴살을 반드시 챙기는 것을 고집할 필요는 없다는 거예요. 대신 항상 곁들이는 곡물에는 렌틸콩이나 병아리콩과 같은 대두 단백질을 충분히 넣어줘야 식물성 단백질량을 충족시킬 수 있어요. 대두 단백질은 상용화된 식물성 단백질 중 유일하게 완전 단백질과 비슷하거나 동등한 영양가를 갖는 단백질로 평가되고 있어요. 더불어 HDL 콜레스테롤의 감소 없이 LDL 콜레스테롤과 중성 지방을 감소 시키는 효과가 있다고 알려져 있어요. 뿐만 아니라 포만감도 좋아서 체중 조절에 도움이 되기도 해요. 다만 콩류에는 탄수화물과 지방을 고르게 함유하고 있어요. 만약 순수한 식물성 콩 단백질을 보완코자 한다면 분리대두단백질(ISP)을 적절히 활용해봐도 좋아요. 그렇다고 해서 비율이 깨졌다고 단백질 효율이 크게 떨어지는 것은 아니에요. 그저 나의 식단을 돌아보고 어느 한 쪽에 치우쳐지지 않는 적절한 지점을 찾는 게 더 중요해요. 내가 지속할 수 있는 식단에 에임을 맞추고 조준해보세요.

7. 고구마는 다이어트식이 아니라구?

그냥 먹는 고구마보다,
바싹 구워버리는 군고구마가 훨씬 맛있어!

당연히 생고구마보다 에어프라이어에 바싹 말리듯이 굽는 군고구마가 훨씬 맛있죠. 일명 목각 고구마로 불리며 에어프라이어에 조리된 고구마가 유행했었던 적도 있었잖아요. 고구마의 전분은 강한 열로 구웠을 때 혀에서 단맛을 느끼기 쉬운 짧은 사슬로 바뀌어요. 그래서 우리는 먹었을 때, '달다' 라고 느끼게 돼요. 또한 고구마의 혈당지수는 어떻게 조리하는지에 따라 달라져요.

혈당지수(Glycemic index; GI)란 당뇨병 환자의 식단을 위해 제안한 개념이에요. 음식 섭취 후 혈당이 상승하는 속도를 0부터 100까지의 수치로 나타내는 지표랍니다. 하지만 각 식품에 들어있는 탄수화물량이 반영되지 않는 한계가 있어요. 하지만 당뇨가 없는 사람도 아침에 콘플레이크 시리얼과 우유를 먹었을 때, 80%의 사람들이 전 당뇨병 범위(>140mg/dL)의 포도당 상승을 일으켰어요. 정상인이라고 해도 혈당을 높이는 음식과 유형은 알아두는 게 좋겠지요. 혈당지수가 높은 식품은 인슐린의 과잉 분비를 일으킬 텐데요. 이때 체지방 축적이 일어나거나 식욕이 흔들릴 수 있어요. 때문에 다이어터라면 기본적으로 알고 가야 할 영양 상식이에요.

혈당 지수에 영향을 미치는 요소들은 참 많은데요. 같은 식품이더라도 단백질·섬유질·지방의 함량, 조리방법, 식품의 익은 정도, 전분의 종류 등에 따라 혈당 지수에 영향이 서로 다르답니다.

탄수화물의 상태 변화 요인	혈당을 올리는 요인	예시
식품의 물성	식품이 고체일 때보다 액체일 때	액상과당 음료
입자의 크기	잘게 썰려있거나 분말 상태일 때	미숫가루, 밀가루
도정도	통곡류가 도정을 통해 거피되었을 때	백미(흰 쌀)
전분 상태	전분 입자가 팽윤된 상태일 때	죽
조리법(찜/구이/튀김)	열처리와 가열 시간이 길어질 때	군고구마
전분의 특징	아밀로 펙틴 함량이 높을 때	찹쌀떡
섬유질 함량	섬유질이 적을 때	밀소면
단백질, 지방 함량	단백질, 지방 함량이 적을 때	정제 탄수화물 식품을 단독으로 먹을 때

고구마의 혈당지수는 조리법에 따라 변해요

이 중에서도 다이어트 탄수화물로 유명한 고구마에 대해 더 파고들어 볼게요. 특히나 고구마는 조리법에 따라 혈당 지수의 변화가 큰 편이에요. 생고구마에는 저항성 전분이 풍부한데요. 저항성 전분은 식이섬유와 사촌지간이에요. 위장에서 소화가 잘되지 않지만 장내 미생물의 먹이가 되거든요. 난소화성 전분이기 때문에 열량도 탄수화물의 반 토막인 1g당 2kcal 수준이에요. 혈당을 완만히 올려서 지방으로 축적될 걱정도 줄일 수 있어요. 소화시간이 길어지다 보니 포만감이 오래 지속 돼요. 또한 저항성 전분 섭취 시 LDL 콜레스테롤 수치도 유의미하게 감소됐다고 해요.

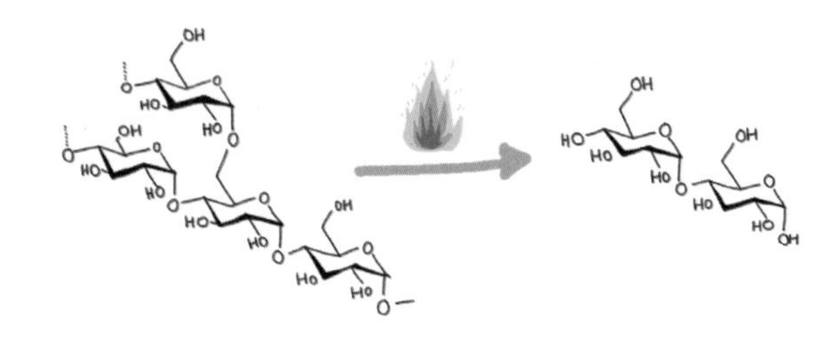

하지만 생고구마에 풍부한 저항성 전분은 열을 가하면 전분 구조에 변화가 생겨요. 열을 가한 고구마의 전분이 더 짧은 사슬 형태인 맥아당(엿당)으로 바뀌면서 우리는 '달다!'라고 빠르게 느낄 수 있게 되기 때문이에요. 그러니까 다이어트에 고구마가 좋다는 건 생고구마가 좋다는 거예요. 혀끝에 달콤한 맛에 유혹 당해선 안 돼요.

조리법에 따른 고구마의 혈당 지수 변화

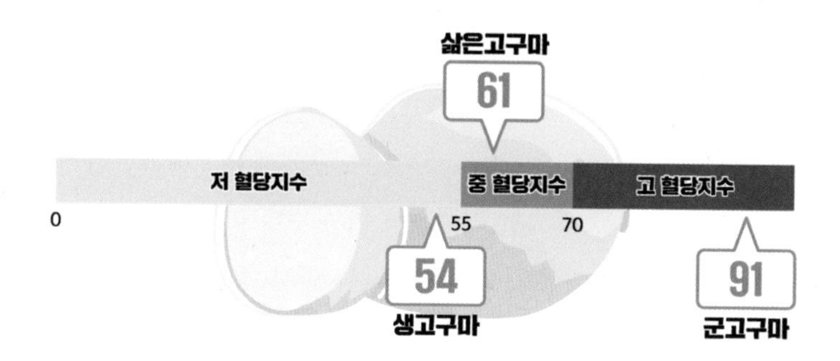

농촌진흥청과 경희대학교의 공동 연구 자료를 토대로 보면 군고구마의 혈당지수는 90.9로 거의 100의 값에 가까워요. '고구마는 다이어트 식품이야.'라고 생각하고 먹었다가 혈당이 솟을 수가 있는 거지요. 결과적으로 구움 조리법보다는 찐 고구마가 좀 더 낫고(70.8), 아예 물에 빠뜨려서 삶는 고구마(61)가 더 좋아요. 물론 생고구마로 먹는 경우가 가장 좋겠지만 생고구마에는 라피노스라는 복부 팽만감과 방귀를 유발하는 물질이 있어요. 그렇기 때문에 삶아 먹는 걸 가장 추천할게요.

보통 시판되는 식단 관리용 고구마는 맛이 좋아야 경쟁력이 있고 재구매율이 오를 거예요. 치열한 경쟁 구도에서 살아남기 위함일 텐데요. 그래서인지 단맛이 증폭되는 군고구마 조리로 판매되는 제품이 대다수예요. 물론 양을 줄여서 적정량만 먹는다면 문제될 게 없어요. 하지만 먹고 나서도 자꾸 뭐가 더 먹고 싶은 끌림이 든다면 탄수화물군을 바꿀 필요가 있어요. 그래도 고구마가 가장 맛있다면요. 저렴한 생고구마를 넉넉하게 구매해서 직접 삶아요. 그리고 내게 맞는 1인 분량으로 소분해서 양을 맞춰 냉장 보관을 해서 먹어봐요. 고구마는 차갑게 먹어도 맛있잖아요. 비용적인 면과 체중 관리에서 모두 이득인걸요!

식품	고구마튀김	찐 밤	군 밤
GI 지수	57.7	57.8	54.3

그리고 하나 재미있는 점이 있는데요. 고구마를 튀겨버리면 오히려 혈당 지수가 낮아져요. 그 이유는 식용유의 기름 코팅 덕분에 전분 입자의 분해 속도를 늦추기 때문이에요. 하지만 단편적인 것만 봐서는 안되겠죠. 삶은 고구마 100g의 열량은 76kcal인데, 튀길 경우 204kcal로 2.7배의 열량을 나타내요. 혈당을 낮추려다가 잉여 칼로리를 발생시켜 미처 태우지 못한 열량이 지방으로 축적되는 결과를 야기할 수 있어요. 반면 밤은 구워도 혈당 지수가 비슷한 수준이에요. 밤은 견과류목에 속하지만 지방량이 적고 탄수화물이 많은 식품인데요. 비타민C· B 군, 폴레페놀, 칼슘, 철분 등의 다양한 미량 무기질과 항산화 물질도 함유해요. 고구마 못지않게 섬유질도 많아요. 만약 편의점에서 급하게 탄수화물 보충이 필요할 때 군고구마 보다는 군밤을 선택하는 게 낫다는 거예요.

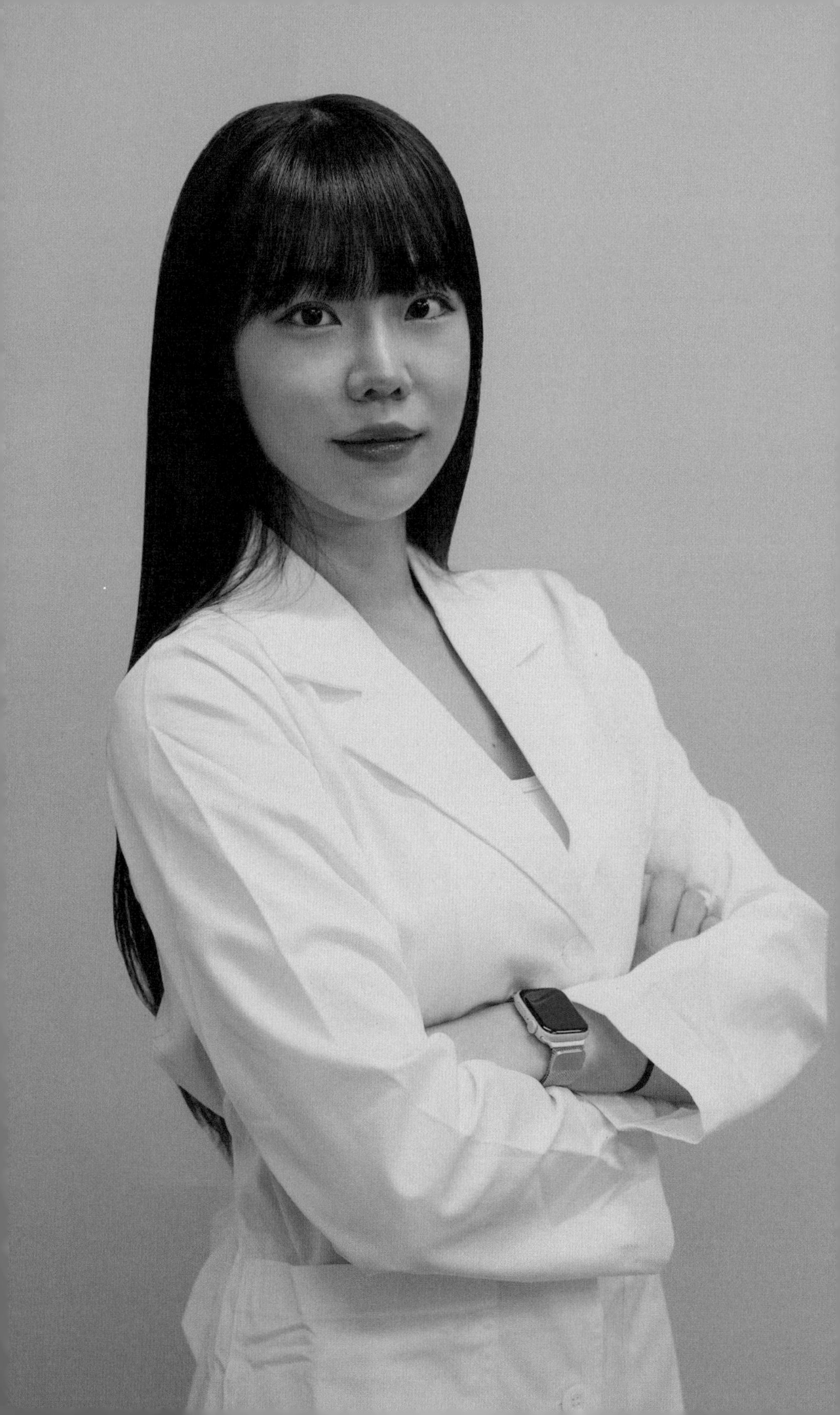

3장
다이어트는 멘탈 마라톤이야

폭식증

여성의 이해

나는 나로 살아야 해

01

폭식증

1. 보상심리

[보상심리] : 육체적·정신적인 의미에서 자신에게 만족스럽지 못한 면이 있거나, 열등감 또는 사회적 지위에 대한 불만이 강할 때, 그 불쾌감을 보충하려는 심리 작용.

내 맘대로 안 되는 식욕, 뇌 맘대로?

보상심리는 다이어트 중 폭식의 트리거가 되는 아주 근원적인 심리기도 해요. 그런데 왜, 심리적인 트리거가 식사를 통해 빵 터져버리는 걸까요? 그건 과거 식사에서 아주 쾌락적인 경험을 떠올려 연결시켰기 때문이에요. 스트레스 상태일 때는 코르티솔이라는 호르몬이 분비 되는데요. 코르티솔은 행복호르몬인 세로토닌을 올릴 수 있도록 한껏 맛있는 음식을 먹으라고 요구해요. 음식과 함께 세로토닌이 분비되면서 일시적으로 흥분을 가라앉히며 스트레스가 해소되는 것처럼 보여요. 그러나 이런 행동은 교통 사고로 난 큼직한 상처 위에 작은 반창고로 때우는 일과 같아요. 결국 음식으로는 근본적인 해소가 되지 않아요.

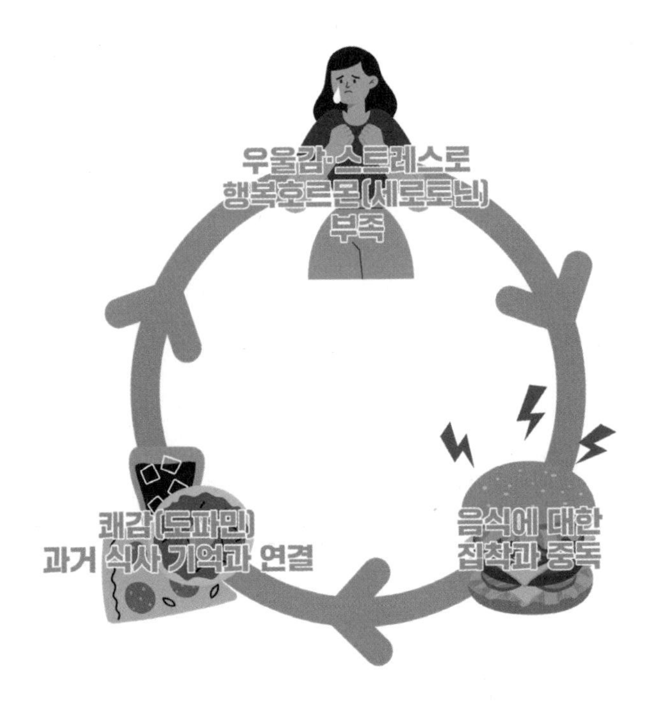

아침 식사는 거르고 커피부터 사 들고 회사에 가요. 내 정신이 일하는지 카페인이 일하는지도 모르게 속절없는 시간을 보내요. 드디어 점심 시간이 되어서 메뉴를 선택해야 하는데요. 공동체 문화에 익숙해진 우리는 옆 사람이 말하는 메뉴를 따라가요. 속으로 '다이어트해야 하는데….'만 되뇌고 있어요. 그뿐인가요. 점심에 회사 사람들이 시킨 떡볶이, 튀김, 순대와 같은 혈당을 마구 올리는 식사를 하고 나면 오후에 무언가가 자꾸만 먹고 싶어져요. 그렇게 회사 탕비실로 가면 당 범벅이 되어있는 초콜릿이나 지방이 많은 크래커류가 전부에요. 그나마 먹을 만하겠다고 여겨지는 견과류는 달콤한 설탕이 범벅 된 제품밖에 없어요. 여기서 드는 생각은 뭔가요? 이미 지칠 대로 지친 나의 뇌는 '아, 이거라도 먹지 않으면 안 되겠어.'라고 합리화를 하게 돼요. 점심에 이미 넘치는 칼로리가 섭취 됐음을 알고 있음에도 그래요. 결국 초콜릿과 크래커를 '에라 모르겠다.'라며 먹게 돼요. 어찌어찌 살인적인 업무를 마치고 집에 돌아오면 과연 건강한 식사를 할 수 있을까요? 몸도 마음도 지쳐서 요리를 하는 것은 부담스러워요. 자연스레 배달 플랫폼부터 켭니다. 그리고 지금 나 자신이 뭘 원하고 있는지 아주 사려 깊게 살펴요. 당과 지방이 가득한 음식 또는 아주 맵거나 자극적인 음식을 고르게 돼요. 과거에 그러한 음식을 먹었던 쾌락적인 기억이 떠올랐기 때문이에요. 사실 내 몸이 원하는 게 아니라 나의 뇌의 보상 체계 시스템이 가동되는 건데요. 이렇게 다이어트는 또 '내일부터'가 됩니다. 그럴 때 우리는 도파민 결핍 상태에 놓이지 않았는지 자신을 점검해 봐야 할 필요성이 있어요. 도파민이라는 신경전달물질은 '즐거움'과 '계속 지속하고 싶다'라는 기분을 제공 해요. 이 기분은 뇌의 '보상 시스템'과 연관이 깊어요.

[도파민] 중추신경계에 존재하는 신경전달물질로서, 아드레날린과 노르에피네프린의 전구체.

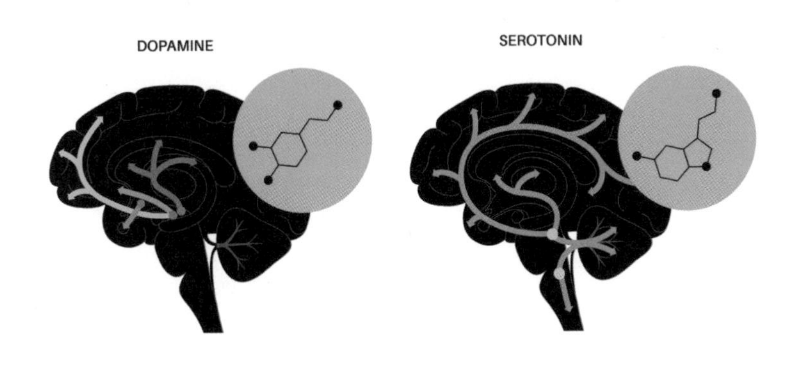

역시 나는 맛있는 음식을 먹는 행복이 가장 크고, 짜릿해!

그렇게 나는 도파민에 의해서 자극적인 음식을 먹어야 한다는 행동 강화가 계속돼요. 우리 몸은 특정 음식을 먹었을 때 쾌락을 경험했던 감정을 해마라는 뇌의 기억 창고에 저장해요. 동기가 확실하므로 이 행위는 반복됩니다. 과도하게 반복된다면 결국 음식 중독 상태가 돼요. 하지만 이러한 일련의 과정을 절대로 나의 의지 부족으로 치부해서는 안 돼요. 나는 자꾸만 실패하는 사람으로 인지하기 때문이에요. 겨우 남는 건 포기하는 선택지 밖엔 없으니까요. 이건 뇌 시스템으로 받아들이며 숙제를 풀어가는 게 맞아요. 실제로 음식을 끊임없이 탐닉하는 사람의 뇌를 촬영해 보면 알코올이나 코카인 등의 약물 중독과 유사하게 활성 되었다는 연구도 있어요. 그만큼 음식은 우리에게 매우 큰 쾌락과 흥분감을 선사할 수 있다는 말이에요. 그렇다고 내가 좋아하는 음식을 뚝 끊고 굶으라는 얘기가 아니에요. 식욕을 촉진시키는 그렐린 호르몬이 분비되면 오히려 중독에 취약해져 특정 음식을 더 강렬하게 원하게 되니까요. 매일매일을, 너무 배고프지 않게 영양가가 높으며 포만감도 좋은 음식들로 채워야 해요. 배달앱에서 메뉴를 고르더라도 깔끔한 한식, 흰살 생선이 올려진 솥밥, 건강한 샐러드 포케 등. 오늘 하루 고생한 내게 칼로리만 가득한 음식이 아니라 영양이 충분한 음식을 대접해야 해요. 또한 감각과 자극을 최소화하고 흥분감을 낮추는 상태를 지속해야 해요. 이것이 다이어트의 본질이에요. 그렇게 자극의 역치를 낮추면 이전에 일상적으로 먹었던 음식이 엄청 짜고 달고 매웠다는 것을 깨닫게 될지도 몰라요. 그리고 사람은 기억에 의존하는 것에 한계가 있어요. 그러니 식단을 기록하면서 내가 먹은 음식과 종류와 양을 추적 해보세요. 이렇게 딱 3주만 건강한 식사로 채워보세요. 뇌의 습관 세포를 리모델링하는 '21일의 법칙'이 괜히 있는 말이 아니에요. 실제로 상담을 했던 대상자분들이 클린식이 맛있게 느껴진다고 말하는 순간이기도 해요.

살면서 마찰과 갈등이 없을 수는 없지요.

스트레스를 받지 않고 살아간다는 건 있을 수 없는 일이에요. 사람마다 의지력은 한정적이에요. 의지력이 바닥나버린 날은 게으름과 무기력함에 취해 침대에 퍼져버리기 일쑤에요. 뭘 할지 모르겠으니 공허한 눈이 또 다시 스마트폰 화면으로 향해요. 한시적으로 쾌락적인 시간을 보내기 위해 배달앱을 슬며시 켜요. 음식은 가장 가성비 좋은 호캉스잖아요. 저렴한 가격으로 오늘의 스트레스를 잠시 잊을 수 있는 유일한 도피처가 되어주니까요. 그러한 행동이 반복되면 더 자극적이고 더 쾌락적인 음식들을 찾아서 맛의 역치를 깨고 높여갈 거예요. 그렇게 나를 음식 중독에 몰아세웁니다. 휘둘리지 않고 이러한 악순환의 무한 굴레를 벗어나고 싶다면 다른 생산적인 취미를 만들어야 해요. 이보다는 더 에너제틱 한 긍정적인 요인들이 더 많은 운동이 아무렴 최고예요.

사실 모순적일 수도 있지만 운동은 스트레스를 받는 행위이기도 해요. 근육에 부하를 주는 것 자체가 스트레스를 주는 행위가 되니까요. 하지만 운동을 하면 스트레스에 대응하는 힘이 길러져요. 규칙적으로 꾸준히 운동하게 되면 동일한 운동 강도에서 스트레스 호르몬의 생성이 감소되거든요. 일종의 적응 현상이지요. 운동을 하면 몸은 피곤하더라도 정신적으로 맑고 상쾌해지는 듯한 느낌을 받아본 경험도 있을 거예요. 뇌 조직으로 가는 혈액량이 증가되어 산소 공급을 충분히 받은 덕분이에요. 그뿐만 아니라 운동을 하는 순간은 시달리고 있는 잡념들로부터 벗어날 수도 있잖아요. 또 우울했던 기분을 높여주는 세로토닌, 도파민, 엔도르핀, 안정감을 느끼게 하는 가바, 무기력한 마음을 극복시켜주는 글루타메이트까지! 이 모든 긍정적인 호르몬은 우리가 운동하면 방출돼요. 실제로 먹고 살 찌고 후회하고 다시 또 먹는 것의 굴레를 반복하기 싫다면 스트레스에 대응하는 방법을 바꿀 때가 됐어요. 무언가를 변화 시키는 것에도 많은 에너지가 소모 되는걸요. 체력부터 올려놓고 제대로 싸워보기로 해요.

2. 음식 중독

먹방을 보면 먹고 싶은 욕구가 해소될까요? 아니요!

푸드 포르노(food porno)라는 말을 들어본 적 있나요? 음식이나 음식을 먹는 모습이 노골적으로 담긴 사진 또는 영상을 말하는데요. 최근에는 '먹방'이라는 말로 세계에 널리 퍼져나가고 있어요. 더군다나 옥스퍼드 영어 사전에 Mukbang(먹방)이라는 단어가 기재 돼요. 신종 한류 바람을 불러일으킨 것은 분명하죠. 그도 그럴 것이 체구도 작은 여성이 자신의 얼굴만 한 햄버거 몇 개를 몇 분 만에 먹어치워요. 그리고 엄청난 디저트까지 괴이할 정도로 너무 맛있게 먹어요. 그저 영상을 통해 보는 것만으로도 군침이 돌고 한번 먹어보고 싶다는 욕망이 들끓게 되는데요. 그래서인지 먹방 콘텐츠를 보고 나서는 괜스레 헛헛한 공복감이 드는 것 같아요. 배고프지도 않지만 냉장고 문을 슬쩍 열어보게 됩니다. 결국 원치도 않은 음식을 먹고 생각에 빠져요. '저 사람도 저렇게 먹고 살이 안 찌는데 난 이 정도쯤은 먹어도 괜찮지 않을까?'라며 스스로에게 정당성을 부여하게 돼요. 청소년이나 어린이들도 답습을 했는지 오늘은 짜장 라면 '먹방'을 해보겠다며 콘텐츠를 양산하고 있어요. 먹는다기보다는 욱여넣는다는 표현이 더 정확할지도 모르겠어요.

그러나 연구 결과에서 음식 영상을 보는 것만으로 음식 중독을 일으킬 여지가 있다고 밝혀졌어요. 이전에 음식을 섭취했던 기분 좋은 경험이 보상중추를 자극하여 식욕을 높이게 되기 때문인데요. 음식 콘텐츠를 시청하기만 해도 먹고 싶다는 강렬한 충동에 휩싸이게 된다는 거예요. 몸은 세상이 어떻게 돌아가고 있는지 알 길도 없거니와 관심도 없어요. 몸은 생존밖에 모르니까요. 그저 나의 세포 안으로 에너지가 잘 공급되고 있는지가 제일 중요해요. 더군다나 나를 의도적으로 기근 상태에 몰아넣는 바디 프로필이나 피트니스 대회 준비 기간에는 어떨까요? 체지방을 과도하게 '커팅'한답시고 힘겹게 유산소를 타면서 먹방을 시청한다면요? 미래의 폭식과 요요 현상을 잠재적으로 계획하고 있는 것과 다름없어요. 반복될수록 갈망은 눈덩이처럼 불어나게 될 거예요.

내가 약한 게 아니라 음식이 강한 게 맞긴 한데요...

[음식 중독 자가 질문지]

① 음식을 먹을 때 계획했던 것보다 많은 양을 먹는다.

② 배가 부른데도 계속 음식을 먹고 있다.

③ 음식을 배가 터질 것 같이 불편할 때까지 먹는다.

④ 가끔 음식을 먹는 것을 완전히 끊거나 줄여야 하는 걱정을 한다.

⑤ 과식 때문에 하루 중 많은 시간을 축 쳐져 있거나 피로감을 느낀다.

⑥ 음식을 일부러 끊거나 줄였을 때 금단 현상(짜증, 불안, 우울)이 나타난다.

⑦ 특정 음식을 일부러 끊거나 줄였을 때, 그 음식이 더 강렬히 먹고 싶어진다.

⑧ 온종일 특정 음식을 끊임없이 먹고 있는다.

※ 3개 이상이면 음식 중독 의심, 전문가와 상담 필요. (내용 출처-WHO 세계 보건 기구)

음식 중독은 '규칙적으로 섭취하는 음식 중 한 개 이상의 음식에 신체적으로 매우 민감하게 반응하는 것'을 의미해요. 그러나 아직 논쟁의 여지가 있으며 공식적인 진단으로 인정되지는 않은 상태에요. 음식은 인간이 에너지와 영양을 얻기 위한 생존에 필수적이니까요. 게다가 음식 자체가 독성이 없으니 인체에 유해하다고 말할 수도 없어요. 하지만 넘치는 칼로리가 팽배하는 지금의 시대는 조금 다른 실정이에요. 무심결에 편의점에 들렀는데 항상 품절되는 크림빵을 발견이라도 한다면, 나의 한정된 의지력을 사용해서 구매 욕구를 눌러야 할 테니까요. 그리고 음식 중독은 여타 중독의 발달 과정에 비슷한 것으로 드러나고 있어요. 특히 도박 장애와 비교하는 연구가 가장 활발한데요.

도박 중독

1단계 승리	2단계 손실	3단계 절망	4단계 포기	5단계 결심	6단계 재건	7단계 성장
우연한 도박 흥분 대박 경험	도박에 집착 빚이 늘어남	도박 시간 증가, 법적 문제 발생	금단 증상 정서적 고통	도움에 대한 정서적 열망 도박 중단	채무상환 돈 관리 계획 새로운 분야에 대한 관심 자신감 회복	자기에 대한 통찰, 새로운 삶의 방식
우연한 음식 섭취, 흥분 쾌락 경험	음식에 집착 체중이 늘어남	음식 섭취 시간 증가 건강 문제 발생	금단 증상 정서적 고통	체중 감량에 대한 정서적 열망, 음식 섭취 중단	다이어트 건강 관리 계획 새로운 분야에 관심, 자신감 회복	자기에 대한 통찰, 새로운 삶의 방식

음식 중독

이처럼 음식 중독과 도박 중독 모두 충동에 대한 조절력이 떨어진 상태로 특정 행동을 반복하게 돼요. 그렇게 결국 자신의 일상까지 침범해요. 미시간 대학교의 예일음식중독 척도(Yale Food Addiction Scale, YFAS)를 통해 35가지 음식 중독 식품 목록을 평가한 바가 있는데요. 중독성이 가장 높은 식품은 피자였고 초콜릿, 감자칩이 그 뒤를 이었어요.

혹시 초콜릿의 원료인 카카오닙스에 중독됐다거나 감자칩이 아닌 삶은 감자에 중독됐다는 사람을 본 적 있나요? 카카오닙스에는 설탕을, 감자는 기름에 튀겨 맛을 극대화했을 뿐인데요. 결과적으로 우리는 고에너지 식품인 당과 지방에 대한 열망을 가질 수밖에 없는 동물임을 한 차례 더 입증하게 돼요. 한편 국내 간호대학생을 대상으로 연구한 결과, 가장 중독성 있는 음식으로 흰색 밀가루 빵이 꼽혔어요. 다음으로 탄산음료, 아이스크림, 초콜릿, 햄버거가 따릅니다. 이름만 들어도 군침이 돌며 즐거움을 줄 수 있는 고도로 정제된 가공식품들이지요. 실제로 토끼에게 고지방 음식을 주면 식욕을 증진시키는 펩타이드가 활성 돼요. 심지어 더욱 더 고칼로리 음식을 탐닉하는 쪽으로 행동에 변화를 만들어 내요. 고칼로리 음식을 생각 없이 먹는 게 습관이 되어 반복되면 살만 찌는 걸로 끝나지 않아요. 결국 음식 중독으로 몰아세울 수 있음을 알아채고 긴장해야 해요. 뻔한 미래에 중성 지방이 많이 축적되어 심혈관 질환과 같은 건강상의 위협도 나타날 수 있으니까요. 이 밖에도 쥐를 대상으로 한 연구에서 사카린과 코카인을 놓고 어느 쪽을 선호하는 지에 대한 실험을 했는데요. 이미 코카인에 중독된 쥐의 94%가 설탕 대체재인 사카린을 넣은 물로 향했어요. 이처럼 단맛은 때때로 코카인과 같은 마약성 물질의 쾌감을 압도하는 것으로 보여져요. 때때로 설탕은 마약과도 같고 혹은 그 이상으로 뛰어 넘을지도 몰라요.

그렇다면 인간을 대상으로 한 연구에서는 조금 다른 결과를 나타내었을까요? 아니요!

음식에 대한 반응을 알기 위해 인간의 뇌를 촬영한 연구 실험이 있었는데요. 같은 칼로리라고 하더라도, 탄수화물과 지방을 모두 포함한 음식이 보상중추를 가장 크게 활성화 시켰어요. 기가 막히게 에너지 밀도가 꽉 채워진 식품을 꿰뚫을 수 있는 거지요. 위대한 고등 생물이 아닐 수 없어요. 이렇게 뇌에서 세로토닌과 도파민과 같은 보상 기전에 의해 설탕과 고지방 음식에 반응하게 돼요. 또 그러한 음식에 의존하는 것이 당연하다고 거듭 증명돼요. 뇌는 그렇게 설계되어 있으니까요. 그러나 그러한 환경을 만드는 것은 스스로 선택하는 거예요. 얼마큼 많은 설탕과 지방에 노출시키는지에 따라서요.

어떤 음식에 기꺼이 **비용**을 지불하시겠어요?

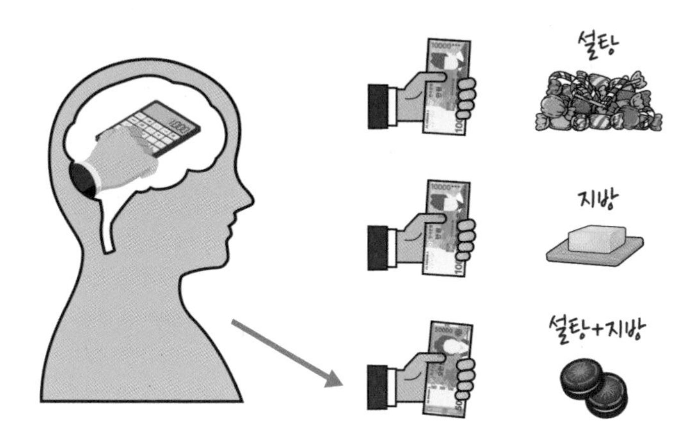

국민건강영양조사 결과 2018년도 기준 한국인의 1일 평균 당 섭취량은 58.9g으로 나타났는데요. 세계보건기구(WHO)는 하루에 당류 섭취량을 25g 미만으로 권고하고 있어요. 보건기구가 권고하는 양의 2.3배를 매일같이 넘기고 있는 셈이에요. 사실 당류 25g은 생각보다 적은 양이에요. 흔히 먹는 제육볶음 1인분(300g)에도 21g의 당이 들어가며, 사과 1개만 먹어도 14g 정도의 당류 섭취가 이뤄지는 걸요. 항상 당을 절제하지 않고서야 권장량을 지키기 어렵다는 얘기에요. 상사가 사주든 이웃 사람이 건네주든 달콤함을 잔뜩 품은 음료는 거절할 이유는 너무 명확해요. 주지도 말고 받지도 말기로 해요.

음식 중독은 도박 장애, 물질 사용 장애 그리고 폭식과 같은 섭식 장애와 여러 가지 특징들을 공유하고 있어요.

실제로 섭식 장애의 83.6%의 사람들이 음식 중독으로 나타나요. 초콜릿과 같이 설탕과 지방으로 똘똘 뭉쳐진 식품은 음식에 대한 갈망을 갖기에 충분히 유혹적이에요. 먹었을 때 기분을 좋게 하는 화학물질이 뇌에서 몽실몽실 분비되니까요. 이러한 양상은 뇌의 보상 중추가 과도하게 활성화되는 물질 중독을 일으키는 기전과 유사해요. 참고로 물질 중독에서의 '물질'은 마약이나 알코올과 같은 중독 물질을 뜻해요. 더 무서운 건 이러한 자극에도 뇌는 적응한다는 건데요. 다양한 음식 중독 연구에서 같은 양의 음식을 먹더라도 도파민에 내성이 생겨 음식의 필요량이 더 증가되는 것으로 확인되었어요. 먹으면 먹을수록 더 큰 쾌락을 줄 수 있는 음식과 디저트를 찾아다니게 된다는 거예요. 무엇이 더 달고 더 쾌락적인 맛인지 찾아다니는 것보다는 어떤 헬스장 기구가 더 좋은지 찾아다니는 게 좀 더 낫지 않겠어요?

또한 인류의 역사상 설탕을 이렇게나 많이 먹은 적은 없었어요. 한식도 원래는 단 맛을 많이 쓰지 않았어요. 현대에 와서야 떡갈비에 설탕도 물엿도 잔뜩 넣고 일부러 돼지 지방을 넣고 치대어 풍미가 좋게 만들어진 거예요. 이에 그치지 않고 간장과 설탕에 졸인 달달한 소스를 얹어서 먹어요. 후식으로 식혜까지 먹는다면 식사인지 디저트 차림인지 헷갈릴 지경이에요. 설탕을 과소비하는 문화는 모두가 즐겁겠지만 끝끝내 즐겁지는 않을 거예요. 대사 증후군으로 고생하는 고통스러운 미래를 맞게 될 것이 훤하니까요. 나라는 개인이 지금부터라도 단맛과 고소한 지방에 대한 탐닉을 조금씩 덜어내야 해요.

스트레스를 받으면 당이 끌리는 느낌을 받은 경험을 해본 적이 있을 텐데요. 실제 연구에서 배고픔과는 무관하게 심리적 상태가 당과 지방이 응집된 식품을 더 섭취하게 만든다고 밝혀졌어요. 꼭 우울하다거나 분노 상태가 아니어도 지루하거나 부정적인 기분과 같은 사사로운 감정도 포함이에요. 심리적인 트리거는 체내 보상 시스템과 밀접하게 연결되어 있어요. 이전의 기억을 되짚어서 쾌락적이었던 음식을 떠올리게 만드는 기전이에요. 이러한 보상 중추의 핵심 물질인 도파민은 티로신이라는 아미노산으로부터 생성되는데요. 티로신의 부족은 스트레스에 취약해지며 정서적 안정감을 떨어뜨려요. 티로신이 풍부한 식품을 섭취하면 잠재적으로 뇌의 도파민 수치를 높일 수 있어요. 더불어 마음을 안정적으로 만들어주는 세로토닌을 만드는 트립토판도 같이 채워주면 좋아요. 마무리 하며 트립토판과 티로신이 많이 함유된 식품을 소개해 볼게요. 설탕과 품질 낮은 지방보다는 건강한 나를 찾아주는 음식으로 채워가세요.

티로신이 많이 함유된 식품
닭고기
아보카도
바나나
호박
MILK
우유
치즈
참깨
yogurt
요거트

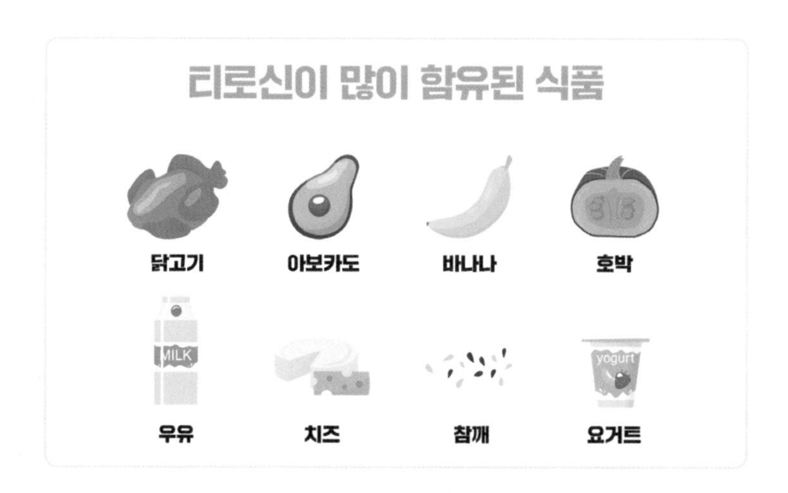

3. 폭식증 : 트리거 찾기

[폭식증] 음식을 한꺼번에 지치게 많이 먹는 병적인 증세.

음식 중독과 폭식 장애는 서로 구별하기 어려울 정도로 많은 것들을 공유해요. 그중에서도 가장 분명한 공통점이 있는데요. 신체적 허기를 경험하고 먹는 것이 아닌 것, 그리고 일반적이지 않게 많은 양의 음식을 먹는다는 것이에요.

다만 두드러지는 차이점도 존재합니다

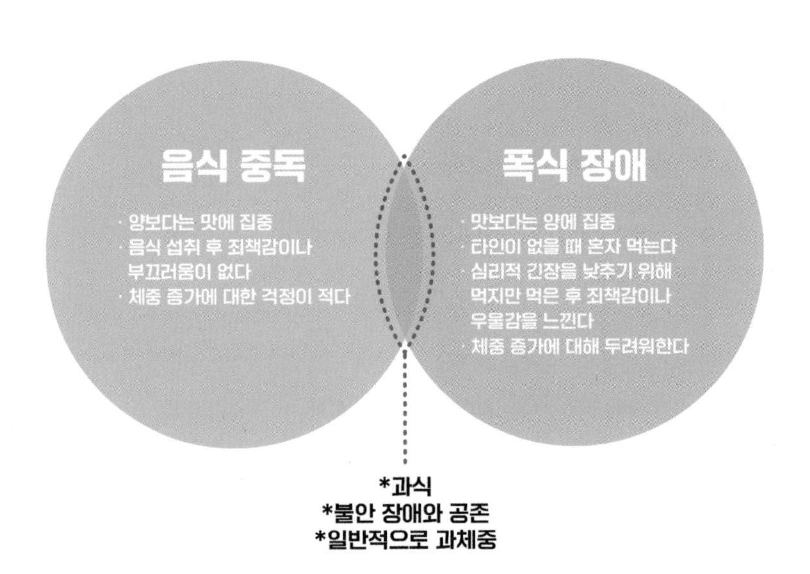

음식 중독과 폭식 장애의 가장 큰 차이점은 바로 섭식의 기능이에요. 음식 중독의 섭식은 타인의 존재가 중요하지 않아요. 또한 음식의 양이 아니라 오직 맛을 위해서 폭식 해요. 이후 죄책감이나 체중 증가에 대해 병적일 정도의 두려움을 갖지도 않아요. 반면 폭식증은 우울감, 분노 그리고 타인에 의한 부정적 감정에 잘 휘둘리며 의도치 않는 식사를 하게 돼요. 더불어 폭식 후 오는 체중 증가에 대한 강한 두려움을 갖게 됩니다. 그리고 끝도 없는 자기 비하를 하게 되고 음식을 먹었다는 것에 대한 죄책감도 느껴요. 이전에는 강박 행동의 유무 즉, 과도한 징벌적 운동, 구토나 설사를 통해 폭식 장애를 진단하곤 했어요. 하지만 최근 식사 장애에 대한 사회적 인식이 높아지면서 진단하는 허들이 낮아졌어요.

[폭식 장애의 증상을 의심할 수 있는 것]

① 정상적인 속도보다 훨씬 빨리 음식을 섭취한다.

② 불편함을 느낄 정도로 배가 부를 때 까지 음식을 섭취한다.

③ 허기를 느끼지 않을 때도 다량의 음식을 섭취한다.

④ 창피하거나 부끄러운 마음에 혼자서 음식을 먹는다.

⑤ 과식 후 혐오감, 우울감 또는 죄책감을 느낀다.

타인에게 관대하고, 자신에게 엄격한 사람들

다이어트를 하는 사람들 중 35%가 1~2년 후에 병리적으로 다이어트에 매달리게 돼요. 그리고 이들 중 20~30%가 섭식 장애로 발전할 가능성이 발생됩니다. 실제로 영양 상담을 진행하면서 적지 않은 분들이 폭식증에 고통스러워 하는 것을 봐왔어요. 섭식 장애를 겪는 분들은 완벽 주의 성향을 갖고 있는 경우가 많은데요. 칼같이 식단을 지켜내야 된다는 강박에, 어쩌다 한 번 식단이 삐끗했을 때 와르르 무너지게 됩니다. 분명히 저녁 식사에 닭가슴살, 잡곡밥, 샐러드 채소, 드레싱까지 과하리만큼 차곡차곡 잘 기록되어 있었는데요. 그 뒤로 냉동고에 있던 피자를 꺼내 먹고 이후 입이 터져버려서 식탁에 보이는 찹쌀 도넛, 초코빵, 그리고 아이스크림까지 다 먹어 버렸다는 기록이 이어졌어요. 그리고 많은 음식이 나열된 그 끝에는 이렇게 적혀 있습니다.

'코치님, 죄송해요. 제가 또 폭식을 했어요. 도저히 멈춰지지 않아서 울면서도 다 먹었어요…. 정말 응원 많이 해주시고 계신데 자꾸 실망시켜 드려서 죄송해요. 저도 그러지 않고 싶고 너무 괴로운데 잘 안돼요….'

간절하지만 통제되지 않는 그 순간의 마음이 여실히 느껴집니다. 그러면서도 그 괴로움의 깊이를 감히 헤아릴 수 없어서 잠시 멈추고 생각을 고르게 됩니다. 식사에 영양소가 부족한 바람에 식욕 조절이 잘 안되는 경우는 오히려 더 쉽게 풀어갈 수 있어요. 식사를 규칙적으로 하는 것, 이전의 식사에서 칼로리를 너무 줄여내지 않는 것, 음식을 너무 참기만 하지 않는 것 등. 영양을 잘 채울 수 있게 독려하면 해결되는 간단한 문제니까요. 그렇지만 통제가 어려운 게 마음이라면 말이 달라져요. 마음의 텅 빈 공간은 아주 어릴 때부터 만들어졌을 가능성이 높아요. 그리고 그것을 운 좋게 발견했다 한들 채우는 것도 어렵기 때문이에요. 아무리 마음의 중심을 타인의 시선이 아니라, 내 안에 둬야 한다고 말해도 당사자의 마음이 꿈틀대기 전까지는 그럴 수 없어요. 왜냐하면 그들은 이미 다 알고 있어요. 하지만 마음처럼 잘 안될 뿐이겠지요.

과연 마르고 예뻐지면 내 인생도 술술 풀리고 매일이 행복하려나?

폭식 장애를 앓고 있는 분들의 공통적인 특징은 특정 인물을 자주 언급한다는 거예요. 이를테면 남자친구같이 애정의 관계로 연결되어 있는 사람들이 자주 등장합니다.

"남자친구랑 여행 왔어요! 오늘은 너무 너무 행복해서 폭식이 아니라, 진짜 음식 맛을 즐길 거예요! 그래도 양 조절할 테니 저를 믿어 주시고 지켜봐 주세요!"

그러나 여행 중에 가벼운 다툼이 있는 채로 집에 돌아와 공간에 홀로 남았을 때, 또다시 깊이를 모르겠는 공허함이 찾아옵니다. 누군가가 주는 애정의 정도에 따라 마음도 같이 오르내리기 때문일까요? 나의 마음을 휘두르는 특정 인물의 말 한마디, 표정 하나에 의미를 부여해요. 그렇게 또 다시 음식으로 나를 위로 하거나, 음식으로 불안한 감정을 잠시 잊는 것을 택하게 됩니다. 음식으로 고통스럽게 위장을 채워내면서 물리적인 위장의 불편감을 일부러 발생 시킵니다. 심리적인 고통을 감추기 위해 위를 더 아프게 채우려는 거예요.

때때로 어떤 분은 무언가를 내려놓은 것만 같은 상태로 보여요. 폭식을 하는 것이 괴로우니 음식 강박을 벗고자 목표를 현실적으로 낮춥니다. 자신을 보호하는 것을 선택한 사람들이에요.

"지금까지는 폭식을 하고 입에 손을 넣고 일부러 구토하게 해서 다 뱉어냈어요. 그래야 맘이 편하더라고요. 그런데 이제는 맘이 바뀌었어요. 살을 빼는 것 보단 건강하게 식사를 챙기며, 그에 대해 만족할 수 있는 식사 습관을 길러보고 싶어요!"

꽤 현실적이고 좋은 목표 설정이에요. 하지만 체중이 빠지지 않고 유지

되는 것을 연거푸 확인하면 마음이 흔들리기 시작합니다. 식사 패턴이 다시 엉망이 되어 버려요. 그리곤 자꾸만 저녁을 거른다거나 탄수화물을 철저히 배척하든가 하는 자기만의 위로 행동을 하게 됩니다. 그 깊은 이면에는 '나는 어떻게 하든 간에 결국 먹을 사람'으로 낙인을 찍어둬요. 어차피 먹게 될 테니 칼로리를 최대한 아껴두는 거예요. 이미 마음속에는 폭식할 것들이 정해져 있습니다. 스트레스를 풀며 먹었던 곰돌이 모양 젤리나 가장 좋아하는 과자 같은 것들이에요.

거식증과 폭식증은 종이 한 장 차이에요. 폭식증과 거식증을 넘나들며 스스로의 불안을 해소하기도 때로는 철저히 회피하기도 해요. 음식을 너무 사랑하기 때문에 아예 피해버리는 분들도 있는데요. 이러한 분들은 '1일 1식'으로 하루를 연명하듯이 살아갑니다.

"엄마가 폭식할 때보다 안 먹으니까 식비 줄어서 좋다네요."

듣기만 해도 상처가 되는 말을 참 덤덤하게도 전해줍니다. 1일 1식과 같은 극단적인 다이어트 행위 또한 나의 위로 행동이 됩니다. 나는 지금 자기관리에 최선을 다하고 있는 사람이라고 느껴지니까요. 게다가 그 소중한 한 끼를 건강하게 먹습니다. 다만 하루에 600kcal도 안되는 식사를 해요. 그러다가 전문가가 아닌 일반인 유튜버가 경험에 의해 말해주는 치팅데이 방법에 매료됩니다. 하루에 한 끼만 먹다가 하루 정도는 폭식해도 괜찮다는 주장인데요. 그가 제시하는 이론에 대해 정당화를 하기 시작합니다. 그렇게 족발에 보쌈에 막국수에 떡볶이에, 내가 그동안 억압했던 음식들을 하루 만에 다 먹어 해치우게 돼요.

하루 한 끼로 음식 섭취 중량이 적은 상태에서는 변이 제대로 만들어질 리가 없는데요. 이 상태에서 과식을 한 뒤 탈이 나서, 겪었던 변비가 해소된 것처럼 시원하게 화장실을 다녀옵니다. 체중이 진짜 빠져 있네요. 이 이론을 맹신하기 시작합니다. 하지만 체중이 감량된 것 같은 느낌은 찰나에요.

이틀도 안 돼서 체중은 복구되니까요. 그렇게 거식과 폭식을 넘나들며 자신을 해치기 시작합니다.

폭식을 하게 되는 트리거는 무엇일까?

폭식을 하게 되는 트리거는 결코 한 가지가 아니에요. 아주 복합적인 트라우마일 수도, 어린 시절의 기억과 사건으로부터 만들어졌을 수도 있어요. 그것을 알아차릴 수 있는 것은 그러한 기억과 감정을 전부 갖고 있는 나 자신뿐이에요. 그래서 기록하며 식사와 감정을 모니터링 해야 해요. 내가 어떤 공간에서 주로 터지는지, 어느 시간에 폭식하게 되는지, 폭식 직전에 나는 누구와 함께 있었는지요. 그리고 식사를 기록하되 감정 상태에 대한 감정 일기를 꼭 써보세요. 짧은 한 토막이라도 기분 상태를 체크하고 적어보는 것이 중요해요. 그저 외로움, 공허함, 우울감, 분노와 같은 짧은 키워드라도 끄적여 보는 연습을 해야 해요. 그리고 의외의 스트레스 유발점을 찾아가봐요. 스트레스는 다른 곳에서 받고 엄하게 음식으로 풀 가능성이 있어요.

그저 직장 동료가 장난으로 건넸던 말, 엄마의 깊은 한숨, 회사에서 실수했던 일, 남자친구나 남편이 시니컬하게 행동한 것, 가족들의 과한 기대감까지. 무수한 일이 있었을 거예요. 모든 일에는 원인이 있으니까요. 다만 알아채지 못했거나 애써 외면했을 뿐이에요. 그리고 그 원인을 바로 볼 줄 아는 그때부터 폭식증 극복이 시작될 거예요.

그리고 폭식 증세으로 인해 일상 생활이 침범되어 정도가 지나치다고 판단되면 약물 치료를 권장하곤 하는데요. 실제로 항우울제와 같은 약물 치료를 통해 폭식 장애를 개선한 사례가 많아요. 다만 폭식증은 재발률이 높습니다. 그럼에도 불구하고 완치된 사례를 스스로 만들기 위해서는 도움의 손길을 꽉 잡아야 해요. 꼭 목구멍에 손을 넣어 구토를 유발하거나 설사약, 관장약, 이뇨제를 남용하지 않더라도 무겁게 고민할 필요가 있는 게 섭식 장애에요. 결국 폭식 에피소드를 막기 위해서는 숨지 않고 적극적으로 맞서 싸워야 이겨낼 수 있어요. 삶에서 겪는 우여곡절들을 늘 건강하게 해소할 수는 없을 거예요. 그래도 대체로 건강한 방법으로 해소해야지요. 내가 만들어낸 철창에서 빠져나와 주세요. 한 발자국만 걸어 나와도 평온한 세상이 기다리고 있을 거예요.

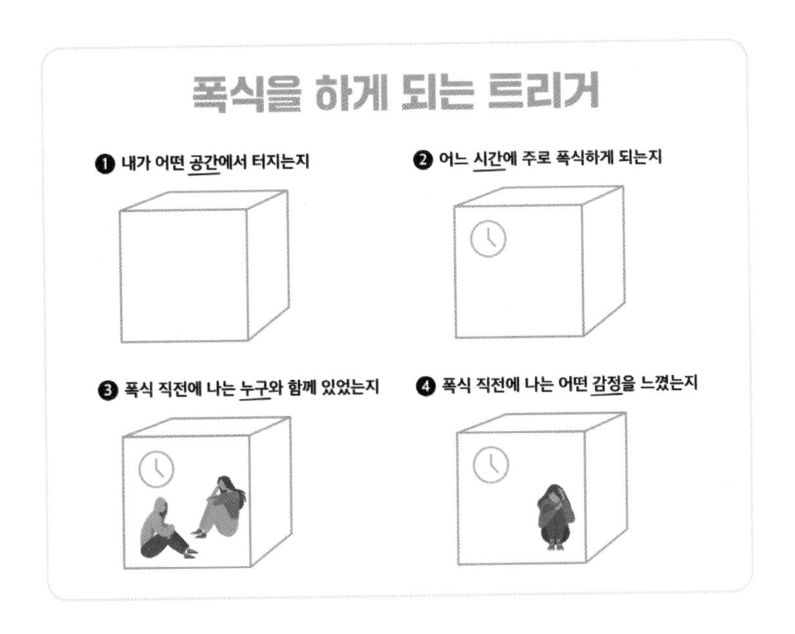

4. 폭식SOS

다이어트를 하며 체중이 어느 정도 빠졌을 때는 먹고 싶은 충동이 매우 커지는 게 자연스러워요. 우리 몸은 늘 같은 상태의 체중을 유지하려고 하는 항상성 기전이 매우 강력하니까요. 덕분에 뇌의 식욕 조절 체계가 흔들리고 이전에 맛있게 먹었던 음식에 대한 기억이 계속 연상될 거예요. 따라서 폭식 장애까지는 아니더라도 식단에 이탈이 있거나 과식하는 일이 아예 없을 수는 없어요. 그러니 가장 이상적인 것은 적당한 주기의 치팅데이를 잘 계획하는 거예요. 클린한 메뉴로 건강하게 채워주는 것이 가장 훌륭하고요. 그러나 어쩌다 한 번 정도는 이탈할 수도 있어요. 원치 않는 회식 자리가 있을 수도 있고 조절하기로 마음먹고 나간 약속에서 유혹적인 음식들을 참는 것이 쉽지 않으니까요. 대신 실수했다는 절망감을 느끼지도 흔들리지도 마세요. 그저 똑똑하게 만회하는 데에 힘쓰면 돼요.

1. 다음 날 공복 인터벌, 또는 고강도 운동

이전의 식사를 꽤 클린하고 타이트하게 조절했다면 이 에너지는 단기 에너지 탱크에 우선적으로 저장되어요. 달리 말하자면 에너지가 넘치는 상태가 된다는 건데요. 이때가 기회에요. 지방으로 전환되기 전에 글리코겐 상태에서 폭발적으로 꺼내 써야 하니까요. 웨이트를 한다면 나의 한계 중량을 깰 수 있는 기회가 될 수 있어요. 유산소 운동을 주력으로 한다면 인터벌 운동으로 진행하면서 탄수화물과 지방을 교대하며 쓰는 것도 좋아요. 이 밖에도 타바타 운동이나 축구나 크로스핏과 같은 격렬한 스포츠, 홈트레이닝을 한다면 고강도 서킷 트레이닝 영상까지. 어느 쪽이든 체온을 후끈 올리며 심장이 쿵쾅거릴 수 있는 운동이면 다 괜찮아요. 운동 강도를 높이기 힘들다면 다음 날 아침, 수분 섭취를 충분히 하면서 공복 운동으로 진행해보아요.

2. 연거푸 과식하지 않기

반면 좌절감에 식단을 포기하고 계속 과식을 하는 사람이 있는데요. 그렇다면 단기 에너지 창고는 넘치게 되고 결국 지방으로 축적되게 됩니다. 지방 창고는 확장 이전을 아주 잘해요. 계속 에너지가 과하게 섭취되면 더 넓은 체지방 창고에 차곡차곡 안정적으로 저장하게 될 거예요. 참고로 성인 남성의 경우 지방을 100,000kcal 정도 저장할 수 있어요. 지방으로 가지 않도록 반복의 고리는 끊어주세요.

3. 긴 호흡으로 책임지기

특히 폭식 내용이 주로 고지방 음식이었다면 지방의 특성상 소화 시간이 오래 지속될 거예요. 소화해야 할 음식물의 양도 많아지니 천천히, 야금야금 소화가 되고 있을 거예요. 기존의 칼같은 식사로 돌아가더라도 '어? 왜 안 빠지지?'의 상태가 될 수 있다는 거예요. 그렇기 때문에 오랜 호흡으로 지속적인 만회에 힘 써야 해요. 쫓기는 마음에 체중을 확인하고 망했다는 생각을 하는 게 가장 독이 돼요. 최소한 3일, 멀게는 1~2주 정도는 다시 끌고 가야 해요.

4. 폭식-절식 사이클 피하기

오히려 빠르게 만회하겠다고 폭식한 다음 날 절식 사이클로 식사를 거르는 패턴은 지양합니다. 그러나 폭식과 절식을 넘나드는 식사가 상습적인 습관이 된 분들도 있을 텐데요. 이때 몸의 입장에서는 언제, 어떻게 식사를 넣어줄지 모르는 상태가 돼요. 에너지 축적 모드로 전환해서 먹는 족족 지방으로 저장될 거라는 얘기예요. 최대한 창고에 가둬 놓고 기근을 대비하는 셈이지요. 우리 뇌는 지금 영양 과잉 시대인 것을 인지하지 못하니까요. 아직 뇌는 수렵, 채집하는 시대에 살고 있음을 잊지 마세요. 우리의 유전자는 아직 먹을 것이 부족한 환경으로 알고 있어요. 과도하게 위를 팽창시킬 만큼 먹어서 최대한 지방으로 쌓아 두는 것이 익숙하다는 거예요. 불안 심리는 내려두고 환경이 급변했음을 인지하세요. 부디 살 찌는 체질을 스스로 만들어가지 마세요. 뒤늦게 후회하게 될 테니까요.

5. 그냥 원래 식사 패턴으로 돌아가기

어차피 폭식으로 평소보다 섭취 열량이 현격하게 높아졌을 텐데요. 우리 몸의 가장 강력한 기본 시스템인 항상성 기전이 알아서 대사량을 복구할 거예요. 낮춰뒀던 체온을 올리든 심장을 더 뛰게 하든지요. 심지어 에너자이저가 돼서 많이 움직이고 싶게 만들어요. 어떻게든 에너지 연소율을 높이기 때문에 크게 마음 쓰지 않고 평소로 돌아가는 편이 낫습니다.

6. 최소 12~16시간의 공복 만들기

갑작스레 무거워진 음식 부하에 위장이 묵직하게 차있을 거예요. 덕분에 위장 운동이 느려져 소화 시간도 지체되게 됩니다. 여기서 음식물을 더 넣어줬다가는 칼로리는 고사하고 체한 느낌이 들 수 있어요. 여기에다 칼로리를 아끼겠다고 곤약을 잔뜩 먹는 것도 금물이에요. 소화관에서 엉겨 붙고 더 더부룩해질 테니까요. 소화 기관의 업무가 가중되지 않게 공복 시간은 지켜주세요. 최소한 12시간의 공복을 만들어 보세요. 여유가 된다면 16시간 정도의 공복을 갖추는 것 정도는 무리 없어요. 하루를 통으로 굶어 버릴 필요는 없다는 거예요. 더 멀리 보세요.

7. 당일 활동 대사량 높이기

과식하면 늘어져요. 하지만 그대로 돌이 되어서 몸을 동화작용 모드로 변경하지 마세요. 빠르게 만회하려거든 식후에 많이 걸으세요. 대신 보폭을 넓혀 빠르게 약간 숨이 차게 걸어야 해요. 폭식하며 섭취했던 에너지가 중성 지방으로 축적되게 만들지 말란 거예요. 혈장 유리 지방산은 저강도 운동 시 가장 먼저 에너지로 동원됩니다. 플러스 모드가 아니라 마이너스로 모드로 계속 세팅하는 거예요. 에너지가 분해될 수 있게 해야 해요.

8. 식후 에라 모르겠다 카페 가서 돌체라떼 금지

체중이 원복 되기까지는 지방 합성을 관장하는 인슐린을 과도하게 터뜨리는 행위는 금물이에요. 달콤한 음료나 디저트, 혈당 지수가 높은 음식 등을 먹는 것은 지방님을 버선발로 환영하는 길입니다. 애꿎은 혈당을 올리면 다시 과식하는 지름길로 뛰어들 우려도 따라와요. 과식 후 충분히 먹어야 하는 것에는 순수한 물이 전부입니다.

9. 원인이 되는 폭식 트리거 찾기

근본적으로 반복되는 이유를 찾아내야 해요. 내가 자꾸만 폭식하는 이유를 돌아봐야 한다는 거예요. 가장 큰 원인이 되는 건 보통 심리적 트리거일 텐데요. 오늘이 마지막이라고 생각하면 호기로운 넘치는 사람이 됩니다. 어쩌면 나는 다이어트 중 절대 먹어선 안되는 음식을 먹었다고 생각했을지도 몰라요. 그럼 내일부터는 칼같이 식단 할 거니까 마지막 날인 오늘은 최대한 욱여넣어 둬야 되거든요. 어떠한 생각이 나를 심리적으로 압박하는지 알아차리는 것도 중요해요. 폭식을 했다면 그에 대해 기록하며, 그 당시의 감정 상태도 함께 기록해 보세요. 무의식 속 폭식 유발점을 알아채는 것은 굉장히 중요해요.

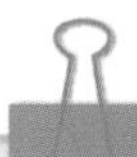

요약!

✓ 다음 날 공복 인터벌, 또는 고강도 운동
✓ 연거푸 과식하지 않기
✓ 긴 호흡으로 책임지기
✓ 폭식-절식 사이클 피하기
✓ 그냥 원래 식사 패턴으로 돌아가기
✓ 최소 12~16시간의 공복 만들기
✓ 당일 활동 대사량 높이기
✓ 식후 에라 모르겠다 카페가서 돌체라떼 금지
✓ 원인이 되는 폭식 트리거 찾기

02

여성의 이해

1. 여성의 이해 : 월경 전 증후군(PMS)

월경전증후군(PMS:Premenstrual syndrome)은 말 그대로, 여성이 월경 전 신체적·정서적·행동적 어려움을 겪는 증후군이에요. 다양한 증상을 정확히 기억하지는 못하지만 증상이 발현됐다가 소실되는 것을 월경 주기에 따라 반복하게 됩니다. 꼭 여성이 아니더라도 여자친구, 아내가 겪어내는 과정을 같이 느꼈으리라 보는데요. 메타 분석 연구에서 PMS의 통합 유병률이 전 세계적으로 47.8%라고 보고했어요. 가임기 여성의 절반 정도가 겪고 있다고 볼 수 있지요. PMS를 경험해 본 여성이라면 자신의 삶의 질이 떨어지는 것을 피부로 느낄 수 있을 거예요. 게다가 단발성으로 끝나는 게 아니라 폐경하기 전까지 주기적으로 겪어내야 하니 더욱 힘들어요. 실제로 가임기 여성의 약 23~31%에서 일상생활에 영향을 미칠 정도의 PMS 증후군을 경험한다고 합니다.

PMS는 하나의 원인으로 발생하는 것이 아닌 것으로 보고 있는데요. 그렇다고 아직까지 PMS의 뚜렷한 원인이 밝혀진 것도 아니에요. 다만 시상하부-뇌하수체-부신축의 기능 이상, 프로게스테론의 비정상적 분비. 그리고 쾌락과 행복을 관장하는 도파민, 엔도르핀, 세로토닌의 감소와 여러 가지 환경적 요인과 영양 결핍까지 생리적 원인이 될 수 있다고 추측해요. 증상은 사람마다 각기 다른데 이게 또 150~200가지로 지나치게 다양합니다.

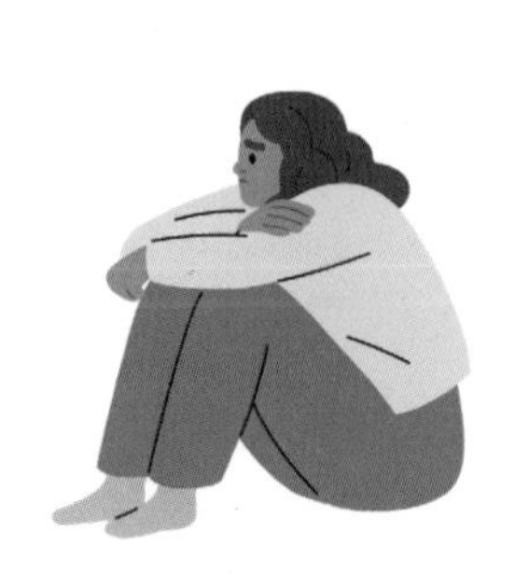

CASE. 1

건망증/집중력 저하
공격성/날카로움
우울/불안/불면증
도벽/자살충동

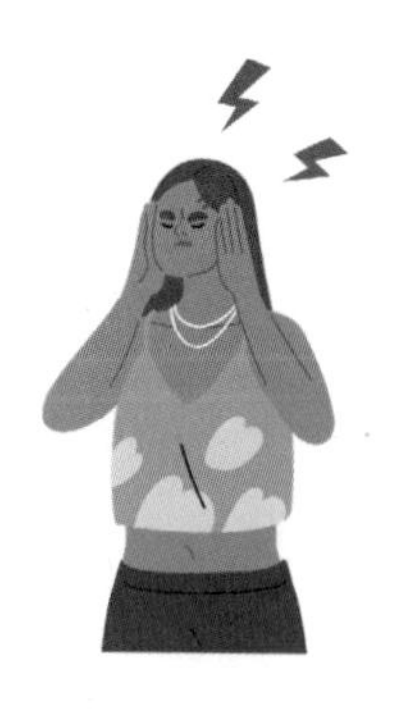

CASE. 2

변비 또는 설사
소화장애/허리 통증
어지럼증/두통/여드름
끝도 없는 졸림/유방통

증상이 심각한 경우에는 아동 구타에 범죄, 심지어 자살 충동까지 일어날 수 있어요. 또 월경 전, 물먹은 스펀지처럼 몸이 늘어져서 아무런 일도 하기 싫은 경험을 해봤을 텐데요. 사회·경제적 손실에 대한 연구에서 직업여성의 작업 능률이 PMS 기간에 약 36%나 떨어지는 것으로 나타났어요. 결과적으로 총임금의 8%에 가까운 비용적 손해가 있다고 보고 있어요. 이는 한 해 동안 66억 원의 손실이 발생되는 것과 같아요.

월경 전에는 디저트가 미친 듯이 당겨요.

이뿐만 아니라 식사 조절 중 빌런을 맡고 있는 식욕 조절 장애, 폭식이 고민인 분들이 많을 텐데요. 이 또한 심리적인 특성과 연결됩니다. 섭식 장애의 심리적 원인과 같이 기존에 갖고 있는 완벽주의적인 성향이 트리거가 될 수 있다고 보고 있어요. 완벽주의는 분명히 자존감을 높여주기도 하고 긍정적 측면이 많아요. 그렇지만 과도하게 높은 기준을 갖고 있는 것은 실패를 두려워하고 있는 상태와 같아요. 기준에 부합되지 않거나 타인을 실망시키지는 않을까에 대해 지나친 걱정이 따를 수 있다는 거죠. 그로 인해 호르몬이 널뛰는 월경 전에 더욱 불안감이 증폭되어 섭식 장애를 초래할 수 있어요. 통계적으로도 완벽주의 성향이 강할수록 PMS 증상이 심한 것으로 나타납니다. 내가 느끼는 기분과 감정이 곧 호르몬과 신경 전달 물질에 영향을 줄 테니까요.

월경 전의 널뛰는 많은 호르몬 중 세로토닌 농도도 떨어지는데요. 때문에 특정 음식이 이렇다 할 이유 없이 충동적으로 당길 수 있어요. 특히 마카롱과 같은 달콤한 음식에 대한 갈망이 심화됩니다. 또한 분노의 감정으로 떡볶이나 닭발처럼 매운맛이 미친 듯이 먹고 싶을 때도 있어요. 이러한 충동을 겪어본 여성이 굉장히 많을 텐데요. 월경 전 불쾌 장애가 너무 심한 경우에는 항우울제 약물을 복용하는 것이 도움이 될 수 있어요. 실제 메타 분석 연구에 의하면 세로토닌 재흡수 억제제가 가장 효과적인 약물로 보고 있어요. 그렇지만 아직까지는 월경 전의 기분 장애를 일상으로 치부하며 가볍게 대처하는 경향이 짙어 보여요. 하지만 정도가 심하다면 개인이 견뎌낼 수 있는 것에 한계가 따를 거예요. 이에 따라 정신과 질환으로 분류된 월경전 불쾌장애(PMDD)의 진단 장애 도구가 있는데요. 이는 PMS보다 더 심각한 상태로 보며 반드시 본인이 인지하고 있어 돼요.

[월경 전 불쾌 장애(PMDD, Premenstrual Dysphoric Disorder)의 DSM-5 진단]

A. 대부분 월경 주기에서 월경 시작 1주 전에 다음의 증상 가운데 5가지 또는 그 이상이 시작되어 월경이 시작되고 수일 안에 증상이 호전되며 월경이 끝난 주에는 증상이 경미하거나 없어져야 한다.

B. 다음 중 적어도 한 가지 또는 그 이상이 포함되어야 한다.

1. 현저하게 불안정한 기분. 예) 갑자기 울고 싶거나 슬퍼진다거나 거절에 대해 민감해지는 것
2. 현저한 과민성, 분노 또는 대인관계에서 갈등 증가
3. 현저한 우울감, 절망감 또는 자기 비난적 사고
4. 현저한 불안, 긴장, 신경이 곤두서거나 과도한 긴장감

C. 다음 증상 중 적어도 한 가지는 추가적으로 존재해야 하며, 진단 기준 B에 해당하는 증상과 더해져 총 5가지의 증상이 포함되어야 한다.

1. 일상 활동에서의 흥미 저하
2. 집중이 어려운 주관적 느낌
3. 기면, 쉽게 피곤함, 현저한 무기력감
4. 식욕의 현저한 변화, 즉 과식 또는 특정 음식에 대한 탐닉
5. 과다 수면 또는 불면
6. 압도되거나 자제력을 잃을 것 같은 주관적 느낌
7. 유방의 압통이나 부종, 두통, 관절통, 근육통 부풀거나 체중이 증가된 느낌과 같은 다른 신체적 증상

자기야 그런데 월경 전 일주일, 월경 중 일주일, 배란일 3일까지 포함하면 인생의 반이 어쩔 수 없이 예민한 거야?

월경이 시작되고 나서야 일상을 수리하는 것은 늦어요. 월경으로 인한 들쑥날쑥 해지는 컨디션과 오르내리는 기분을 막기 위해서는 건강한 습관을 평소에 쌓아둬야 해요. 내가 먹는 음식, 그리고 나의 좋지 않은 습관들이 PMS 증상을 더 심각하게 몰아세울 수 있기 때문이에요. 예를 들어 지방이 많은 음식을 위주로 탐닉하는 것, 달고 짠 음식을 즐기는 것, 그리고 과도한 카페인 섭취가 PMS의 원인 습관이 될 수 있어요. 반면 저-중-강도의 유산소성 운동은 PMS를 앓고 있는 여성들에게 분명히 도움이 돼요. 또 아직까지 과학적인 근거는 부족하지만 대체 요법으로 건강 보조제를 복용하는 것을 추천해요. 도움이 되는 미량 영양소로는 비타민B6, 비타민E, L-트립토판 그리고 마그네슘과 칼슘이에요.

좋아요!	나빠요!
비타민B6, 비타민E, 트립토판 마그네슘, 칼슘이 풍부한 음식 또는 보조제	고지방 음식, 달고 짠 음식
저-중-강도 유산소 운동	과도한 카페인 섭취

그리고 월경이 시작되면 부종이 발생될 텐데요. 다이어트 중에 체중이 갑자기 오르는 것의 원인이 될 수 있어요. 하지만 너무 스트레스 받지 않았으면 해요. 복부에 가스가 차고 자궁 주변부로 혈액이 몰리다 보니 아랫배가 묵직해지는 것은 자연스러운 생리적 현상이니까요. 덕분에 월경 전-중으로 체중이 많게는 2~3kg까지 오를 수도 있어요. 하지만 우리 수분이라는 허상

과 그만 싸울 때도 됐어요. 월경은 어쩔 수 없이 겪게 되는 것이고 우리는 호르몬의 노예니까요. 대신 싸우지 말고 그냥 버티세요. 이 한 주는 체중이 유지만 돼도 대단한 한 주로 만들어내는 것이 현명해요. 최대한 건강한 음식으로 꼭꼭 씹어서 천천히 드세요.

여러 연구에서 여성은 월경 주기에 따라 체온과 기초 대사량, 수면 중 대사량까지 달라진다고 보고 있어요. 개인마다 차이가 있기 때문에 섣불리 판단하는 것은 어려워요. 하지만 월경 직전의 식품 섭취가 월경이 시작된 후보다 300~500kcal 정도 더 많다는 것이 통계적으로 확인 되었어요. 이러한 칼로리는 대개 탄수화물이나 지방이 많은 음식을 섭취하는 것을 통해 채워져요. 따라서 스트레스에 취약해지는 월경 전 7~10일의 기간 동안에는 아침과 점심에서 칼로리는 너무 줄여내지 않는 게 나아요. 차라리 착한 지방과 당이 아닌 복합 탄수화물로 더 채워두세요. 애써 칼로리를 아껴뒀다가 보상작용으로 저녁 식사에서 빵 터져 버릴테니까요. 그렇게 터져버린 식품은 아마도 품질이 낮은 당과 지방일 가능성이 커요. 그러니까 과식하게 될 수 있는 리스크를 낮추는 편이 낫다는 거예요. 차라리 건강한 식사로 체중을 유지하는 정도로 채워보세요. 어차피 월경으로 올라간 대사량이 알아서 균형을 맞춰줄 거예요. 조금 덜 힘든 시간으로 보낼 수 있게 잘 먹으면서 유연하게 대비하는 거예요. 그리고 호르몬 건강을 위해 미리미리 섭취해두세요.

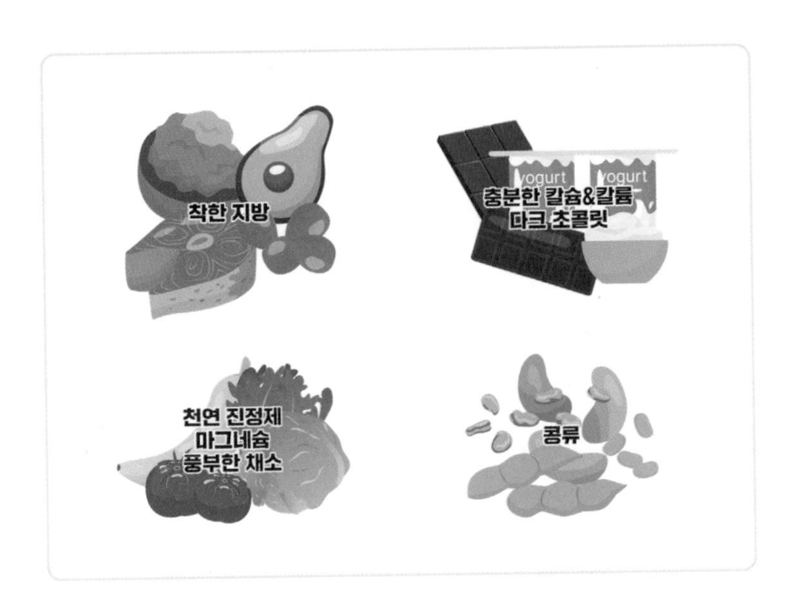
착한 지방
yogurt
yogurt
충분한 칼슘&칼륨
다크 초콜릿
천연 진정제
마그네슘
풍부한 채소
콩류

2. 다낭성난소증후군(PCOS)

혹시 월경 주기가 불규칙하며 간격이 짧거나 길거나, 무월경을 겪는 분이 있나요? 사람마다 증상이 너무 다양하게 나타나기도 하고 원인이 명확하지 않아 논란이 많은 실정이지만, 그래도 소개해 볼게요.

다낭성난소증후군(PCOS)의 주요 특징이에요.

① 무월경 또는 월경 주기가 불규칙하거나 35일 이상, 21일 이하이다.
② 어쩌다 월경을 할 때 양이 매우 많다.
③ 월경 주기가 아닐 때, 부정 출혈이 보이는 경우가 있다.
④ 갑자기 살이 쪘고, 특히 복부에 지방이 많다.
⑤ 콧수염, 팔, 다리에 털이 많거나 체모가 굵어졌다.
⑥ 얼굴에 피지가 많아지고, 여드름이 자주 올라온다.
⑦ 정수리 쪽에 탈모 증상이 보인다.
⑧ 불안감, 우울감을 느낀다.
⑨ 가까운 가족 중 다낭성 난소 증후군을 진단받은 사람이 있다.

다낭성난소증후군과 대사 증후군은 짝꿍이에요.

다낭성난소증후군(PCOS)은 여성에서 가장 흔한 내분비 질환이며 불임의 주요 원인이 되기도 해요. 연구에 따라 차이가 있지만 가임기 여성의 6~20% 정도에서 발생되는 증후군이에요. 그뿐만 아니라 당뇨, 이상 지질혈증, 고혈압과 같은 대사 질환과 동반되곤 하는데요. 실제로 PCOS 환자의

25~40%가 전 당뇨 단계와 같은 내당능 장애가 동반됩니다. 최근 비교적 규모가 큰 연구에서 PCOS를 앓고 있는 여성의 당뇨병 위험도가 비교 대조군에 비해 3배 가량 높다고 나타났어요. 따라서 PCOS는 부인과 질환이면서도 대사 증후군으로 다뤄지기도 해요. 인슐린 기능이 떨어지는 상태와 동반되기 때문에 필요에 따라 당뇨약을 처방하기도 하고요. 호르몬 레벨이 깨져 있는 상태이기에 피임약 처방을 통해 중-장기적인 치료를 권하기도 합니다. PCOS 상태에서는 식욕 조절에 어려움을 겪으며 살이 찌게 될 확률이 높아지는데요. 실제로 PCOS로 진단받은 여성의 30~70% 정도가 비만이에요. 하지만 아시아인에게는 마른 PCOS 환자도 많은 실정이에요.

PCOS는 한 여성의 온 일생에 지장을 주는 증후군이에요. 이말인즉 평생에 걸쳐 일상을 다듬으며 개선 시켜야 한다는 건데요. 비만 관리와 마찬가지로 결국 생활 습관의 개선을 통해 장기적인 치료를 도모해야 해요. 운동을 통해 인슐린의 민감도를 올려야 하고요. 식단 관리를 통해 체중을 주기적으로 모니터링하면서 살이 찌지 않게 나를 관리해 줘야 해요. 때때로 호르몬에 따라 기분이 들쑥날쑥 해지고 우울감을 느끼기도 할 텐데요. 월경전증후군(PMS)과 비슷하게 감정에 따라 식욕 관리가 잘 안될 수도 있어요.

그리고 PCOS의 가장 특징은 인슐린 저항성 상태인데요. 인슐린 저항성은 과식, 과음, 운동 부족, 스트레스, 유전 등의 이유로 발생돼요. 이는 식사에 탄수화물 섭취가 많거나 식후 디저트를 먹는 습관, 운동을 하지 않는데 식사 습관이 엉망인 바람에 복부에 내장 지방이 낀 상태 등. 좋지 않은 생활 습관에 의해 발생되어요. PCOS도 결국 살이 찌도록 나를 방치는 습관이 가장 치명적이라는 거에요. 따라서 PCOS는 식단 관리를 통해 내장 지방 레벨을 낮추어 해요. 그리고 인슐린 감도를 민감하게 올리는 것을 목적으로 해야 하는데요. 이는 근력 운동을 병행하여 근육량을 올리는 것이 이상적이에요. 또한 운동과 식단 관리를 병행하여 체지방을 2~3kg만 감량해도 많이 개선

될 수 있어요. 하지만 이미 대사 증후군을 진단 받았다면 인슐린 전달 체계의 결함에 의해 혈당 조절 기능이 잘되지 않을 거예요. 더군다나 마른 PCOS 환자는 더 이상 뺄 체지방도 없어요. 이때 이노시톨이라는 영양 보조제를 활용해 보는 것도 괜찮아요. 이노시톨은 인슐린이 세포막의 인슐린 수용체에 결합해서 잘 적용할 수 있게 도와주는 당 알코올인데요. 여러 연구를 통해 인슐린 저항성 상태의 개선이 검증이 된 편이며 부작용도 적어요. 그 이유는 우리가 자연계에서 얻을 수 있는 흔한 물질이기 때문인데요. 대표적으로는 현미, 콩, 생선, 옥수수, 자몽과 같은 과일에 많아요. 따라서 음식을 통해 자연스럽게 하루 평균 1g 정도씩 섭취하고 있어요. 하지만 인슐린 저항성 상태에서는 이노시톨의 운반이 저하되거나 비정상적으로 대사 될 가능성이 높아요. 따라서 이노시톨을 외부로부터 공급하는 것이 도움이 될 수 있어요. 명확히 합의되어 정해진 용량은 없지만, 대부분의 연구에서 3~6개월 동안 2~4g 정도 섭취를 시켰고 결과적으로 인슐린 저항성 관련 지표가 개선 됐어요.

다낭성난소증후군(PCOS)의 대표적인 증상이 나의 증상과 비슷하다면 일단은 병원에 가는 게 맞아요. 단일 기준만으로 진단할 수 없기 때문에 초음파 진료나 호르몬 검사를 해야 해요. 제대로 진단을 받는 것이 선행되고 그 후 담당의와 상의 후 보조제로 활용해 보는 것을 고려하세요. 이노시톨이 자가 치료제가 될 수는 없으니까요. 그리고 PCOS 식단의 가이드라인은 건강한 다이어트와 동일합니다. 기본 원칙 정도는 반드시 지켜주길 바라요.

다낭성난소증후군 식사 교정 기본 원칙

1. 생크림(유지방), 동물성 지방(삼겹살, 곱창 등), 튀긴 음식과 같은 고지방 식품 대신 좀 더 건강한 지방으로 대체 해보세요. 아보카도, 생선 지방 그리고 엑스트라버진유나 견과류 종류를 추천해요.
2. 식후 달콤한 음료가 당기는 게 당연해요. 그래도 건강을 위해 참아야만 해요. 너무 힘들면 제로 음료로 대체하는 것도 괜찮아요.
3. 혈당이 빠르게 오르는 밀가루로 된 빵, 떡볶이, 면 종류는 피하거나 양을 조절해 주세요. 대신 식사에 통곡물, 콩, 단백질과 채소를 함께 꾸려주세요.
4. 식사를 거르지 마세요. 다음 날 반드시 터져요. 규칙적인 식사로 하루를 정돈해주세요.
5. 루틴하게 식사 하며 간헐적 단식처럼 규칙적인 공복 시간을 갖는 것도 좋아요.
6. 야식을 먹는 습관은 멈춰 주세요.
7. 근력 운동은 필수에요. 근육량은 높이고 체지방량은 줄이는 것을 목표로 합니다.

부종은 살이 될까?

대체로 남성보다 여성이 부종에 시달리는 경우가 많아요. 남성보다 여성의 혈관 기능이 떨어지는 편이고, 월경으로 인한 여성호르몬에 영향을 많이 받기 때문이에요. 더군다나 극단적인 다이어트가 부종의 원인이 되기도 한답니다. 그러면 부종은 살이 될까요? 아니요! 엄밀히 말하자면 부종은 수분이지 지방이 아니에요. 물이 지방으로 변할 수 없으니까요. 그렇지만 부종 상태가 지속되면 혈류 순환이 느려지게 돼요. 한 눈에 봐도 체형적으로 부운 몸이 마음에 들지 않거니와 대사가 느려져서 살이 찔 수 있는 확률을 높일 가능성은 있어요.

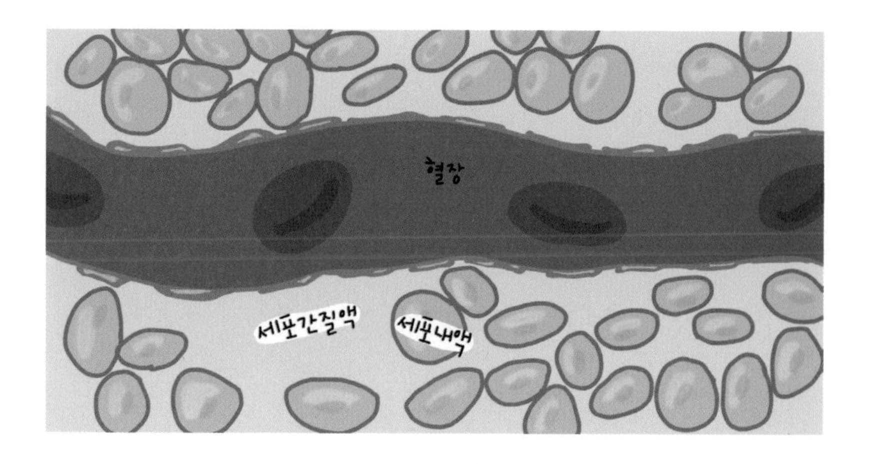

우리 몸은 대부분 수분으로 이뤄져 있어요. 이 물은 세포내액과 세포외액으로 나뉘는데요. 나트륨이 녹여져 있는 세포 외액은 '내 몸 안의 바다'에요. 세포 사이 사이를 완충 해주면서 내 몸의 항상성을 안정적으로 유지 시켜주거든요. 세포 외액은 또 다시 혈액의 혈장과 세포와 세포 사이의 **세포 간질액**으로 분류되는데요. 이 중에서도 세포 간질액은 부종과 관련이 깊어요. 항상성 시스템에 의해 세포 내-외액이 계속적으로 소통하며 체액의 균형을 맞춰 주는데요. 하지만 어떠한 이유로 균형이 깨져 **간질액의 수분이 늘어난 상태가 부종이에요.**

단순히 지난 밤에 라면을 먹고 자서 얼굴이 부운 경우에는 삼투압 현상에 의한 부종이에요. 그러니까 세포 외액에 나트륨 이온이 많아졌을 뿐이에요. 세포 외액의 조성이 정상 값을 벗어나게 되면 보상 시스템이 가동되어 일정한 상태로 금방 돌아갈 수 있어요. 일시적인 증상일 뿐이니 걱정하지 않아도 된단 거예요. 나트륨의 빠른 배설을 위해 충분한 수분 섭취와 풍부한 채소 섭취로도 금방 개선이 될 수 있어요. 그러나 만성적으로 부종이 있다면 신장이나 심장 또는 간 등에 문제가 있는 경우를 염두 해봐야 해요. 어떤 기관의 균형이 깨지면 염분과 수분 배설을 못해서 몸이 붓게 돼요. 이러한 내과적인 질환이 동반되는 것이 의심된다면 자가 치료를 할 수 없어요. 멀리 돌아가지 말고 전문의와 상담하는 것을 적극적으로 추천할게요. 정상 값에서 벗어나서 항상성 상태가 깨져 있는 것이 곧 질병 상태임을 뜻하니까요.

부종을 의심해봐야 하는 경우

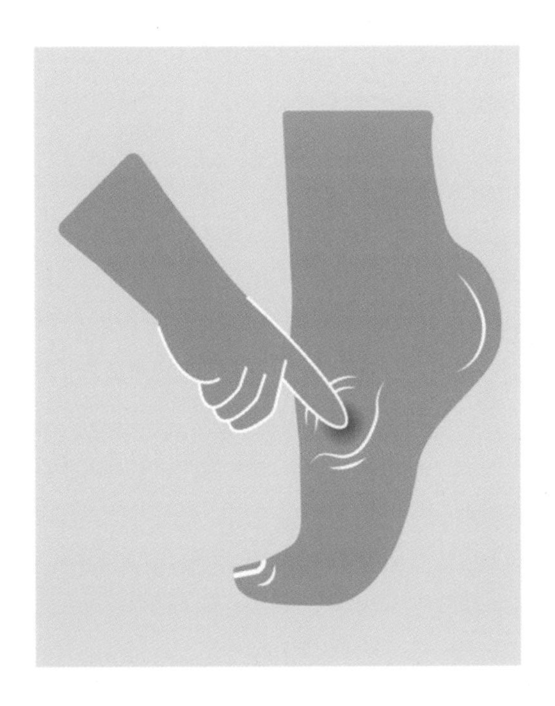

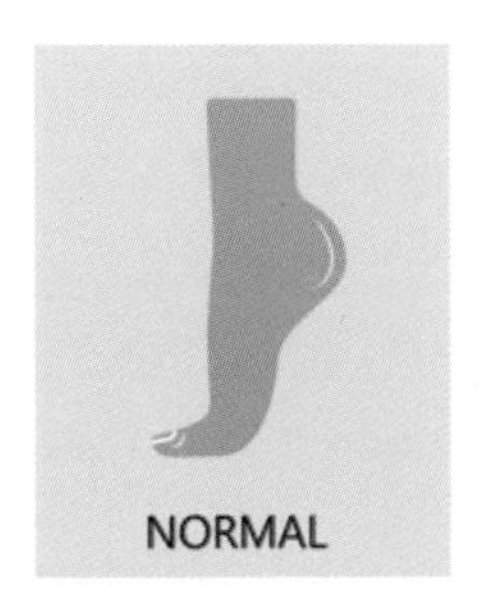

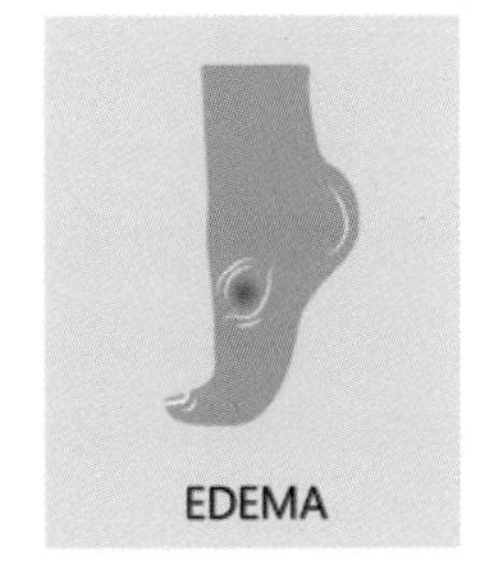

부종을 가장 쉽게 확인할 수 있는 방법은 정강이 앞 쪽 부분이나 발등을 눌러보는 거예요. 꾹 눌렀을 때 움푹 들어간 상태로 피부가 되돌아오지 않는다면, 심각한 부종 상태로 봐요. 그 정도 수준의 부종이라면 체내 수분이 정상보다 2~3L정도 많다고 판단해요. 부종으로 인해 체중이 무려 2~3kg가 늘어나게 되는거죠. 단 예외가 있어요. 갑상선저하증인 경우인데요. 갑상선 기능이 떨어지면 하지 조직 자체가 섬유화가 되어 움푹 들어가는 현상 자체가 일어나지 않아요. 더 섬세히 구분할 필요가 있겠지요.

하지만 구분이 쉽지는 않아요. 전신 부종은 3~4kg의 체액이 증가하기 전까지는 그저 살이 찐 줄로 착각하는 경우가 많으니까요. 대개 손발이 뻑뻑하거나 아침에 일어났을 때 눈 주위가 붓는 것, 반지가 꽉 끼는 느낌, 발목에 양말 자국이 나는 것, 신발이 잘 들어가지 않는 등의 부수적인 증상이 따를 수 있어요.

부종의 여러가지 원인

1. 혈액 순환 저하

혈액 순환이 저하되면 한 부위에 수분이 저류되는 현상이 발견되는데요. 특히 오래 서 있는 직업인 경우, 한 자세를 오래 유지해야 하는 경우에 혈액 순환이 더뎌 하지 쪽으로 수분이 몰릴 수 있어요. 평소에 손발이 찬 사람들도 혈액 순환이 원활치 않기 때문에 잘 붓는 경우가 다반사에요. 이와 같은 경우에는 주 3회 이상의 가벼운 유산소 운동을 반드시 생활화 해야 해요. 그리고 자기 전에 다리를 심장 높이보다 높게 올려놓는 자세를 취하는 것이 도움이 될 수 있어요.

2. 스트레스

스트레스를 받게 되면 뇌하수체에서 항이뇨 호르몬이 분비돼요. 항이뇨 호르몬은 우리 몸의 수분 균형을 유지하는 중요한 물질이에요. 이름 그대로 소변으로의 수분 배설을 억제하며 수분을 재흡수 시켜요. 이로 인해 몸에 수분이 차면서 부종으로 나타날 수 있어요. 스트레스를 받지 않고 살아갈 수 없지만 스트레스를 잘 해소하고 다스리는 것도 필요해요. 근본적으로 스트레스 요인을 제거하는 것이 가장 좋지만 어렵다면 요가나 명상을 통해 마음을 다스려 보는 것도 좋아요.

3. 주기성 부종, 월경

특히 월경 전에는 여성 호르몬이 활발히 분비되어요. 여성 호르몬은 염분과 수분을 잡고 있는 성질이 있는데요. 보통 2kg 내외의 체중 변화가 발생되며, 피임약 복용 시에도 더러 발생되는 현상이에요. 월경이 시작되면 호전되기 때문에 크게 걱정할 필요는 없어요.

4. 신장이나 심장, 간 기능이 좋지 않은 경우

수분과 전해질의 적절한 균형을 조절하고 유지하는 대표적인 기관은 신장이에요. 모든 신장 질환이 부종을 일으키는 것은 아니나, 급성 사구체 신염이나 신증후군의 진단을 받은 경우 부종이 일어날 수 있어요. 심장은 말초기관까지 산소를 고르게 공급해주는 역할을 해주는데요. 심부전으로 심장의 기능이 떨어지면 발생되는 증상 중 하나가 부종이에요. 이밖에도 간 기능의 저하도 삼투압 균형을 깨뜨려 부종이 발생될 수 있는 원인이 돼요.

5. 갑상선 기능의 저하

갑상선 기능이 저하되면 히알루론산이 많이 함유된 단백질이 피부 진피에 축적돼요. 특히 눈 아래, 얼굴, 손, 하지, 발 쪽에 부종이 생겨요. 앞서 말한 것처럼 발등이나 정강이 부위를 눌렀을 때 푹 들어가지 않는 비함요부종에 속해요. 갑상선 기능이 떨어지면 몸이 붓고 체중이 올라요. 또 극심한 피로감에 시달리며 비정상적으로 추위에 민감해지는 증상을 나타내요. 적게 먹고 있음에도 체중이 찐다면 갑상선 기능이 떨어진 것을 의심해볼 수 있어요.

6. 약물에 의한 부종

장기적인 이뇨제 투여, 스테로이드제와 같은 약물도 부종을 일으키는 요인이에요. 특히 여성의 경우 경구 피임약을 먹는 경우 부종이 일어날 수 있어요. 약을 중단하는 경우 서서히 호전되어요. 이 밖에도 혈압약이나 당뇨, 소염 진통제에도 약물에 의한 부종 증상이 나타날 수 있어요.

7. 지방 부종

지방 부종은 피하지방이 비정상적으로 많이 축적된 경우인데요. 주로 여성 호르몬이 관여해서 골반이나 발목 사이에 부종이 차오르게 돼요. 또 다리나 허벅지, 골반 쪽이 묵직한 느낌을 받을 수 있어요. 다이어트 식단을 병행하며 운동 요법을 통해 개선할 필요가 있어요. 결국 살을 빼야 하는 문제예요.

부종의 일반적인 치료.

부종은 안정된 휴식과 건강한 식생활, 그리고 운동과 같은 생활 습관을 통한 지속적인 교정을 꾀해야 해요. 식염은 하루 5g으로 제한해야 하는 것을 권고하는데요. 혈액의 소금기를 줄이기 위함이에요. 반대로 칼륨이 풍부한 식품은 충분히 섭취해야 해요. 나트륨을 배설시켜 몸이 붓는 현상을 최대한 완화해주는 것을 목적으로 하는 거예요. 단, 일반적인 상황에서의 칼륨 보조제나 호박즙, 팥환과 같은 고칼륨 식품을 굳이 섭취할 필요까지는 없어요. 증상이 심하다면 경우에 따라 하루 1,200-1,500 mL까지 수분 섭취를 줄여보는 것도 방법이 될 수 있고, 가급적 취침 3시간 전에 모든 식사가 종료되는 게 좋아요.

그리고 규칙적인 운동과 혈액 순환을 위한 마사지, 스트레칭을 생활화해주세요. 또한 사우나와 같이 땀을 쏙 빼는 게 부종에 도움이될 수 있다고 생각할 수 있을텐데요. 오히려 피로나 무력감을 초래할 수 있으므로 주의해야 해요. 체온의 변화는 최소화하며 관리하는 게 좋아요.

03

나는 나로 살아야 해

1. 먹는 걸 멈출 수 없어요 : 유아기 영양

혹시 습관처럼 연달아 먹고 있지 않나요? 분명히 밥을 맛있고 배불리 먹었는데 식후 간식에 대한 욕구는 스멀스멀 올라옵니다. 달달한 간식을 먹어야만 그 끼니를 다 해결한 것만 같은 기분이에요. 이렇듯 먹는 것이 쉽게 통제가 잘 안되는 이유가 어쩌면 아주 어린 시절에 있을지도 몰라요. 그러니 가볍게라도 접근해 봐요.

먹는 걸 멈출 수 없어요

채널A 금쪽같은 내 새끼 방영분 중 [모유에 대한 집착과 식탐]을 가졌던 금쪽이의 이야기를 소개해 보려고 해요. 금쪽이는 아주 사랑스러운 아이에요. 오렌지, 요구르트, 바나나, 낫토, 아보카도로 가리지 않고 식사를 하는데요. 그러나 식사 직후에 아이스크림, 초콜릿, 껌, 사탕 게다가 엄마의 모유까지. 하루 온종일, 쉴 틈 없이 먹을 것을 찾아요. 놀이터에서도 바닥에서 떨어진 껌을 스스럼없이 주워 먹어요. 덩달아 키즈카페에서 옆 테이블에서 남기고 간 음식까지 마다하지 않고 먹습니다. 금쪽이가 하루 동안 먹은 음식의 열량을 계산해 보니 2,150kcal로 나타났어요. 일반 성인 여성 권장량을 뛰어넘는 섭취량인데요. 하지만 무언가 먹고 싶다는 욕구는 끊이지 않아요. 비단 정서적 허기라기에는 사랑을 많이 받는 가정의 금쪽이였어요. 그런데도 금쪽이는 왜 이렇게 먹는 욕구를 참지 못하는 걸까요? 이때 오은영 박사님께서 날카롭게 '밀 타임(Meal time)'을 짚어주셨어요.

"엄마는 밀 타임에 맞는 공복을 유지시켜야 하는데 그것을 지키지 않았을 것 같아요."

엄마는 금쪽이가 울 때마다 젖을 물렸다고 털어놓았어요. 본인의 젖이 워낙 잘 나올뿐더러 아이의 울음을 그치게 하는 가장 간단한 해결책이었기 때문이에요. 아이가 운다고 무조건 젖을 물리면 1차적으로 울음이 그치고 부정적이었던 기분이 빠르게 해결되겠지요. 하지만 계속하다 보면 조금만 힘들어도 무언가를 입에 무는 버릇이 생기게 돼요. 사소하게 서운하거나 심심한 느낌만으로도 고속도로처럼 뻥 뚫린 음식을 향한 도로가 만들어지는 거예요.

우리는 태어날 때부터 초콜릿이 맛있는지 알고 있어요

인간은 잡식성 포유류과 동물로 태어나요. 포유류과 동물은 에너지를 효율적이고 안정적으로 저장하며 살아 남았어요. 바로 체지방으로요. 따라서 칼로리가 높은 음식을 본능적으로 알아차립니다. 우리는 태어날 때부터 달콤한 초콜릿이 너무 맛있는 것 쯤이야 알고 태어난다는 거예요. 이는 맛 뿐만 아니라 향기를 통해 먼저 알게 되어요. 냉장고에서 잘 익은 과일을 꺼낼 때 달콤한 향기가 나면 먹지 않고도 맛있겠다는 것 정도는 알고 있잖아요. 이에 대해 음식을 먹는 신생아의 표정만 봐도 단번에 알아차릴 수 있는데요. 향이 좋고 단맛이 도는 음식을 쥐어주면 방긋방긋 웃으며 맛있게 먹어요. 반면 신맛과 쓴맛이 나는 레몬을 먹게 되면 깜짝 놀라는 표정을 하곤 하지요. 그러고는 냅다 레몬을 뱉어 버리고 내내 찡그리는 표정도 관찰할 수 있어요. 이처럼 인간은 날 때부터 단맛을 느끼는 물질은 아주 긍정적으로 받아들여요. 과일과 같은 단맛 물질 양질의 에너지원이 되어주니까요. 반면 신맛과 쓴맛을 거부해요. 이는 음식이 상하기 시작할 때 시큼한 냄새가 나며, 아예 썩어 버리면 쓴 맛이 나는 것을 본능적으로 알고 있기 때문이에요. 따라서 신맛과 쓴맛은 음식에 독소가 존재함을 알 수 있는 단서가 돼요. 물론 이러한 반응은 성장하면서 경험과 학습에 의해 수정되어요. 무차별적으로 고칼로리 음식만 섭취하게 되면 살이 찔 수밖에 없다는 것을 배우게 되니까요. 이에 그치지 않고 심혈관계 질환, 당뇨병 등 어떤 불편한 미래가 발생되는지 알게 됩니다. 이로 인해 인지 능력으로 음식을 조절할 뿐이에요.

누구나 제한 없이 맛있는 음식만 먹고 살고 싶지요. 하지만 맛만 좇고 살다가는 생명이 단축될 것을 동물적 직감으로 알고 있어요. 음식이 통제가 되지 않는다면 성인이 된 나의 감정과 식사 습관을 함께 되짚어봐요. 사소하게라도 불편한 감정을 느끼면 그것이 씨앗이 되어 먹는 것으로 풀고 있을지도 모르니까요. 그리고 규칙적인 밀 타임 사이클을 정해보세요. 그렇게 규칙적인 식사를 하며, 밥을 먹고나서 최소한 3시간의 공복은 갖춰 보세요. 이렇게 정해진 공복 시간을 인내하는 것부터가 자기조절력을 배우는 첫걸음이 될 거예요. 식사 조절의 아주 근원적인 중심이기도 합니다. 아이가 자기 조절력과 통제감을 온전히 혼자서 갖추기는 어려운 게 사실이에요. 그 당시엔 엄마도 엄마가 처음이라 식사 지도가 서툴렀을 거예요. 그럼 어른이 된 내가 나를 잘 지도해 보면 어떨까요?

2. 깨진유리창이론

나를 어떤 상태에 두고 있나요?

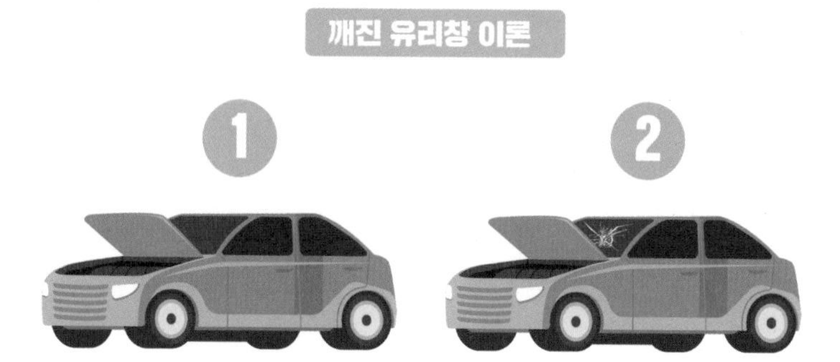

항상 지나다니는 익숙한 길에서 두 대의 차를 마주하게 되는 상상을 해 보세요. 한 대는 본넷트가 열려있지만 내부는 깔끔한 느낌을 받습니다. 반대로 다른 한 대는 본넷트도 열려 있고 창문도 깨져 있어요. 깨진 유리창 너머로 지갑도 떡하니 올려져 있네요. 자동차의 깨져 있는 유리창의 빈틈을 통해 손만 넣어도 쉽게 지갑을 획득할 수 있을 것만 같아요. 이렇게 일주일 정도 방치되면 어떤 일이 벌어질까요?

실제로 스탠포드 대학의 잠바도 교수가 뉴욕 거리에서 실험을 했는데요. 시간이 얼마 지나지 않아 유리창이 깨진 자동차의 내부 물건은 죄다 도둑맞게 됐어요. 이에 그치지 않고 폐차 수준까지 차가 파손되게 됩니다. 이러한 실험에 대한 사회 무질서 현상을 깨진 유리창 이론으로 개념화하여 세상에 알려지게 되었어요.

여기서 착안하여 범죄율과 치안이 심각한 뉴욕 지하철 문제에 적용했어요. 뉴욕 지하철에 지저분하게 도배돼있던 낙서와 그라피티를 모두 지우는 일이었는데요. 한 번에 말끔히 지워지지 않았지만 계속해서 낙서를 지워나갔어요. 지워도 지워도 끝이 없는 것 같았지만 지속적으로 포기하지 않고 내부를 깨끗이 정돈합니다. 그랬더니 낙서가 어느 정도 줄어들고 있음이 눈에 보이기 시작했어요. 그렇게 낙서를 지운지 약 3개월부터 범죄율이 감소되기 시작합니다. 뉴욕의 지하철 환경을 개선했을 뿐인데 3년 후에 범죄율은 75% 이상 파격적으로 감소되었어요. '깨진 유리창 이론'을 적용하고 응용하여 커다란 성공 사례가 만들어진 거예요.

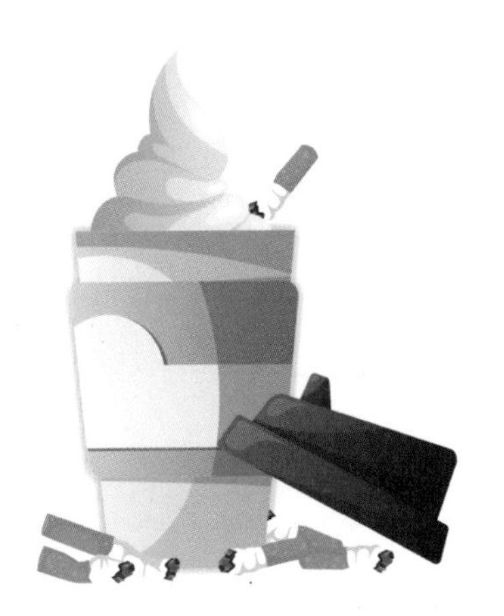
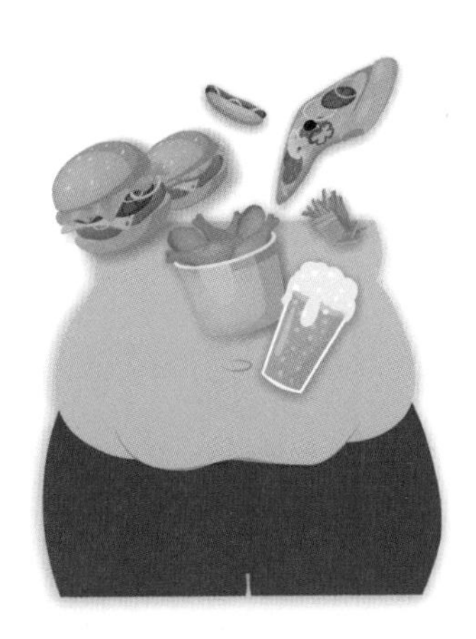

그도 그럴 것이 특정 공간에 쓰레기가 쌓이면 금세 쓰레기통으로 전락해버리는 광경을 더러 볼 수 있어요. 공원 벤치에 누군가가 먹고 난 일회용 아메리카노 컵이 버려지면 그 안에 담배꽁초가 쌓이는 일은 시간문제일 거예요. 한두 개씩 쌓였을 때 누군가는 치우겠거니 방치했기 때문일 텐데요. 이렇듯 사소하고 작은 부분이라고 하더라도 소홀하게 마주 해선 안 돼요. 내 몸도 마찬가지예요.

그냥 지나칠 수 있는 사소한 것부터 조금씩 보완하세요

1. 아침은 늘 간단히라도 채우기
2. 커피보다 순수한 물 마시기
3. 밥 먹고 디저트 참기
4. 운동은 주 3회 이상은 꼭 가기
5. 폭식-절식 고리 끊기

이를테면 들쑥날쑥한 식사 시간을 규칙적으로 챙기는 것부터 시작해 봐요. 아침을 먹었다가 먹지 않았다가 하는 것도 좋지 않아요. 아침은 늘 규칙성 있게 간단히라도 채워주세요. 오늘 하루를 잘 시작하는 것과 정신없이 시간에 치여 놓치고 시작하는 것은 분명히 다를 테니까요. 그리고 수분 섭취를 게을리하지 마세요. 물 대신 커피로 채우려고도 하지 마세요. 밥을 먹고 카페를 가서 또 디저트를 먹는 일을 멈추세요. 그렇게 과식했다가 살이 찔까봐 두려워 굶어버리는 것을 반복하지 마세요. 운동도 주 3회 이상은 꼭 해보려고 노력해 봐요.

누구나 피곤하지만 모두가 피곤함에 늘 타협하지 않습니다. 상습적으로 포기하는 습관으로부터 조금씩 놓쳐가는 것들에 대해 각성해야 해요. 흡연과 잦은 음주를 통제하지 않으려 하는 것도 깨우쳐야 할 거예요. 이 모든 좋지 않은 습관은 어쩔 수 없는 상황이었으며 스트레스를 받고 있기 때문이라는 자기 연민에 빠지지 마세요. 이제는 미루지 않고 지금 바로 이 순간, 나의 금이 간 습관들을 검열하고 점검해 봐요. 아주 사소한 문제점이라도 긴 시간 방치되면 큰 문제점으로 빠르게 발전될 거예요. 얼른 새 유리창으로 바꿔보길 바라요.

3. 열등감

[열등감] 다른 사람에 비하여 자기는 뒤떨어졌다거나 능력이 없다고 생각하는 만성적인 감정 또는 의식.

다들 열등 감정을 느끼며 살아가요.

대개 남성은 신체적 약함에 대한 열등 의식으로 강해지고 싶은 욕구가 피어오릅니다. 여성은 사회가 요구하는 날씬하고 보기 좋은 몸에 대해 열등 감정이 샘솟아요. 각종 매체에서는 획일화된 미의 기준에 부합되는 사람들이 왜 이리도 많을까요? 저 여자는 군살이 하나도 없는데 볼륨은 말도 안 되게 좋아요. 저 남자는 미친듯한 근육질에 운동 수행 능력도 장난이 아니에요. 저 사람은 저렇게 잘났는데 난 왜 이런지 모르겠어요. 매번 실패하는 식사 조절에 나는 항상 남들보다 부족하다는 생각이 들어요. 그렇게 타고난 것도 없으면서 의지까지 약하다며 자신을 몰아세웁니다. 자신이 추구하는 아름다움과 개개인의 개성은 저 깊은 곳에 묻어둔 것만 같아요. 대신에 대다수의 타인이 인정하는 이상적인 외모가 실현의 기준이 되어버립니다.

이 열등감의 힘은 어쩌면 분노보다도 더 큰데요. 이 큰 힘에 휩쓸려 발전적 방향으로 쓰이기보다는 열등 감정에 매몰되어 버리는 편이 훨씬 쉬워요. 열등 감정이 강한 사람들은 다른 사람들과 끊임없이 비교하며 나의 단점에만 집중하게 돼요. 예를 들어 나의 외모가 꽤 준수하더라도 나보다 더 뛰어난 외모의 SNS 속 인물들과 끝도 없이 비교합니다. 나는 몸이 꽤 좋은 편이지만 피트니스 대회에 나가는 사람들과 나를 같은 비교선상에 둡니다. 이렇게 열등 감정을 부정-편향적 비교에만 집중하게 되면 내 감정만 다치게 돼요. 그러므로 균형 있는 관점을 정립해야 해요. 나의 단점을 잘 알고 있지만 그것이 나의 부정적인 정서로 몰입하게 하는 일은 없어야 한다는 거예요.

실제로 비만에 대한 사회적 편견의 뿌리가 아주 깊음이 체감되는 건 사실이에요. 그러한 편견의 강도는 특히 젊은 여성에게 강조되고 있어요. 그렇게 또 휩쓸려 다이어트에 대한 필요성을 절실히 느끼며 무리하게 다이어트에 집착하기 시작해요. 하지만 잘못된 기준의 외모 관리는 신체적, 정신적 건강을 해칠 수 있어요. 다이어트라는 마라톤 경주에서 조급한 마음은 최대의 약점이 되기 마련이니까요. 결국 도돌이표가 되지 않으려면 무언가 바뀌야만 할 거예요.

원 바이 원, 스텝 바이 스텝!

대상자분들과 상담을 나누다 보면 조급한 마음에 칼로리를 더 줄여달라고 요청할 때가 많아요. 분명히 일주일, 이주일 사이에 체중이 빠졌는데도요. 이전의 다이어트에서 기초대사량보다 못한 칼로리를 섭취했을 때 급속도로 체중이 감량되는 경험을 했기 때문일 거예요. 다이어트 행동 또한 심리적 안정감을 얻을 수 있는 중요한 요소니까요. 하지만 머지않아 요요가 왔던 사실은 까맣게 잊어버렸던 거지요.

조급한 마음이 들 때는 원하는 이상적인 체형상을 스스로에게 물어보세요. 그리고 현실적으로 실현 가능한지에 대해 되물어봐요. 조금은 아플 수 있지만 열등감의 핵을 바라보고 구체적으로 실현할 수 있는 계획을 세워야 하거든요. 그러니 고통스럽더라도 가장 먼저 해야 할 일은 나의 콤플렉스와 직면하기예요. 그리고 가진 콤플렉스를 나의 노력으로 바꿀 수 있는지 고민해 봐요. 통제할 수 있는 부분들은 노력으로 해소하면 되니까요. 하지만 노력으로 어려운 부분은 적당히 인정하는 과정도 필요합니다. 내가 바꿀 수 없음에 매달리게 되는 것은 시간도 감정도 낭비하게 되잖아요. 대신에 할 수 있는 것들을 써내려가봐요. 그렇게 분명한 목표를 세우고 하나씩 순차적으로 달성해야 해요. 물론 여러 번의 시행착오를 겪게 되겠지요. 하지만 실수도 포용하는 법을 깨우치는 과정을 잘 다져가야만 합니다. 완벽할 수 없음을 건강하게 수용하세요. 그리고 묵묵히 나아가세요.

step1) 열등감의 핵, 파악하기

열등감을 부정하거나 도피하는 게 아니라 원인을 찾아 파악하고 마주하고 인정하는 것이 첫 단계에요. 의외로 작고 사소한 것일 수 있으니 놓치지 말고 아주 객관적으로 파악해 봐요. 또 그것이 수정할 수 있는 통제 가능한 영역인지 판단해야 해요.

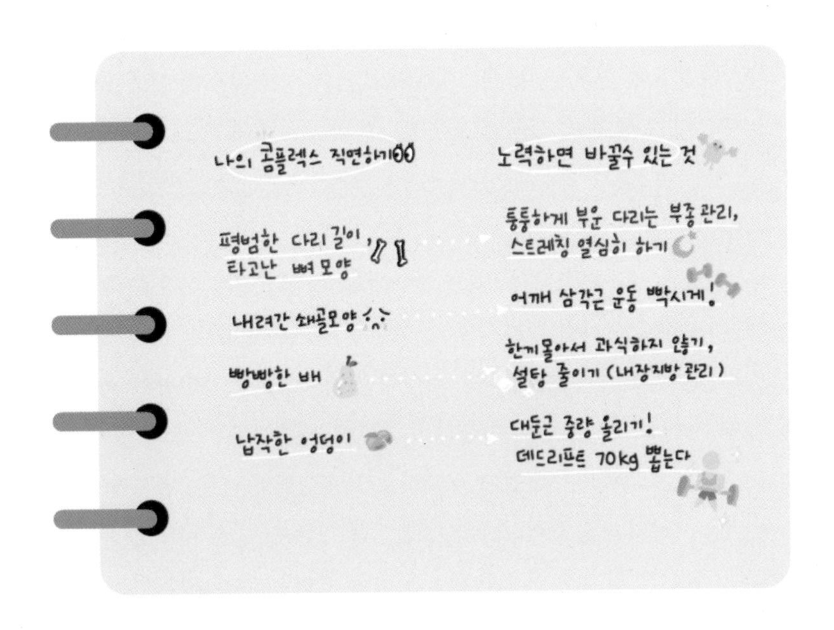

step2) 분명한 목표를 세우고 세분화, 그러고 묵묵히 전진

- 내가 그리는 이상적인 나의 모습을 현실적으로 구체화하기.
- 해낼 수 있는 것부터 충실하게 이루며 단계별로 작은 성취감 얻기.
- 실패하더라도, 시간이 걸리더라도, 묵묵히 실행하기.

단 한 번이라도 나를 통제해 보려는 노력이 언젠가 좋은 자산이 되어 쓰이게 될 거예요. 만일 변화를 위해 노력하는 것이 너무 어렵다면 다시 고민해 봐요. 나의 깊은 내면에서 현재의 생활 습관과 나의 겉모습을 꽤 만족스럽다고 생각할지도 몰라요. 그럼 그대로 살면 되는 거예요. 나의 목표도 모르면서 트레이닝 선생님과 같은 완벽한 타인이 나를 바꿔줄 수 있는 마법 같은 커리큘럼은 없어요. 단시간에 많은 노력을 기울이지 않고 성취할 수 있는 큰 기쁨도 없고요. 내재된 에너지는 스스로 터뜨려보세요.

4. 메타인지

[메타 인지] 나는 얼마만큼 할 수 있는가에 대한 판단, 자신의 인지 과정에 대해 관찰·발견·통제하며 판단하는 정신작용.

너 자신을 알라!

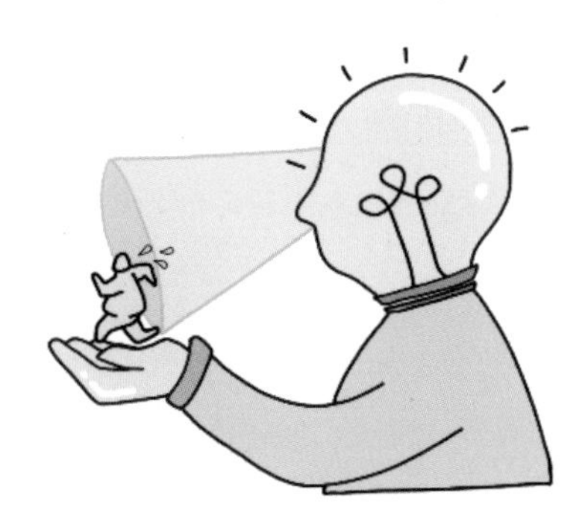

메타인지는 내가 뭘 알고 있고 내가 뭘 모르는지에 대해 명확히 아는 인지 능력이에요. 자신의 상황을 제3자의 관점에서 정확하게 간파해 내는 거지요. 메타 인지가 잘 되어 있는 상황에서 목표를 정하는 게 좋은데요. 목표를 위해 내가 노력하는 양과 시간을 파악할 수 있고 그 과정을 전략적으로 컨트롤할 수 있기 때문이에요. 결국 메타인지가 잘 되어야 목표를 향해 에너지를 효율적으로 쓰며 소요 시간을 단축할 수 있어요. 실제로 메타인지가 높은 경우 학생이라면 성적이, 직장인이라면 업무 성과가 좋아요. 목적과 맥락을 잘 이해하고 읽어 나아가기 때문에 주어진 일을 효율적으로 처리 하니까요.

가령 다이어트 목표를 세웠다고 해봅시다. 가장 먼저 나의 내면의 상태에 질문을 던지고 목표를 정해요. 그 다음 나의 목표가 현실적이고 타당한지 가늠을 해봐요. 그리고 어느 정도의 시간과 노력이 걸릴지 판단 해요. 메타 인지 능력이 좋은 경우 나의 결정에 확신하며 추진할 수 있는 힘이 생겨요. 반대로 메타 인지 능력이 부족한 사람은 나의 결정에 확신이 생기지 않아요. 분명하지 않은 결정에는 다이어트 여정에서 우왕좌왕 계속 흔들릴 수 밖에 없어요. 내가 무엇이 잘못되었고 잘 되고 있는지를 판단할 수조차 없으니까요. 또한 메타인지가 잘 되는 사람은 이따금씩 실패감이 들더라도 그 감정에 매몰되지 않아요. 그저 더 고민할 뿐이에요.

'내가 아직 부족한 게 많구나. 그럼 무엇을 보완하면 되지?'

그저 확신을 더 얻기 위해 관찰하고 공부하며, 보완하고 다듬어 가는 여정이에요. 같은 시간을 들이더라도 더 많은 효과를 누릴 수 있겠지요.

다이어트는 정말 정말 어려운 게 맞아요

한 설문 조사에서 486명의 여성에게 체중 조절을 위한 계획을 세우고 그에 대해 제대로 실천하였는지에 대해 물었는데요. 81.5%의 대부분의 여성이 부정적이거나 그저 그렇다는 모호한 답변을 선택했어요. 체중 조절을 위해 계획과 실천은 했지만 그에 대한 과정과 결과가 마음에 들지 않았다고 말해주는 거지요. 덧붙여서 다이어트로 인해 체중 감량을 성공한 일부 사람들은 자기 존중감이 증가됐다고 응답했어요. 반면 다이어트를 계획하고 거의 실행하지 않았다고 답한 응답자는 많은 자괴감을 느끼는 것으로 응답합니다. 이처럼 목표를 정하고 과정을 계획하며 실행하여 좋은 결과를 낳는다는 게 모든 사람에게 쉬운 일은 아닐 거에요.

특히나 여러 가지 생리적·환경적·심리적 요인이 얽히고설켜 만드는 체중 감량은 힘든 일임이 분명해요. 설령 체중 감량에 성공했다고 하더라도, 다시 체중이 증가한 사람들의 대부분은 외모에 대한 자신감을 잃게 돼요. 그리고 전반적인 자아 존중감이 크게 떨어지는 것을 경험하기도 하는데요. 이와 같이 강한 좌절감을 경험하면 다시 또 다이어트를 도전하는 것이 쉽지만은 않을 거예요. 하지만 해내야죠. 해내기 위해서는 바뀌어야 하고요. 실수를 되짚어 보고 내가 무엇이 부족한지 파악해야 해요.

나의 메타인지 능력을 확인함과 동시에 자기 효능감과 자기 존중감을 탄탄하게 확보해야 해요.

메타인지

✓ 내가 진정으로 원하는 다이어트 목표를 명확히 알고 있는가?
✓ 그렇다면 달성을 위한 시간이 얼마큼 소요될 것인지?
✓ 다이어트를 위한 나의 최적의 영양 섭취량은?
✓ 운동을 주도적으로 운영해낼 수 있는가?
✓ 상황에서 따르는 변수에 대한 대처 방안은?

▼

자기 효능감

어떤 상황에서 적절한 행동을 할 수 있다는 기대와 신념
"나는 다이어트를 성공적으로 해낼 수 있는 사람이야!"

자기 존중감

자신이 사랑받을 가치가 있는 소중한 존재이고 어떤 성과를 이루어낼 만한 유능한 사람이라고 믿는 것
"나는 다이어트 목표에 도달할 수 있는 충분한 배경지식과 의지력이 있어!"

우리 뇌는 멈춰 있는 게 아니라 계속 학습하며 성장하고 성찰해요. 어쨌든 메타인지도 수많은 노력과 훈련을 통해 능력치를 올릴 수 있는 개념이라고 보는데요. 이 부분이 잘 안되고 있다면 알기 위해 내가 투자한 시간이 부족하거나 실제로 잘 알지 못하는 상태일 수 있어요.

예를 들어 다이어트를 위해 식이 조절과 운동을 하고 있는데 내가 잘 하고 있는지 계속 의심이 되는 경우가 있을 거예요. 이 식단이 맞는지, 운동 시에는 이 자세가 맞는지 머릿속에서 물음표가 지워지지 않는 상태에요. 그럼 식이 조절과 운동 전문가를 찾아가서 적극적으로 배워야 해요. 신뢰도가 높은 피드백을 줄 만한 사람을 곁에 둬야 한다는 거예요. 질문을 하더라도 나에게 꼭 맞는 방향성을 제시할 수 있는 전문가에게 계속적으로 질문하고 답을 얻어 가야 해요. 그렇지 않으면 시행착오를 겪고 목표를 위해 투자하는 시간이 늘어나게 될 테니까요.

여건이 안 되는 경우도 당연히 있을 수 있겠지요. 그러면 영양과 운동 공부를 열심히 해서 배경 지식을 잘 쌓아두면 되는 문제에요. 그러나 어쩌다 한 번 과식했다고 해서 감정의 늪에 빠지는 분들을 너무 많이 봐왔어요. 감정에 매몰되어 버리면 자신의 방법이 맞는지조차 판단할 힘이 없기에 더 쉽게 포기하게 돼요. 실패 감정이 드는 이유 중, 나에게 맞는 영양의 최적의 섭취량을 모르는 것이 트리거가 됐을 거예요. 그리고 경험적으로나 학술적으로나 부족한 운동 지식에 같이 함몰됩니다. 실패했다는 자괴감과 자기 존중감은 성공시키지 못하는 한 나날이 떨어질 수 밖에 없어요.

대부분의 사람들은 자신감을 회복하거나 자기를 긍정적으로 인식하게 위해 다이어트를 시작할 거예요. 그러나 타인의 시선이나 상처가 되는 말로 타인을 위한 다이어트를 시작했다면 다시 한번 고민해 보세요. 그리고 내가 갖춘 목표가 다분히 현실적인지 되돌아보세요. 나의 목표 체중(kg)을 정하는 게 아니라 나의 마음을 아는 것이 먼저 되어야 합니다. 그리고 열심히 공부하세요. 모른다는 기반 위에서 흔들리지 않을 수 없으니까요. 그리고 나를 있는 그대로 사랑해줄 수 있는 나를 강화 해보세요. 타인에게 관대하지 말고 나에게 친절하게 대해봐요. 실패해도 다독일 수 있는 여유가 되어줄 거예요. 여기에 나를 무한히 지지하며 공감해줄 수 있는 타인이 있다면 성공할 수 있는 확률이 두 배는 오릅니다. 마음의 결핍에 의해 시작하는 게 아니라 단단히 채워 넣고 시작하세요.

5. 신체상 장애

왜 우리는 다이어트에 집착하게 되었을까?

대다수의 문화권에서 남성 비만보다 여성의 비만에 대해 더 엄격한 잣대를 들이미는 듯해요. 비만 여성을 더욱 폄하하는 분위기인 것은 사실이니까요. 그렇다면 순수한 아이들은 세상을 조금은 다르게 바라보고 있을까요? 6세의 아이들에게 뚱뚱한 사람의 그림자를 보여주는 실험을 했는데요. 그림자를 보고 느낀 대로 묘사해 보라고 요청하였을 때 의외의 답변이 돌아옵니다.

'게으르고 모자라 보이며 보기 흉해요.'

씁쓸하게도 순수한 아이들조차 사회가 만들어낸 미의 기준, 그리고 편협한 프레임에 익숙해져 있는 듯 해요. 이처럼 비만에 대한 사회적 편견은 매우 이른 시기부터 시작되며 그 뿌리가 깊습니다. 초등학교 4학년생의 80% 이상이 살이 찌는 것을 벌써부터 두려워하고 있다니까요. 이로 인해 여성은 청소년기부터 타인이 만들어낸 사회적 미의 기준에 자신을 맞추기 시작해요. 실제 여대생 101명을 대상으로 다이어트 행동에 대한 질문을 던졌는데요. 여대생 스스로가 비만이라고 대답했으나 실제 비만인 경우는 겨우 4%밖에 되지 않았다고 해요. 또한 86.2%의 여성이 정상 체중임에도 스스로 체중 감량이 필요하다고 응답했어요. 부정적인 사회적 프레임이 씰까 봐 불안하기에 필요하지 않음에도 무리한 다이어트를 시도하는 거지요.

여성은 외모를 치장하고 다듬는 것에 평균적으로 하루 53분을 투자해요. 그리고 거울을 8.3회 정도 봅니다. 20~30대 중반 여성은 외모가 경쟁력을 높일 수 있는 수단으로 생각하며, 30~40대 중반 여성은 외모가 곧 부의 상징

이자 사회적 지위를 대변한다고 말해요. 물론 자기만족을 위해 아름다움을 추구하는 다이어트를 하는 것이 문제가 되지 않지요. 하지만 자신의 신체에 너무 많은 사회적 가치를 내재화한다면 신체 자존감은 낮아질 거예요. 내가 생각하는 신체상과 나의 신체에 대한 괴리가 갈수록 커지게 될 것이고요. 그럼 대수롭지 않고 아주 사소한 자신의 결점에도 과도하게 집착하게 되는데요. 자신의 신체에 대한 불만족이 지나치면 거울을 통해 자신의 결점을 수시로 확인하게 돼요. 때로는 자신이 너무 뚱뚱한 것 같은 마음이 들며, 섭식 장애를 동반하기도 합니다. 이러한 집착이 심화되어 결국 사회적 활동에도 지장을 주게 되는 사람이 생겨요. 장애로 판단되기까지는 생활에 지장이 될 정도로 매우 심한 증세여야 하나 적어도 공감되는 부분이 있을 듯하여 소개 드리고 싶어요.

신체상 장애

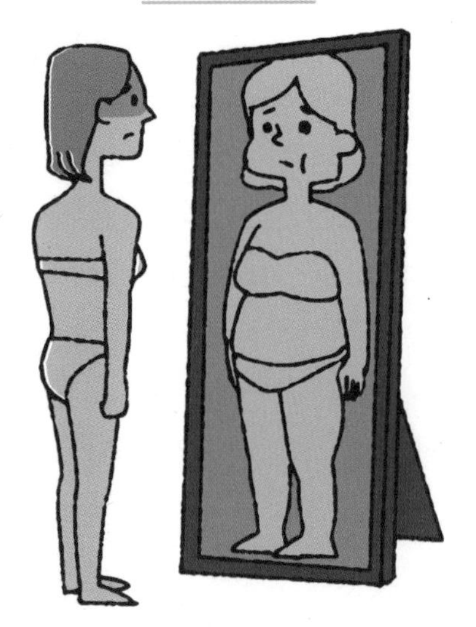

신체상 장애란 실제로는 외모에 결점이 없거나 그리 크지 않은 사소한 것임에도, 자신의 외모에 심각한 결점이 있다고 여기는 생각에 사로잡히게 되는 질병이에요. 신체상 장애가 있는 사람들 대부분은 실제로 자신의 외모가 정상임을 자각하지 못합니다. 43kg의 저체중인 사람도 자신의 몸이 여전히 뚱뚱하다고 생각할 수 있게 된다는 거예요. 체중이 몇 kg이든 저마다의 사람들이 주관적으로 생각하는 아름다움의 기준은 다르니까요. 신체상 장애는 보통 여성에게서 더 자주 보이는데요. 평범하거나 오히려 날씬한 체형이지만 자신이 여전히 뚱뚱하고 보기 좋지 않다는 생각을 하면서 살아가게 돼요. 특히 청소년 시기에서 2차 성징이 빠르게 나타난 여성들이 신체상에 손상을 갖게 된다고 하는데요. 따라서 초경이 빠르고 일찍 성숙한 여성이 자신의 신체에 만족하지 못할 확률이 높아져요.

한편 남성의 경우에는 신체 장애의 하위개념인 근육이형성으로 간주되는데요. 근육이형성은 자신의 체격이 너무 왜소하거나 근육질이 부족하다는 믿음에 사로잡혀 있는 상태를 말합니다. 남학생의 경우에는 오히려 빠르게 성숙한 남학생이 긍정적 신체상과 자기 신뢰감을 갖게 돼요. 어린 시절 키도 크고 체격이 좋은 친구들이 은밀하게 우위를 점했을 테니까요.

특히나 신체상 장애는 부모의 영향을 크게 받는데요. 그 중에서도 체중과 체형에 관심이 많은 어머니로부터 양육된 경우 영향을 크게 받아요. 어머니의 집착이 아이에게도 그대로 전가 되는 거예요. 또한 칭찬을 듬뿍 받은 아동은 자신이 신체가 깨끗하고 사랑스럽다고 느끼는데요. 반대로 부모에게 수용되는 경험이 떨어지면 자신의 신체에 부끄러움과 수치심까지 느끼게 돼요. 그렇게 나의 어린 시절의 내면에 뿌리 깊이 박힌 나의 신체상은 각종 시각 매체에서 보이는 잘 관리된 사람들과 나를 끊임없이 비교하게 됩니다. 그렇게 상대적 박탈감에 끝도 모르게 노출이 돼요. 주변에서 아무리 나의 외모가 보기 좋다고 하더라고 이를 인정하지 못하게 되겠지요.

신체상을 보는 눈은 외면이 아니라 내면으로 끌어와야 해요

의사는 환자가 다음과 같은 경우에 신체상 장애라고 진단해요.

① 다른 사람들이 사소하다고 생각하거나 보지 않는 하나 이상의 결점에 집착하는 경우.

② 자신의 외모에 대해 너무 걱정하여 과도하게 행동을 반복한다.
(예) 거울을 들여다보면서 자신의 모습을 반복적으로 확인함, 과도하게 몸단장을 함, 자신을 타인과 비교함.

③ 자신의 눈에 띄는 외모적 결점에 대해 너무 걱정하여 크게 괴로워하거나 정상적으로 생활하지 못하게 되는 경우. (예) 직장에서 가족관계에서 또는 교우관계에서.

이렇듯 일상에 지장이 되는 경우 신체상 장애로 판단해요. 그렇기에 정상적으로 외모에 대해 걱정하는 것과는 차별적으로 알아둬야 해요. 하지만 신체상 장애를 겪는 사람들은 대체로 부끄러움이나 수치심에 의해 자신의 증상을 공개하지 않는데요. 이 때문에 오랫동안 신체상 장애 상태를 진단받지 못하는 경우가 생겨요. 누구에게나 들 법한 사소한 감정임은 분명해요. 하지만 도가 지나쳐 나의 소중한 일상과 주변인들에게 지장이 되는 것을 방임하면 안 돼요. 항상 강조하고 반복하는 것이지만 타인이 곧 나의 절대적인 기준이 될 수 없어요. 타인과 나의 거리가 좁혀지지 않고 멀어질수록 괴로움이 심화될 테니까요. 이에 덩달아 마음이 아파지게 될 거예요.

당신이 사랑하며 동시에 질투하는 그 사람을 떠올려 보세요. 그 사람은 당신보다 엄청난 노력의 시간을 갈아 넣었을 거예요. 그러한 인고의 시간을 이따금씩 실패로 허물기도 했을 텐데요. 그렇지만 포기하지 않고 절제의 순간으로 견고하게 쌓아 올렸을 거예요. 그렇게 그 사람의 잘 쌓인 탑의 결과물만 보고 선망하고 있을지도 몰라요. 이상으로 두고 있는 타인의 결과보다는 과정을 모방해 보세요. 그리고 기준은 항상 나 자신으로 두세요.

6. 내재화

[내재화] 마음이나 인격 내부에 여러 가지 습관이나 생각, 타인이나 사회의 기준, 가치 등을 받아들여 자기 것으로 하는 일.

나는 000 없이는 못 살아

아우 나는 죽만 못 먹어
젓갈이 있어야 밥을 먹지
술 마시고 해장할 땐
꿀물이 최고라니까
김여사님(65세)
위암환자
남사장님(68세)
당뇨환자

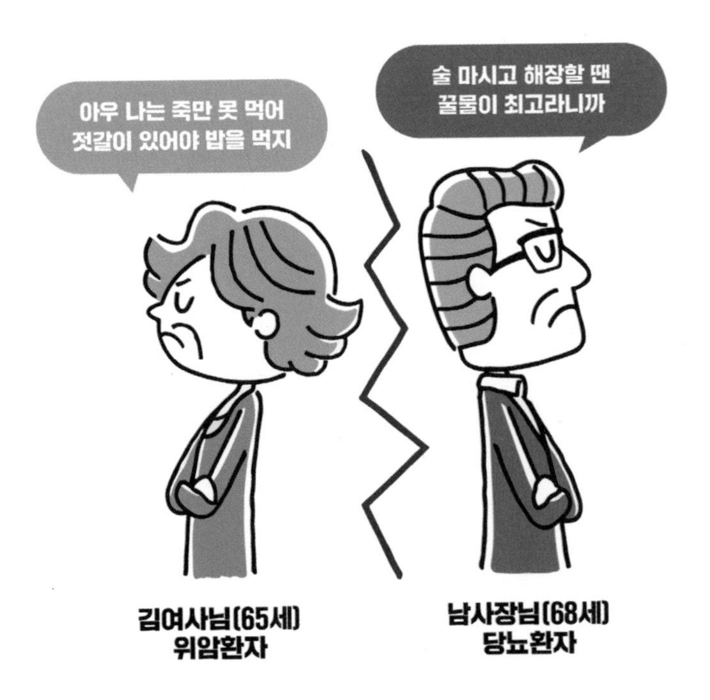

병원에서 일했던 동료 영양사가 말했던 게 아직도 기억에 남아요. 병동에 계시는 분들의 식사 습관에 관한 이야기였는데요. 갖고 있는 암 질환에

치명적일 수 있는 음식을 특별히 좋아하고, 자주 드셨던 음식이라고 하셨다는 거예요. 실제로 병원에서 일하는 임상 영양사는 식단 소통을 위해 라운딩을 돌아요. 그러나 제공된 식사에 대해 불만을 가진 환자들은 벌써부터 표정에서 붉으락푸르락 화가 잔뜩 나있다고 해요. 질병에 따른 식이요법을 적용했기 때문일 텐데요. 위암 환자와 같은 경우 짠 음식이 위 점막에 상해를 입힐 수 있기에 질병 상태에 치명적일 수 있어요. 그렇기에 맵고 자극적이지 않은 음식으로 소금을 최소화하여 식사를 제공 드립니다. 그러면 위암 환자분께서 싱거워서 먹지도 못하겠다며 소금을 달라고 되레 화를 내신다고 해요. 호락호락하게 들어줄 수 없는 영양 관리자는 제공 드릴 수 없다고 단호하게 선을 긋죠. 그럼 멀지 않은 날에 침대 옆에 작은 냉장고 속에서 외부 김치나 젓갈, 반찬류, 소금이 등장하곤 했대요. 더 철저히 나트륨을 조절해야 하는 분이 더 참기 어려워져 몰래 먹기 시작한 거예요. 그렇게 수십 년을 먹어왔으니까요.

한편 당뇨식은 일반적인 한식으로 골고루 드실 수 있게 제공되는 편인데요. 역시나 짠 맛이나 단 맛을 줄이는 식사 형태로 제공되게 됩니다. 당연히 혈당지수가 높은 식품들은 제외해요. 대신 풍부한 채소와 다양한 단백질 군과 잡곡밥이 제공됩니다. 이 와중에 당뇨를 앓고 계시는 아버님은 그렇게나 빵을 몰래 드셨다고 해요. 평생을 먹어온 식사 습관에 의해 탄수화물을 왕창 먹어야 직성에 풀린다는 거예요. 더군다나 투명한 페트병에 물을 담아 자주 챙겨 드셨다는데요. 순수한 물인 줄 알았는데 알고 보니 소주였다는 해프닝도 있었어요. 이후에 당신은 항상 해장을 꿀물로 하셨다면서 꿀물을 달라고 했더랍니다. 이에 그치지 않고 빠네 파스타로 양식이 제공된 날이 있었는데요. 당신도 한식 말고 저런 음식을 드시고 싶다면서 일품 메뉴를 달라고 계속적으로 요청했다고 해요. 빠네의 빵과 파스타면을 몽땅 먹으면 170g의 탄수화물 섭취가 이뤄지고 1,575kcal 정도의 칼로리가 섭취되는데요. 당뇨 환자뿐만 아니라 일반인들도 혈당이 치솟게 될 거예요. 하지만 이렇게 질병 상태까지 끌고 간 습관은 돌이키기 힘든가 봐요. 퇴원을 하시고도 이후에는 평생 관리를 하셔야 할 텐데요.

오늘부로 다이어트 끝이야!

마찬가지로 내가 가진 병이 낫거나 목표 체중을 달성하고 나면 이전의 습관으로 돌아가도 되는 것처럼 착각하는 분들이 더러 있어요. 이미 그러한 일상적인 습관 때문에 질병을 얻었거나 체중이 늘었을 텐데요. 식단 관리와 운동, 그리고 건강한 삶의 태도는 이벤트성으로 반짝이며 끝나는 게 아니에요. 앞으로의 온 일생에서 꾸준히 습관적으로 해야만 합니다. 그냥 관성처럼 내재화를 시켜야 유지가 될까 말까 해요. 우리는 나이가 들고 신진대사가 점점 느려지는 노화 과정 중에 있으니까요. 그러한 신진대사를 조금씩 역행하는 것이 곧 체중의 유지에요. 그리고 그걸 더 열심히 뚫고 돌파해야 체중의 감량이 됩니다. 다이어트가 힘든 것은 당연하다는 거예요. 정신 분석학 창시자 지그문트 프로이트가 말했어요.

"원인이 멈추면, 결과도 멈춘다!"

감정이 앞서기보다는 이성을 앞세워보세요. 오늘의 실수는 내일 만회해야 할 것으로, 욕심은 목표를 위한 촘촘한 동력으로요. 그리고 한 번씩 어긋나는 식단이 실패가 되는 게 아니에요. 포기하는 것이 곧 실패입니다. 물론 오르내림은 있을 수 있겠죠. 하지만 일희일비하지 않기로 해요. 포기하지만 않으면 멀리서 봤을 때 아주 좋은 그래프를 만들어가고 있을 거예요.

내 것으로 만들어야 감량된 체중을 유지할 수 있어요

비스듬한 면에 단단한 공을 내려놓아 봅니다. 그 공은 특별히 요구하는 에너지가 없어도 관성에 의해 계속 굴러갈 거예요. 공의 질량이 단단하고 클수록 관성이 더 커지게 됩니다. 나는 어떤 공을 굴렸나요? 나의 일상 속 어떤 습관들이 관성처럼 굴러가고 있는지 생각해 봐요. 녹은 마시멜로 자세로 앉아있기? 누워서 유튜브 숏츠 넘기기? 매일 매일의 하루 끝에 맥주와 맛있는 안주로 혈관으로 지방 직행? 피자 느끼할 때 까지 먹고 콜라 벌컥벌컥 마시기? 앗 너무 솔직했네요. 그러나 관성은 외력이 주어지면 멈추거나 방향을 변경하는 등의 변화가 생겨요. 내가 매일 같이 굴리고 있는 공의 방향을 잘 살펴보세요. 어느 쪽으로 굴러가고 있고 어느 쪽으로 틀어야 할지 이미 답은 알고 있어요. 매일 운동하기 또는 건강한 식사 습관 만들기와 같이 온 삶에 긍정적인 힘을 가져다주는 공이면 더 좋겠어요. 굳이 의지를 다지지 않아도 관성처럼 하면 할수록 좋은 습관들로 떼굴떼굴 굴려주세요. 때로는 멈춤을 택하고 몸도 마음도 건강한 공을 굴렸으면 하는 마음이에요.

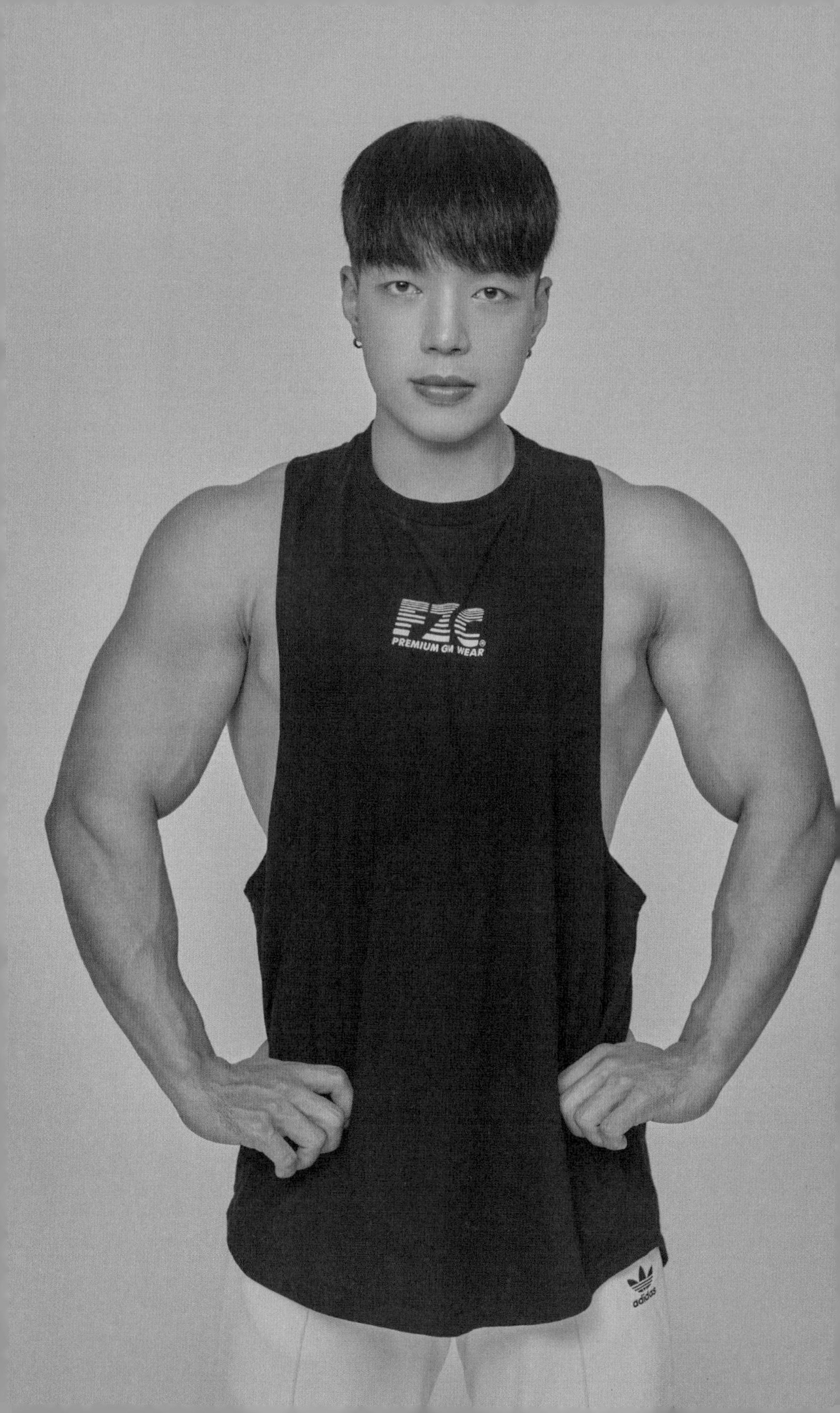
FZC
adidas

참고문헌

- <정장을 입은 사냥꾼 > 문명이 발달해도 인간은 여전히 원시인
- <인체 생리학> 제 7판, 라이프사이언스
- The evolution of human fatness and susceptibility to obesity: an ethological approach
- Published online by Cambridge University Press: 01 February 2006
- 24-Hour Urinary Sodium and Potassium Excretion and Cardiovascular Risk, Yuan Ma, Ph.D., 2022
- <KBS 과학 스페셜> 음식과 진화
- 대학생의 BMI에 따른 체형인식, 체중조절 및 식습관 의식 조사 황은미 2010
- 체온과 운동 능력-체온, 땀, 수분, 에너지소비량 간의 상관관계 Lee, Dae-Taek 이대택 (국민대학교 체육학부) 2007
- <최신 운동 영양학> 한국운동영양학회, 2018
- <운동 생리학> 임완기 외 5명, 2014
- <21세기 영양학> 최혜미
- A Comparison of Sources of Sodium and Potassium Intake by Gender, Age and Regions
- in Koreans: Korea National Health and Nutrition Examination Survey (KNHANES) 2010-2012
- Yang-hee Park, Sang-Jin Chung†
- Department of Foods & Nutrition, Kookmin University, Seoul, Korea

- Nutrient timing revisited: is there a post-exercise anabolic window? Alan Albert Aragon&Brad Jon Schoenfeld
- Evenly Distributed Protein Intake Over 3 Meals Augments Resistance Exercise-Induced Muscle Hypertrophy in Healthy Young Men
- . J Nutr.2020 Apr 22
- The Relationship between Dietary Sodium-to-Potassium Ratio and Metabolic Syndrome in Korean Adults: Using Data from the Korean National Health and Nutrition Examination Survey 2013-2015
- You-Sin Lee, Sim-Yeol Lee
- 우유의 진가와 한국인의 식생활 김숙희, 김희선
- Sodium-to-potassium ratio and blood pressure, hypertension, and related factors
- Vanessa Perez 1, Ellen T Chang 2
- Effects of Exercise on Mitochondrial Content and Function in
- Aging Human Skeletal Muscle
- Elizabeth V. Menshikova1, Vladimir B. Ritov1, Liane Fairfull2, Robert E. Ferrell2, David E.
- Kelley1, and Bret H. Goodpaster1,J Gerontol A Biol Sci Med Sci. 2006 June ; 61(6): 534-540.
- Fonseca-Alaniz MH, Brito LC, Borges-Silva CN, Takada J, Andreotti S, Lima FB. High dietary sodium intake increases white adipose tissue mass and plasma leptin in rats. Obesity

- (Silver Spring) 2007;15(9):2200-8.
- Fonseca-Alaniz MH, Takada J, Andreotti S, de Campos TB,
- Campaña AB, Borges-Silva CN, et al. High sodium intake enhances insulin-stimulated glucose uptake in rat epididymal adipose tissue. Obesity (Silver Spring) 2008;16(6):1186-92.
- Do Bodybuilders Use Evidence-Based Nutrition Strategies to Manipulate Physique? *Sports* 2017
- A Systematic Review of Dietary Protein During Caloric
- Restriction in Resistance Trained Lean Athletes:
- A Case for Higher Intakes
- Eric R. Helms, Caryn Zinn, David S. Rowlands, and Scott R. Brown 2013
- The Effects of Supraphysiologic Doses of Testosterone on Muscle Size and Strength in Normal Men July 4, 1996
- 1. Rosenbaum, M. and R.L. Leibel, 20 years of leptin: role of leptin in energy homeostasis in humans. J Endocrinol, 2014. 223(1): p. T83-96.
- Epidemiology of Premenstrual Syndrome (PMS)-A Systematic Review and Meta-Analysis Study. Journal of Clinical & Diagnostic Research. Feb2014, Vol. 8 Issue 2, p106-109. 4p.
- 국가지표체계-월간폭음률
- Ghrelin Levels Are Increased in Alcoholism, 03 May 2006
- Determinants of Post-Exercise Glycogen Synthesis During Short-Term Recovery Roy Jentjens & Asker E. Jeukendrup 2003

- International society of sports nutrition position stand: nutrient timing 2022
- Effects of Green Tea Catechin (GTC) on Hangover Relief and Alcohol Hepatotoxicity Protection 2014
- 트랜스지방의 구조와 원인(유페이퍼 출판, 박민희 저)
- <broken windows> crime critical concepts in socioligy, edited by Philip bean, vol 2.
- Comparison of Weight-Loss Diets with Different Compositions of Fat, Protein, and Carbohydrates, 2009
- 신체활동 수준별 저항성 운동참여수준과 대사증후군의 관련성, 김성연,2013
- A systematic review, meta-analysis and metaregression of the effect of protein supplementation on resistance training-induced gains in muscle mass and strength in healthy adults Robert W Morton,1 Kevin T Murphy,1 Sean R McKellar,1 Brad J Schoenfeld,2 Menno Henselmans,3 Eric Helms,4 Alan A Aragon,5 Michaela C Devries,6 Laura Banfield,7 James W Krieger,8 Stuart M Phillips
- Dose-response relationship between protein intake and muscle mass increase: a systematic review and meta-analysis of randomized controlled trials Ryoichi Tagawa, Daiki Watanabe, Kyoko Ito, Keisuke Ueda, Kyosuke Nakayama, Chiaki Sanbongi, and Motohiko Miyachi
- Free Amino Acid Pool and Muscle Protein Balance after Resistance Exercise HANNU T. PITKA¨ NEN1,4, TARJA NYKA¨ NEN1 , JUHA KNUUTINEN2 , KAISA LAHTI2 , OLAVI KEINA¨ NEN3 , MARKKU

ALEN5 , PAAVO V. KOMI1 , and ANTTI A. MERO1

- Meta-analysis of prospective cohort studies evaluating the association of saturated fat with cardiovascular disease
- Patty W Siri-Tarino, Qi Sun, Frank B Hu, Ronald M Krauss
- 저지방식에서 고지방식으로의 패러다임 변화 -살도 빠지고 건강해지는 고지방식 (정명일, 건세바이오, 2016)
- [한국영양학회-헬스조선 공동기획] 탄수화물 실전편
- The development of the 2020 Dietary Reference Intakes for Koreans: carbohydrate Wookyoung Kim
- Department of Food Science and Nutrition, Dankook University, Cheonan 31116, Korea.
- 체온과 운동 능력-체온, 땀, 수분, 에너지 소비량 간의 상관관계 이대택 (국민대학교 체육학부) 2007
- New Nutritional Concepts of Vitamins and Minerals Hee-Shang Youn, M.D. Department of Pediatrics, Gyeongsang National University College of Medicine, Jinju, Korea
- 한국인에서 비타민 D: 성별, 연령, 거주지, 계절에 따른 상태 및 결핍의 유병률 나은희 ·김수영 ·조한익 한국건강관리협회 진단검사의학과
- 한국 운동 영양학회「운동영양학」참고.
- 인체 질병 관련 장내 마이크로바이옴의 연구동향, 김우진 2022
- New Nutritional Concepts of Vitamins and Minerals Hee-Shang Youn, M.D. Department of Pediatrics, Gyeongsang National University College

of Medicine, Jinju, Korea 2005

- Iodine Intake and Tolerable Upper Intake Level of Iodine for Koreans*
  Lee, Hyun Sook1 、Min, Hyesun2 2011
- KOREAN ASSOCIATION OF OCCUPATIONAL HEALTH NURSES
  (한국산업간호협회지)
- Volume 18 Issue 2 / Pages.17-24 / 2011
- Korean Association of Occupational Health Nurses (한국산업간호협회)
- Selenium in Human Nutrition and Health Myung-Hee Lee Nutri Life,
  Gangnam-gu, Seoul 135-090, Korea 2003
- <영양학의 기본> 와타나베 쇼
- Interaction between Dietary Factors and Gut Microbiota in Ulcerative
  Colitis Mi-Kyung Sung Department of Food and Nutrition, Sookmyung
  Women's University, Seoul, Korea 2022
- Microbiome and Diabetes Jin Hwa Kim Department of Endocrinology and
  Metabolism, Chosun University Hospital, School of Medicine, Chosun
  University, Gwangju, Korea
- https://www.hani.co.kr/arti/science/science_general/985349.html
- Nutrient timing revisited: is there a post-exercise anabolic window?
- Alan Albert Aragon &Brad Jon Schoenfeld
- 유당불내증(Lactose Intolerance)의 발생 원인과 경감 방안에 대한 고찰
- Review: Distribution, Lactose Malabsorption, and Alleviation Strategies
  of Lactose Intolerance

- 우유와 유제품의 기능성과 건강 증진 효과 홍윤호 2004
- Is Caffeine a Drug of Abuse? J Korean Academy of Addiction Psychiatry Sam-Wook Choi, M.D.1 , Sooyoung Bhang, M.D.1 , Joon-Ho Ahn, M.D. 2007
- 카페인의 이모저모, 카페인의 양면성. 적당한 섭취 '약', 넘치면 '독'. 나명옥 2013
- <건강·스포츠 영양학 길라잡이> 제12판
- Skeletal Muscle Mitochondria and Insulin Resistance: The Role of Exercise Hyo-Bum Kwak* Department of Kinesiology, Inha University, Incheon,Korean J Obes 2015 June;24(2):78-86
- Tremblay A, Major GC, Doucet E, Trayhurn P, Astrup A . 실패한 체중 감량 중재에서 적응 열 발생의 역할. 퓨처 리피돌 2007; 2 : 651-658.
- 메이저 GC, Doucet E, Trayhurn P, Astrup A, Tremblay A . 적응 열발생의 임상적 중요성. Int J Obes(론드) 2007; 31 : 204-212.
- Characterizing cheat meals among a national sample of Canadian adolescents and young adults
- Memon, A. N., Gowda, A. S., Rallabhandi, B., Bidika, E., Fayyaz, H., Salib, M., & Cancarevic, I. (2020). Have Our Attempts to Curb Obesity Done More Harm Than Good? Cureus, 12(9).
- Berg, A. C., Johnson, K. B., Straight, C. R., Reed, R. A., O'Connor, P. J., Evans, E. M., & Johnson, M. A. (2018). Flexible Eating Behavior Predicts Greater Weight Loss Following a Diet and Exercise Intervention in Older Women. Journal of Nutrition in Gerontology and Geriatrics, 37(1),

14-29.

- 박영준,이원철,임현우,박용문.우리나라 성인에서 수면시간과 비만과의 관련성.대한예방의학회지 2007;40(6):454~460.
- Sleep and obesity Guglielmo Beccutia,b and Silvana Pannaina 2011
- The link between short sleep duration and obesity: we should recommend more sleep to prevent obesity 2005
- Stress as a Common Risk Factor for Obesity and Addiction R Sinha, AM Jastreboff - Biological psychiatry, 2013
- Autophagy: process and function, Noboru Mizushim, Department of Physiology and Cell Biology, Tokyo Medical and Dental University, Tokyo 113-8519, Japan; Solution Oriented Research for Science and Technology, Japan Science and Technology Agency, Tokyo 102-0075, Japan
- Intermittent Fasting in Diabetic Patients Dong-Hyeok Cho Department of Internal Medicine, Chonnam National University Hospital, Gwangju, Korea 2013
- Current Treatments on Obesity Chul Jin Lee1 , Min-Jeong Kim2 , Sang Joon An3 1 Good Family Clinic, Siheung, Korean J Health Promot 2019;19(4):171-185
- Non-exercise activity thermogenesis (NEAT) Author links open overlay panel 2002
- Nonexercise activity thermogenesis - liberating the life-force J. A. Levine 2007

- *Traditional model of 'Total daily energy expenditure in humans' (* *Melanson, 2017)*
- Melanson, E. L. (2017). The effect of exercise on non-exercise physical activity and sedentary behavior in adults. Obesity Reviews, 18, 40-49. doi: 10.1111/obr.12507
- 우리나라 다빈도 섭취 과일의 당 함량 및 혈당지수에 관한 연구, 한국영양학회지(Korean J Nutr) 2012; 45(2): 192 ~ 200 DOI 10.4163/kjn.2012.45.2.192
- Fruit and Vegetable Intake and Mortality
- Results From 2 Prospective Cohort Studies of US Men and Women and a Meta-Analysis of 26 Cohort Studies 2021
- Metabolic Effects of Fructose and the Worldwide Increase in Obesity 2010
- Consumption of high-fructose corn syrup in beverages may play a role in the epidemic of obesity 2004
- International agency for research on cancer
- World Health Organization - 2019
- Substitution and Technology Trend of Synthetic Additives in Processed Meat Industry: Nitrite and Phosphate
- Alcoholic Liver Disease Hee Bok Chae, M.D. Department of Internal Medicine, Chungbuk National University College of Medicine and Medical Research Institute, Cheongju, Korea
- MENNO HENSELMANS science to master you physique

- Alcohol Ingestion Impairs Maximal Post-Exercise Rates of Myofibrillar Protein Synthesis following a Single Bout of Concurrent Training 2014
- Alcohol and the Male Reproductive System 2001
- *Müller MJ, Bosy-Westphal A, Heymsfield SB. Is there evidence for a set point controlling human body weight? F1000 Medical Report . February 59, 2010*
- Recent advances in understanding body weight homeostasis in humans, 2018 Jul 9, Manfred J. Müller,a,1 Corinna Geisler,1 Steven B. Heymsfield,2 and Anja Bosy-Westphal1
- Addressing Weight Loss Recidivism: A Clinical Focus on Metabolic Rate and the Psychological Aspects of Obesity, Bruce J. Grattan, Jr. and Josephine Connolly-Schoonen*, 2012
- Sarlio-Lähteenkorva S, Rissanen A, Kaprio J. A descriptive study of weight loss maintenance: 6 and 15 year follow-up of initially overweight adults. *International Journal of Obesity.* 2000;24(1):116-125.
- Martin CK, Heilbronn LK, de Jonge L, et al. Effect of calorie restriction on resting metabolic rate and spontaneous physical activity. *Obesity.* 2007;15(12):2964-2973.
- Is there evidence for a set pointthat regulates human body weight? 2010
- 비만의 생리학적 기전에 대한 고찰, 심은보 2007
- 렙틴 저항성의 개선, 김용운 2013
- Low vitamin D level was associated with metabolic syndrome and high leptin level in subjects with nonalcoholic fatty liver disease: a

community-based study 2019

- 제2형 당뇨병에서 인슐린저항성의 발생기전 [대한내과학회지 : 제 63 권 제6호 2002]
- 인슐린저항성의 발생기전 [대한내과학회지: 제 77 권 제 2 호 2009]
- Exercise as a therapeutic intervention for the prevention and treatment of insulin resistance, John A. Hawley, 2004
- Effect of Exercise on Glucose Metabolism, So Hun Kim, 2011
- Imai, S., Fukui, M., & Kajiyama, S., Journal of clinical bio chemistry and nutrition, 2014.
- Management of Obesity in Patients with Diabetes Mellitus, Min Jin Lee, Sang Soo Kim, 2017
- Manipulating the sequence of food ingestion improves glycemic control in type 2 diabetic patients under free-living conditions 2016 Aug; 6(8): e226.
- 보건타임즈
- Pathogenesis of insulin resistance Cheol Soo Choi, M.D., Ph.D. Korea Mouse Metabolic Phenotyping Center, Lee Gil Ya Cancer and Diabetes Institute, Gachon University of Medicine and Science, Inchon, Korea
- Obesity, insulin resistance and diabetes - a worldwide epidemic Jacob C. Seidell Department of Chronic Diseases Epidemiology, National Institute of Public Health and the Environment, PO Box 1, 3720 BA Bilthoven, and Institute for Research in Extramural Medicine, Free University Amsterdam, The Netherlands

- [질병관리청] 주간 건강과 질병•제10권 제30호 (우리나라 당뇨병 현황과 특징 : 비비만형 당뇨병 중심으로)
- 심성섭, 윤형기. (2000). 한국과 미국의 청소년 생활체육 프로그램 현황 비교 연구. 한국사회체육학회지, 13(), 177-186.
- CRTC3 links catecholamine signalling to energy balance, *Nature* volume 468, pages933-939
- Lkb1 controls brown adipose tissue growth and thermogenesis by regulating the intracellular localization of CRTC3, *Nature Communications* volume 7, Article number: 12205 (2016)
- The Perfect Storm: Obesity, Adipocyte Dysfunction, and Metabolic Consequences, Sarah de Ferranti, Dariush Mozaffarian, 01 June 2008
- A developmental perspective on the origins of obesity and metabolic syndrome, MN J Korean Med Assoc 2014 March; 57(3): 234-240
- Faust, I.M., Johnson, P.R., Stern, J.S. & Hirsch, J. (1978) Diet-induced adipocyte number increase in adult rats: a new model of obesity. *Am. J. Physiol.* 235: E279-E286.
- 제4차 국민건강영양조사에 근거한 한국인의 근감소증과 비만의 유병률, 김영상 외 9명, *노인학 저널: 시리즈 A* , 67권, 10호, 2012년 10월, 페이지 1107-1113
- Comparison of Dietary Behaviors and Blood Clinical Indices in Underweight, Normal Weight, Normal Weight Obese and Obese Female College Students Su Bin Lee1), Jung Hee Kim2), 대한지역사회영양학회지 23(5): 431~443, 2018

- The "metabolically-obese," normal-weight individual, *The American Journal of Clinical Nutrition*, Volume 34, Issue 8, August 1981, Pages 1617-1621
- Characteristics of metabolically obese normal-weight (MONW) subjects, 2007
- Omega-3-Fatty Acid and Triglyceride Ki Hoon Han Department of Internal Medicine, Asan Medical Center, University of Ulsan College of Medicine, Seoul, Korea
- 신종서, 엄경환, 박병성. (2018). n-6/n-3 지방산 비율이 비만 랫드의 지질대사에 미치는 영향. 한국유화학회지, 35(3), 654-666.
- Omega-3 and Omega-6 Fatty Acids: Role in Body Fat Gain and Development of Obesity Lu Wang, MD, PhD* Division of Preventive Medicine, Brigham and Women's Hospital, Boston MA
- Temporal changes in dietary fats: Role of *n*−6 polyunsaturated fatty acids in excessive adipose tissue development and relationship to obesity
- Author links open overlay panel
- ihaud G, Massiera F, Weill P, Legrand P, Alessandri JM, Guesnet P. Temporal changes in dietary fats: role of n-6 polyunsaturated fatty acids in excessive adipose tissue development and relationship to obesity. Prog Lipid Res 45, 203-236
- June 2006Progress in Lipid Research 45(3):203-36
- Trans Fatty Acids and Cardiovascular Disease, List of authors.Dariush Mozaffarian, M.D., M.P.H., Martijn B. Katan, Ph.D., Alberto Ascherio,

M.D., Dr.P.H., Meir J. Stampfer, M.D., Dr.P.H., and Walter C. Willett, M.D., Dr.P.H.2006

- 식품 의약품 안전처 - 한눈에 보는 영양표시 가이드라인 : 민원인 안내서(2020.11)
- Journal of Investigative Dermatology
- Volume 79, Issue 1, Supplement, July 1982
- New approaches and recent results concerning human-tissue collagen synthesis
- Smith, Ken; Rennie, Michael J
- The effects of collagen peptide supplementation on body composition, collagen synthesis, and recovery from joint injury and exercise: a systematic review
- Mishti Khatri, Robert J. Naughton, Tom Clifford, Liam D. Harper
- 2019~2021 경기도 유통 수산물 유해 물질 통계 보고서/2013~2018 수산물 유해 물질 연구조사 통계 보고서
- Analysis of Bioaccumulation-Related Illustrations in Text Books Heung-Tae Kim*, Jae Geun Kim Department of Biology Education, Seoul National University, Seoul 151-742, Korea
- Analysis and Evaluation of Glycemic Indices and Glycemic Loads of Frequently Consumed Carbohydrate-Rich Snacks according to Variety and Cooking Method, J Korean Soc Food Sci Nutr 한국식품영양과학회지 44(1), 14⊠23(2015)
- 한국인 다소비 탄수화물 식품의 혈당지수와 혈당 부하 지수 - 농촌

진흥청

- CHARACTERIZATION OF SWEET POTATO (Ipomoea batatas L.) STARCH FROM TWO CLONES AND EVALUATION OF ITS PROPERTIES FOR INDUSTRIAL USES Ibeth Cepeda; Erika Diaz; Paula García; Maria Tavera; Carmen Pérez Cervera; Arlet P. Franco DANM/ Desarrollo y Aplicación de Nuevos Materiales, Escuela de Ingenierías y Arquitectura, Universidad Pontificia Bolivariana, Montería, Colombia
- Central Nervous System Serotonin Function and Cardiovascular Responses to Stress
- Williams, Redford B. MD; Marchuk, Douglas A. PhD; Gadde, Kishore M. MD; Barefoot, John C. PhD; Grichnik, Katherine MD; Helms, Michael J. BS; Kuhn, Cynthia M. PhD; Lewis, James G. PhD; Schanberg, Saul M. MD, PhD; Stafford-Smith, Mark MD; Suarez, Edward C. PhD; Clary, Greg L. MD; Svenson, Ingrid K. BSc, and; Siegler, Ilene C. PhD, 2001
- Clinical Features of Gambling Disorder Patients with and Without Food Addiction: Gender-Related Considerations, *Journal of Gambling Studies* volume 38, pages843-862 (2022)
- Intense Sweetness Surpasses Cocaine Reward, Magalie Lenoir ,Fuschia Serre ,Lauriane Cantin,Serge H. Ahmed,Published: August 1, 2007
- Gustatory reward and the nucleus accumbens, R. Norgren, 2006
- Evidence for sugar addiction: Behavioral and neurochemical effects of intermittent, excessive sugar intake, Volume 32, Issue 1, 2008, Pages 20-39
- Supra-Additive Effects of Combining Fat and Carbohydrate on Food

Reward 2018

- 우리 국민의 당 섭취 현황, 주간 건강과 질병 제 13권 제 7호, 질병관리본부 질병 예방센터 건강영양조사과 연소영 외 2인
- Medical Findings in Korean Women with Bulimia Nervosa Jung-Kun Kang, MD1 , Young-Wan Kim, MD2 , Sang-Bin Bae, MD3 and Youl-Ri Kim, MD, PhD1, 2013
- Causes of Eating Disorders, Vol. 53:187-213 (Volume publication date February 2002)
- Association. AP. Diagnostic and statistical manual of mental disorders (5th ed.). Arlington, VA: American Psychiatric Publishing;2013.
- Relationships among Premenstrual Syndrome, Perfection and Anxiety among the College Student Choi, Hye Seon1 · Lee, Eun Dong2 · Ahn, Hye Young2 1 Department of Nursing, Kimcheon Science College, Kimcheon 2 College of Nursing, Eulji University, Daejeon, Korea
- 월경전 증후군과 관련된 요소를 분석하기 위한 설문조사 연구, 대한한방부인과학회지, 2006
- Epidemiology of Premenstrual Syndrome (PMS)-A Systematic Review and Meta-Analysis Study.
- Premenstrual Syndrome, LORI M. DICKERSON, PHARM.D., PAMELA J. MAZYCK, PHARM.D., AND MELISSA H. HUNTER, M.D.
- 2003;67(8):1743-1752
- Medical Treatment of Premenstrual Syndrome,
- Menstruation and the Variability of Food Intake in Female College

Students, 대한지역사회영양학회지 18(6) : 577~587, 2013

- Hyperandrogenism in Women: Polycystic Ovary Syndrome Yeon-Ah Sung Department of Internal Medicine, Ewha Womans University School of Medicine, Seoul, Korea 2012
- The Pathogenesis of Polycystic Ovary Syndrome (PCOS): The Hypothesis of PCOS as Functional Ovarian Hyperandrogenism Revisited 2016
- 다낭성 난소증후군과 비만, 송영득, 대한비만학회지 9권 1호, 2000
- Revised 2003 consensus on diagnostic criteria and long-term health risks related to polycystic ovary syndrome (PCOS)
- Obesity and Polycystic Ovary Syndrome, J Vrbikova, V Hainer - Obesity facts, 2009
- The Effectiveness of Myo-Inositol and D-Chiro Inositol Treatment in Type 2 Diabetes, Giacoma Di Vieste,2and Matteo Bonomo1, 2016
- Edema Dong Wook Jeong1 , Sang Yeoup Lee1,2,* 1 Family Medicine Clinic, Pusan National University Yangsan Hospital, 2Medical Education Unit and Medical Research Institute, Pusan National University School of Medicine, Yangsan, Korea 2010
- Broken windows, JQ Wilson, GL Kelling - 1982
- A Study on the Relationship between Meta-cognition, Self-efficacy and Self-esteem, 2018, vol.8, no.11, 통권 49호 pp. 583-590 (8 pages)
- Metacognitive theories, Gregory Schraw & David Moshman, 1995
- 여성들의 다이어트 경험과 자기존중감과의 관련성 나 명 순 장 강 연, 2007

- 공적 자기의식 및 외모에 대한 사회.문화가치의 내재화와 신체상과의 관계, 문정신, 2003.
- 비만의 심리적 영향, 대한비만학회지, 2000
- (The) effect of preschool children's diet habit and general characteristics on preschool children's obesity, 김나미, 1997
- 소아 비만과 부모 비만과의 관련성에 대한 연구, 조계성 외 4인, 1995
- The Association Between Eating Frequency and Metabolic Syndrome Sunmi Kim1 , Eurah Goh1 , Dong-Ryul Lee2 , Min-Seon Park3, 201
- Mothers' Nutrition Knowledge and Their Preschoolers' Obesity and Dietary Habits Jung-Wha Kim1 *, Ae-Wha Ha2 , Kyeong-Sook Yoo, 2008
- Epidemiology of gastric cancer in Korea, J Korean Med Assoc 2019 August; 62(8):398-406
- The protein efficiency ratios of 30:70 mixtures of animal:vegetable protein are similar or higher than those of the animal foods alone